全国高等教育五年制临床医学专业教材同步习题集

组织学与胚胎学

主　编　伍赶球　黄　河

副主编　白生宾　张　彬

蔡　艳　段炳南

中国健康传媒集团
中国医药科技出版社

内容提要

本书是全国高等教育五年制临床医学专业教材《组织学与胚胎学》的配套同步习题集。其内容涵盖教材的知识点，以全国医学院校教学大纲及国家执业医师考试题型为主体，兼顾各类选拔考试题型，有助于考生自我巩固所学知识和快速测试所学知识的掌握程度。所有试题后详细附注了答案及解析，便于考生自我总结。

本书供全国高等医学教育各学制（四、五、八年制）如临床医学、护理学、预防医学、检验医学、精神医学、法医学、口腔医学以及基础医学等专业本科、专科学生和参加医学研究生入学考试的考生使用，其选择题可直接作为医学生准备执业医师考试的模拟练习题。

图书在版编目（CIP）数据

组织学与胚胎学 / 伍赶球，黄河主编. —北京：中国医药科技出版社，2019.6

全国高等教育五年制临床医学专业教材同步习题集

ISBN 978-7-5214-1201-7

Ⅰ. ①组… Ⅱ. ①伍… ②黄… Ⅲ. ①人体组织学–高等学校–习题集 ②人体胚胎学–高等学校–习题集 Ⅳ. ①R32–44

中国版本图书馆 CIP 数据核字（2019）第 099317 号

美术编辑 陈君杞
版式设计 易维鑫

出版 **中国健康传媒集团** | 中国医药科技出版社
地址 北京市海淀区文慧园北路甲 22 号
邮编 100082
电话 发行：010–62227427 邮购：010–62236938
网址 www.cmstp.com
规格 889×1194mm 1/16
印张 14 1/4
字数 428 千字
版次 2019 年 6 月第 1 版
印次 2019 年 6 月第 1 次印刷
印刷 三河市百盛印装有限公司
经销 全国各地新华书店
书号 ISBN 978-7-5214-1201-7
定价 39.00 元

获取新书信息、投稿、为图书纠错，请扫码联系我们。

《全国高等教育五年制临床医学专业教材精编速览》
《全国高等教育五年制临床医学专业教材同步习题集》

出版说明

为满足全国高等教育五年制临床医学专业学生学习与复习需要，帮助医学院校学生学习、理解和记忆教材的基本内容和要点，并进行自我测试，我们组织了国内一流医学院校有丰富一线教学经验的教授级教师，以全国统一制订的教学大纲为准则，围绕临床医学教育教材的主体内容，结合他们多年的教学实践编写了《全国高等教育五年制临床医学专业教材精编速览》与《全国高等教育五年制临床医学专业教材同步习题集》两套教材辅导用书。

本教材辅导用书满足学生对专业知识结构的需求，在把握教材内容难易程度上与相关教材相呼应，编写的章节顺序安排符合教学规律，按照教案形式归纳总结，内容简洁，方便学生记忆，使学生更易掌握教材内容，更易通过考试测试。在《精编速览》中引入“重点、难点、考点”“速览导引图”“临床病案分析”，使学生轻松快速学习、理解和记忆教材内容与要点；《同步习题集》是使学生对学习效果进行检测，题型以选择题［A 型题（最佳选择题）、B 型题（共用备选答案题）、X 型题（多项选择题）］、名词解释、填空题、简答题、病例分析题为主。每道题后附有答案与解析，可以自测自查，帮助学生了解命题规律与提高解题能力。

本书可供全国高等教育五年制临床医学专业本科、专科学生和参加医学研究生入学考试的考生使用，也可直接作为医学生准备执业医师考试的模拟练习用书。

中国医药科技出版社
2019 年 4 月

《全国高等教育五年制临床医学专业教材精编速览》

《全国高等教育五年制临床医学专业教材同步习题集》

建设指导委员会

编 委 会

主　编　伍赶球　黄　河

副主编　白生宾　张　彬　蔡　艳　段炳南

编　者（以姓氏笔画为序）

王　晖　(南京医科大学)

白生宾　(新疆医科大学)

伍赶球　(中南大学湘雅医学院)

肖　玲　(中南大学湘雅医学院)

张　彬　(中南大学湘雅医学院)

段炳南　(中南大学湘雅医学院)

海米提·阿布都力木　(新疆医科大学)

黄　河　(中南大学湘雅医学院)

蔡　艳　(中南大学湘雅医学院)

谭小华　(中南大学湘雅医学院)

前　言

为方便医学生和相关专业学生更好地学习组织学与胚胎学知识、快速地掌握学习重点和难点、高效率地理解和把握核心知识，我们编写了全国高等教育五年制临床医学专业教材《组织学与胚胎学精编速览》以及全国高等教育五年制临床医学专业教材同步习题集。

《组织学与胚胎学同步习题集》为全国高等教育五年制临床医学专业教材最新版《组织学与胚胎学》配套辅导用书。作者以全国医学院校教学大纲和执业医师考试大纲为依据，精练教材内容，突出重点，减轻医学生学习负担，该书可供高等医学教育各学制（四、五、八年制）如临床医学、护理学、预防医学、检验医学、精神医学、法医学、口腔医学以及基础医学等专业的本科和专科医学生课后复习和期末备考使用，也可作为医学生准备研究生入学考试和执业医师考试的参考用书。

本习题集由中南大学湘雅医学院联合新疆医科大学以及南京医科大学从事组织学与胚胎学教学经验丰富的一线教师编写，也是参加编写《组织学与胚胎学精编速览》一书的全体教师共同编写，保证了所有习题和所考查的知识点与配套教材完全匹配，并有一定程度的知识延伸，力求符合广大医学生边学边练，及时回顾所学内容的需求。

本习题集的编写力求符合现代医学教育的最新理念，帮助学生在较短的时间内掌握组织学与胚胎学的核心知识和基本方法。

由于时间仓促，知识容量有限，虽经多次审核，力求习题质量，但书中难免存在一些疏漏和不足之处，恳请广大师生和读者批评指正。

编　者

2019年3月

目　录

第一章　组织学绪论

【同步习题】

一、选择题

【A/型/题】

1. 组织学是研究以下哪些结构及其相关功能的学科
   A. 大体结构　B. 微细结构
   C. 光镜结构　D. 组织结构
   E. 电镜结构
2. 微细结构的尺度大小是
   A. 小于 0.2mm　B. 小于 0.2μm
   C. 小于 0.2nm　D. 小于 1nm
   E. 小于 1μm
3. HE 染色显红色代表
   A. 嗜酸性　B. 嗜碱性
   C. 异染性　D. 嗜银性
   E. 嗜天青
4. HE 染色显蓝色代表
   A. 嗜酸性　B. 嗜碱性
   C. 异染性　D. 嗜银性
   E. 嗜天青
5. HE 染色显红色，说明该结构
   A. 偏碱性　B. 偏酸性
   C. 亲银　D. 嗜银
   E. 嗜天青
6. HE 染色显蓝色，说明该结构
   A. 偏碱性　B. 偏酸性
   C. 亲银　D. 嗜银
   E. 嗜天青
7. 透射电镜下，采用重金属盐的染色称为
   A. 复染色　B. 电子染色
   C. 金属染色　D. 盐染色
   E. HE 染色
8. 下述哪种方法可用石蜡包埋切片作为实验材料
   A. 冷冻割断术　B. 流式细胞术
   C. 扫描电镜术　D. 免疫细胞化学术
   E. 透射电镜术
9. 在透射电镜下，某结构的电子密度低，其原因可能是
   A. 该结构与重金属的亲和力低
   B. 该结构的折光性不强
   C. 该结构的导电性能差
   D. 该结构不发射电子
   E. 该结构弱嗜碱性
10. 光镜下，间期细胞核被碱性染料着色较深的物质是
    A. 常染色质　B. 常染色体
    C. 异染色质　D. 异染色体
    E. 核基质
11. 用于光镜观察的组织切片的厚度一般为
    A. 1～2nm　B. 50～80nm
    C. 200～400nm　D. 1～2μm
    E. 5～10μm
12. 用于透射电镜观察的组织切片的厚度一般为
    A. 50～80nm　B. 100～500nm
    C. 5～10nm　D. 1～2μm
    E. 1～2nm
13. 过碘酸–雪夫反应（PAS 反应）可显示组织中的
    A. 糖类　B. 脂类
    C. 酶类　D. 核酸
    E. 蛋白质
14. 在 PAS 反应中被氧化的化学基团是
    A. 氨基　B. 醛基
    C. 羟基　D. 羧基
    E. 巯基
15. 关于组织的构成，以下正确的是
    A. 细胞和细胞间质　B. 纤维和基质
    C. 细胞和纤维　D. 细胞间质和体液
    E. 细胞和组织液
16. 电子显微术的染色剂通常用
    A. 苏木精和伊红
    B. 异硫氰酸和吖啶橙
    C. 醋酸铀和柠檬酸铅
    D. 生物素和卵白素
    E. 苏丹和油红
17. 酶组织化学的显色原理主要是
    A. 酶直接显色
    B. 酶底物直接显色

C. 酶与底物结合而显色
D. 酶与捕获剂结合后显色
E. 酶底物的分解产物与捕获剂结合而显色

18. 组织学切片染色最常用的方法是
A. PAS 反应
B. 银染色
C. 苏木精–伊红染色
D. 瑞氏染色
E. 氯化金染色

19. 下列何种显微镜最适合于观察未染色的活细胞
A. 倒置相差显微镜　B. 紫外光显微镜
C. 普通光学显微镜　D. 电子显微镜
E. 共焦激光扫描显微镜

20. 一般扫描电镜术主要用于观察
A. 内部形态　B. 生化成分
C. 表面形态　D. 细胞类别
E. 细胞分化

21. 光镜分辨率约为
A. 0.2μm　B. 0.2nm
C. 2nm　D. 2μm
E. 0.2mm

22. 低倍镜下观察结构清楚，但高倍镜下总是看不清楚，其可能原因是
A. 目镜污染　B. 对光不好
C. 载玻片太厚　D. 切片反置
E. 虹彩未打开

23. 关于扫描电镜术的叙述，以下错误的是
A. 用于观察组织表面的立体结构
B. 组织不需固定
C. 要将组织置于真空镀膜仪内干燥
D. 在标本表面喷镀碳膜和合金膜
E. 可在荧光屏上扫描成像

24. 关于原位杂交术的叙述，以下错误的是
A. 检测目标是 mRNA 和 DNA
B. 需首先制备核酸探针
C. 通过碱基互补原理进行核酸杂交
D. 反应结果只能在光镜下进行观察
E. 敏感性和特异性都很高

25. 下列哪项不是通常制作组织切片的固定剂
A. 甲醛　B. 乙醇
C. 二甲苯　D. 戊二醛
E. 四氧化锇

26. 关于冷冻蚀刻复型术的叙述，以下错误的是
A. 组织块用液氮快速冷冻
B. 在低温下用钢刀将样品劈开
C. 在凹凸不平的断裂面上喷镀合金膜和碳膜
D. 用次氯酸等将组织腐蚀掉
E. 将凹凸不平的金属复型膜压平后置于电镜下观察

27. 关于透射电镜术的叙述，以下错误的是
A. 制作样品的组织块较光镜术者小得多
B. 组织块通常用戊二醛、四氧化锇等固定
C. 必须用石蜡对组织块进行包埋
D. 切片要用重金属元素进行电子染色
E. 切片的厚度较光镜者要薄得多

28. 患者，女性，67 岁，48kg，就诊前咯血 3 天。入院后，胸部 CT 示双上肺占位，双肺多发结节，纵隔肿大淋巴结。CT 引导下肺穿刺活检，病理组织做 HE 染色，诊断为腺癌。请问病理组织做 HE 染色显示的组织结构为
A. 大体结构　B. 光镜结构
C. 超微结构　D. 分子结构
E. 立体结构

29. 患者，女性，35 岁，因停经、泌乳 2 年入院。经检查，诊断为垂体催乳素腺瘤。术后病理组织经 HE 染色显示，瘤细胞胞质丰富，红染，嗜酸性。请问嗜酸性提示胞质内含有较多的
A. 游离核糖体
B. 粗面内质网
C. 硫酸软骨素
D. 硫酸角质素
E. 线粒体

30. 下图为 HE 染色的光镜切片，请问箭头所指为

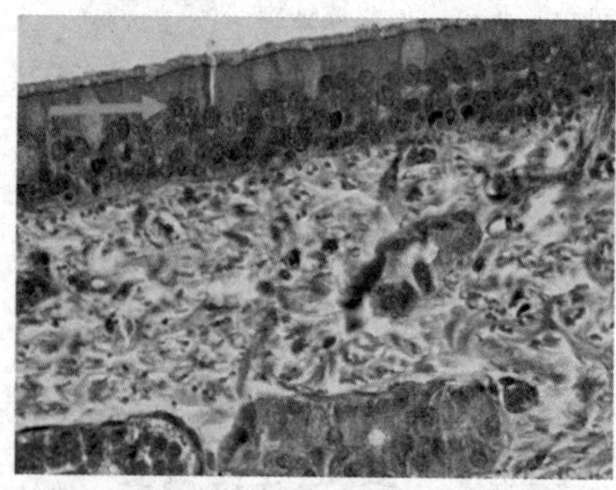

A. 细胞核　B. 细胞质
C. 紧密连接　D. 纤毛
E. 细胞膜

31. 单层柱状上皮从基底面到游离面应为单层细胞核，下图的绿框区域内为什么那么多细胞核密集

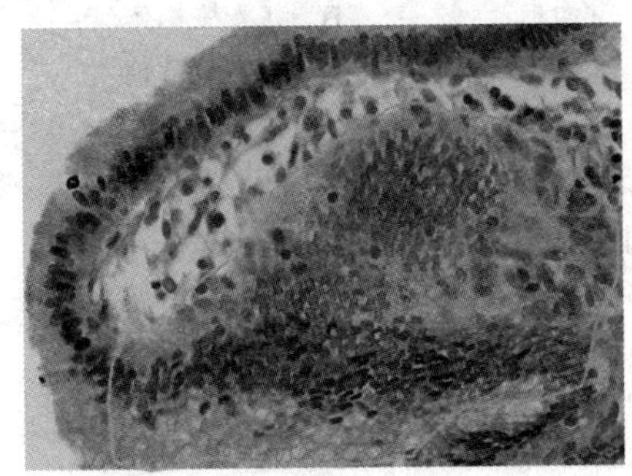

A. 垂直切面
B. 斜切
C. 绿框区域并非单层柱状上皮
D. 人工假象
E. 细胞增生

32. 下图是何结构

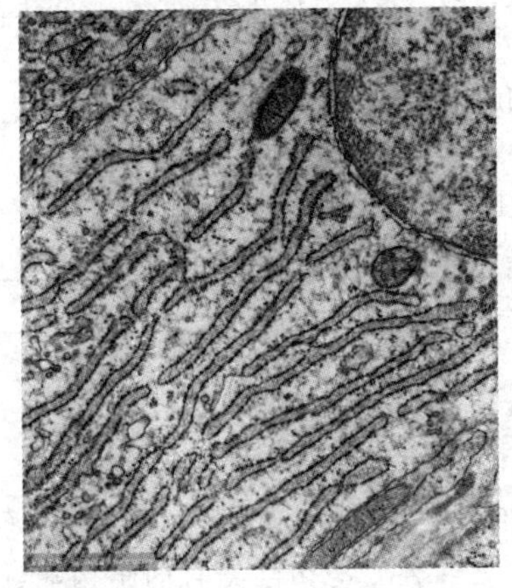

A. 超微结构　　B. 光镜结构
C. 立体结构　　D. 肉眼结构
E. 显微结构

33. 在光学显微镜下，有时可见白箭头所指的小黑圈是什么

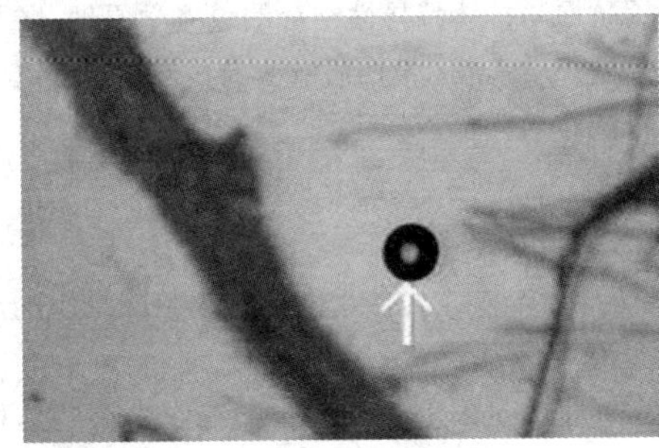

A. 细胞　　B. 细胞核
C. 灰尘　　D. 气泡
E. 瞳孔

【B/型/题】

A. 嗜酸性　　B. 嗜碱性
C. 异染性　　D. 嗜天青
E. 嗜银性

34. HE 染色显红色
35. HE 染色显蓝色

A. 固定　　B. 脱水
C. 透明　　D. 包埋
E. 染色

36. 甲醛用于
37. 石蜡用于

A. 电子密度高　　B. 电子密度低
C. 红色　　D. 蓝色
E. 黄色

38. 超薄切片的组织与重金属盐结合得较少，透过样本的电子较多，表现为
39. HE 染色嗜碱性表现为

A. HE 染色时，嗜酸性
B. HE 染色时，嗜碱性
C. 两者均有
D. 两者均无

40. 细胞核
41. 细胞质

A. 电镜结构　　B. 光镜结构
C. 两者均有　　D. 两者均无

42. 小于 0.2mm
43. 小于 0.2μm

【X/型/题】

44. 显示细胞内特异酶的方法包括
A. 酶组织化学技术
B. 油红染色
C. 免疫荧光术
D. Feulgen 反应
E. PAS 反应

45. 调节显微镜的哪些装置，能使视野光线均匀而明亮
A. 调节焦距
B. 升高聚光器
C. 开大虹彩
D. 调节推片器

E. 使用高倍接物镜

46. 冷冻切片的特点是
A. 组织块可不经固定而直接切片
B. 制片过程较石蜡切片法简单
C. 对细胞内酶的活性保存较好
D. 可制厚度为 0.1μm 的切片
E. 所制切片较石蜡切片容易保存

47. 组织固定的目的是
A. 使蛋白质迅速溶解
B. 使组织坚硬
C. 防止细胞自溶
D. 防止组织腐败
E. 使组织缩小

48. 组织化学术可检测组织内的
A. 抗原　B. 糖类
C. 酶　D. 核酸
E. 脂类

49. 现代组织化学术可用于显示和研究
A. 细胞的受体分布
B. 细胞内某些离子的含量测定
C. 细胞内各种细胞器的立体计量
D. 细胞内某种蛋白质的定位和定量
E. 细胞运动、分泌、吞噬等动态过程

50. 组织培养常用的溶液有
A. 平衡盐水　B. 乙醇
C. 组织浸出液　D. 甲醛
E. 血清

51. 透射电镜的组织样品的常用固定液为
A. 甲醛　B. 多聚甲醛
C. 戊二醛　D. 四氧化锇
E. 乙醇

52. 除了常规的石蜡切片法，下列哪些亦属组织学的制片方法
A. 涂片法　B. 铺片法
C. 磨片法　D. 压片法
E. 冰冻切片法

53. HE 染色切片中，细胞质嗜碱性强的可能原因是有丰富的
A. 线粒体　B. 高尔基复合体
C. 粗面内质网　D. 滑面内质网
E. 游离核糖体

54. HE 染色切片中，细胞质嗜酸性的可能原因是含较丰富的
A. 滑面内质网　B. 游离核糖体
C. 溶酶体　D. 粗面内质网
E. 线粒体

二、名词解释

1. 微细结构
2. 光镜结构
3. 电镜结构
4. 组织
5. HE 染色
6. 嗜酸性
7. 嗜碱性
8. 电子染色
9. 电子密度

三、填空题

1. 电镜下所见的结构，称__________。
2. 组织最常用的染色方法是__________和__________染色。
3. 观察细胞和组织表面的立体形态，应使用__________技术。
4. PAS 反应阳性，证明该处有__________存在。
5. 1μm 等于__________mm。1nm 等于__________μm。
6. 四大基本组织包括__________、__________、__________和__________。
7. 组织是由形态相似、功能相关的__________和__________组成。
8. HE 染色法中，与苏木素结合的结构显蓝色，称为__________性。与伊红结合的结构显红色，为__________性。
9. 电镜技术中，用重金属盐如醋酸铀、枸橼酸铅等染色，此染色称__________。被重金属盐染色的部位，在电镜照片上呈黑色或深灰色，称该结构__________；反之，在电镜照片上呈浅灰色，称__________。
10. 应用抗原与抗体特异性结合的免疫学原理，检测细胞或组织中多肽、蛋白质等具有抗原性物质存在与分布的技术称__________。

四、简答题

1. 简述组织学的研究内容。
2. 一张切片标本内，为什么同一种细胞或组织的形态结构可能不相同？
3. 什么叫 acidophil 和 basophil？细胞内哪些结构呈 acidophil 和 basophil？
4. 什么叫 argyrophil 和异染性？

【参考答案及解析】

一、选择题

【A/型/题】

1. B

[解析] 组织学是研究人体微细结构及其相关功能的科学。大体结构属于肉眼可以观察到的结构，属于人体解剖学的研究内容。光镜结构、电镜结构和组织结构等不全面。

2. A

[解析] 微细结构的尺度大小是小于 0.2mm，该尺度是肉眼分辨不了的。

3. A

[解析] 显红色代表与伊红结合，即嗜伊红，也就是嗜酸性。

4. B

[解析] 显蓝色代表与苏木素结合，即嗜碱性。

5. A

[解析] 显红色代表嗜酸性，嗜酸性结构其本身偏碱性，如蛋白质。

6. B

[解析] 显蓝色代表嗜碱性，嗜碱性结构其本身偏酸性，如核酸。

7. B

[解析] 重金属盐具有阻挡电子的作用，故称电子染色。

8. D

[解析] 石蜡包埋的组织切片可用于免疫组织化学术，通常在使用前要做抗原修复。电镜术所用的材料通常采用树脂包埋。流式细胞术用的液态材料。

9. A

[解析] 重金属盐具有阻挡电子的作用，如果该结构与重金属的亲和力低，被阻挡的电子就少，射落到荧光屏的电子多，在荧光屏上图像显示较亮，表现为电子密度低。

10. C

[解析] 异染色质着色深，嗜碱性。而间期细胞核不存在染色体；核基质通常在制作切片时流失；常染色质显色很浅。

11. E

[解析] 光镜术的石蜡切片，用切片机将组织蜡块切成 5～10μm 厚的组织切片。

12. A

[解析] 透射电镜术的电子穿透力低，经验上，必须制备超薄切片（50～80nm）。

13. A

[解析] 过碘酸－雪夫反应（PAS 反应）显示多糖。基本原理是过碘酸的氧化作用先使糖分子形成醛基，后者继而与 Schiff 试剂结合，形成紫红色反应产物，证明该部位存在多糖。

14. B

[解析] 过碘酸－雪夫反应（PAS 反应）中，过碘酸的氧化作用先使糖分子形成醛基，后者继而与 Schiff 试剂结合，形成紫红色反应产物，证明该部位存在多糖。

15. A

[解析] 组织是由形态相似、功能相关的细胞和细胞外基质或称细胞间质组成。而其他各项不完整。

16. C

[解析] 电子显微镜所用的染色为电子染料，为对电子具有阻挡作用的重金属盐如醋酸铀和柠檬酸铅。

17. E

[解析] 酶组织化学是通过酶催化底物而形成最终产物在原位形成沉淀，与显色剂作用而显示。

18. C

[解析] 组织学最常用的染色是苏木精－伊红染色法即 HE 染色。

19. A

[解析] 相差显微镜的特点是将活细胞不同厚度及细胞内各种结构对光产生的不同折射作用，转换为光密度差异（明暗差），使镜下结构反差明显，影像清楚。故组织培养研究常用的是倒置相差显微镜。共焦激光扫描显微镜也可用于观察培养的活细胞，但成本较高，且需要染色。

20. C

[解析] 扫描电镜用于观察细胞、组织和器官表面立体微细结构。

21. A

[解析] 光学显微镜通常的分辨率为 0.2μm。

22. D

[解析] 切片反置，由于低倍镜的景深较大，故可以看清晰；但在高倍镜下，其物镜的景深较小，载玻片的厚度阻止了物镜与组织切片靠近，故调不清楚。

23. B

[解析] 扫描电镜的组织材料需要经过固定以保持组

织的原有形态结构。只是不需制备超薄切片。

24. D

［解析］其反应结果也可在电镜下观察。

25. C

［解析］二甲苯通常不做组织固定剂，而是用做组织透明。

26. E

［解析］凹凸不平的金属复型膜是组织结构原位形态的体现，如果压平的话，则破坏了原位形态。

27. C

［解析］电镜样本的包埋通常用环氧树脂，而不是石蜡。

28. B

［解析］HE 染色为光镜术最常用的染色，故该检查显示的是光镜结构。

29. E

［解析］HE 染色显示嗜酸性，代表较丰富的线粒体、溶酶体、滑面内质网、肌原纤维、血红蛋白和细胞外基质中的胶原纤维等。垂体催乳素腺瘤的胞质中电镜下常见大量的层状线粒体。而其他各项均为嗜碱性。

30. A

［解析］在 HE 染色下，细胞核为蓝色，边界清楚。细胞质通常为红色。纤毛为上皮细胞游离面的细小突起。细胞膜和紧密连接为电镜结构。

31. B

［解析］斜切或通过细胞核所在平面的水平切面，单层细胞核可表现为多层。

32. A

［解析］图片上清晰可见线粒体和粗面内质网，故为电镜结构，即超微结构。光镜结构又称显微结构，通常用 HE 染色观察，会显示色彩。

33. D

［解析］气泡，其形状规则，边界清晰，无细胞结构。

【B/型/题】

34. A　35. B

［解析］HE 染色显红色，与伊红结合，即嗜酸性。HE 染色显蓝色，与苏木素结合，即嗜碱性。

36. A　37. D

［解析］甲醛为组织固定剂，通常用于光镜观察的组织固定。石蜡在一定温度下可以融化，浸入脱水后的组织中，降低温度后，石蜡就会凝固成固态，把组织材料埋入其中，硬化组织，便于切片。

38. B　39. D

［解析］超薄切片的组织与重金属盐结合得较少，透过样本的电子较多，荧光屏被电子束照亮，表现为电子密度低。HE 染色的嗜碱性，即与苏木素结合，表现为蓝色。

40. B　41. C

［解析］细胞核含核酸，通常表现为嗜碱性。有些细胞质含粗面内质网和游离核糖体较多，表现为嗜碱性；有些细胞质含线粒体或溶酶体较多，表现为嗜酸性；还有些细胞的细胞质其顶部嗜酸性，底部嗜碱性。

42. C　43. A

［解析］小于 0.2mm 的为微细结构，包括电镜结构与光镜结构。光镜的分辨率为 0.2μm，因此小于 0.2μm 的结构，只能在电镜下才可以分辨，故属于电镜结构。

【X/型/题】

44. AC

［解析］酶组织化学与免疫组织化学可以显示细胞内的特异酶。油红染色显示脂肪，Feulgen 反应显示 DNA，PAS 反应显示多糖。

45. BC

［解析］升高聚光镜，光线更集中，与开大虹彩使光线进入更多，两者均可使视野光线更亮些。其他三项对光线无影响。

46. ABC

［解析］组织块可不经固定而直接切片，因为冷冻有保存组织的作用，但切片后还是需要后固定。冷冻切片可以不用脱水、包埋等步骤，故制片过程较石蜡切片法简单。酶活性在石蜡包埋时，要经过较高温度，容易导致酶活性的丧失。故冰冻切片对酶活性有保护作用。所制切片通常较石蜡切片厚，切片保存与石蜡切片相比没有优势。

47. BCD

［解析］固定使组织中的蛋白质迅速凝固，故组织变硬；防止细胞自溶和组织腐败，尽可能保存组织的原有结构。

48. ABCDE

［解析］免疫组织化学术可检测抗原，PAS 反应可检测糖类，酶组织化学或免疫组织化学术可检测酶，Feulgen's 反应以及原位杂交术可检查核酸。油红等染色可检测脂肪，这些都属于组织化学术。

49. ABCDE

［解析］现代组织化学术可用于体内各种化学成分的定位、定量及其与功能相关的研究。

50. ACE

［解析］细胞培养就是要满足和维持细胞体外生长，平衡盐溶液、组织浸出液和血清均有此作用。而乙醇和

甲醛属于脱水、固定剂。

51. BCD

［解析］多聚甲醛、戊二醛对蛋白质类成分固定良好，四氧化锇对脂类成分固定良好，适合电镜结构的保存。而乙醇和甲醛适合光镜结构的保存。

52. ABCDE

［解析］涂片法用于液体组织，铺片法和压片法用于软组织，磨片法用于坚硬的组织，冰冻切片法对酶活性保持较好。

53. CE

［解析］粗面内质网和核糖体均含有核酸类成分，其丰富的磷酸基团具有嗜碱性。

54. ACE

［解析］HE 染色，线粒体、溶酶体、滑面内质网、肌原纤维、血红蛋白和细胞外基质中的胶原纤维染成红色，即嗜酸性。而游离核糖体和粗面内质网嗜碱性。

二、名词解释

1. 人的肉眼难以分辨清楚的结构，即大小尺度小于 0.2mm，需要借助显微镜方可分辨，称微细结构。
2. 借助于光学显微镜（通常的分辨率为 0.2μm）观察到的微细结构，称光镜结构。
3. 电子显微镜（分辨率为 0.1～0.2nm）下显示的结构，称超微结构或电镜结构。
4. 组织是由形态相似、功能相关的细胞和细胞外基质（或称细胞间质）组成。一般按结构将组织分为四种，即上皮组织、结缔组织、肌组织和神经组织。
5. 用染料苏木素与伊红两者组合的染色方法称 HE 染色。
6. 凡组织细胞成分具有易被酸性染料着色的性质，称为嗜酸性。在 HE 染色中显示红色。
7. 凡组织细胞成分具有易被碱性染料着色的性质，称为嗜碱性。在 HE 染色中显示蓝色。
8. 用重金属盐如醋酸铀、枸橼酸铅等进行染色，使组织某些结构与之结合，以增加物像的反差，从而提高结构的清晰度。重金属盐具有阻挡电子的作用，通过其与组织结合的程度差异形成明暗对比。
9. 电子束穿过组织样本的程度。被重金属盐染色的结构，电子散射多，射落到荧光屏的电子少，在荧光屏上图像显示暗，电镜照片上呈黑色或深灰色，称该结构电子密度高（穿过的电子少）；反之，在荧光屏上图像显示较亮，电镜照片上呈浅灰色，称电子密度低（穿过的电子多）。

三、填空题

1. 超微结构
2. 苏木精；伊红
3. 扫描电镜
4. 多糖
5. 10^{-3}；10^{-3}
6. 上皮组织；结缔组织；肌组织；神经组织
7. 细胞；细胞间质
8. 嗜碱；嗜酸
9. 电子染色；电子密度高；电子密度低
10. 免疫组织或细胞化学技术

四、简答题

1. 组织学是研究人体微细结构及其相关功能的科学。微细结构是指大小尺度小于 0.2mm 的结构，具体对象如组织、细胞、细胞器和分子等，包括光镜结构和电镜结构。
2. 首先是组织的取材有随机性，而组织中的细胞或组织所处的位置和方向不同，在断面上有的小于或大于切片的厚度，在同一张切片中就可能看到同一种细胞或组织的不同切面，从而观察到其看似不同的形态结构特点。
3. 在苏木精伊红染色中，苏木精为碱性染料，细胞的某些结构被染成紫蓝色；伊红为酸性染料，细胞的某些结构被染成红色。易被碱性或酸性染色着色的性质分别称为嗜碱性和嗜酸性。细胞核、粗面内质网、游离核糖体常呈嗜碱性；其余大部分细胞器、细胞质和细胞膜常呈嗜酸性。
4. 组织中有些结构在加入还原剂后可使硝酸银还原而显色，称为嗜银性；有些组织成分用甲苯胺蓝等碱性染料染色后不显蓝色而呈紫红色，这种现象称异染性。

（伍赶球）

第二章　上皮组织

【同步习题】

一、选择题

【A/型/题】

1. 被覆上皮的分类依据是
   A. 细胞的形态
   B. 细胞的层数
   C. 细胞层数和表层细胞形态
   D. 分布和功能
   E. 纤维类型
2. 假复层纤毛柱状上皮分布于
   A. 消化道　　B. 呼吸道
   C. 泌尿道　　D. 循环管道
   E. 生殖管道
3. 杯状细胞可见于
   A. 单层扁平上皮　　B. 单层柱状上皮
   C. 单层立方上皮　　D. 复层扁平上皮
   E. 变移上皮
4. 复层扁平上皮细胞之间最发达的细胞连接是
   A. 紧密连接　　B. 桥粒
   C. 中间连接　　D. 缝隙连接
   E. 半桥粒
5. 关于微绒毛的叙述，以下正确的是
   A. 光镜下可予分辨
   B. 含有纵行分布的微管
   C. 可伸长和缩短
   D. 为上皮细胞所特有
   E. 周边为上皮，中轴为结缔组织
6. 黏液的特点是
   A. 较黏稠，含有酶
   B. 较黏稠，含有黏蛋白
   C. 较黏稠，含有糖脂
   D. 较稀薄，含有酶
   E. 较稀薄，含有黏蛋白
7. 浆液的特点是
   A. 较黏稠，含有酶
   B. 较稀薄，含有浆细胞
   C. 较黏稠，含有糖脂
   D. 较稀薄，含有酶
   E. 较稀薄，含有黏蛋白
8. 微绒毛内纵行排列的结构是
   A. 微管　　B. 微丝
   C. 溶酶体　　D. 微体
   E. 线粒体
9. 间皮是指
   A. 分布于体腔内表面的上皮
   B. 分布于蛛网膜下隙的上皮
   C. 分布于内耳外淋巴间隙的上皮
   D. 分布于肾球囊的上皮
   E. 来源于间充质的上皮
10. 基膜在电镜下可分为
    A. 基板和网板　　B. 细胞膜和基板
    C. 弹性膜和网板　　D. 基板和骨板
    E. 网板和基质
11. 上皮组织分三大类即
    A. 单层上皮、复层上皮和假复上皮
    B. 扁平上皮、立方上皮和柱状上皮
    C. 鳞状上皮、变移上皮和纤毛柱状上皮
    D. 内皮、间皮和角化上皮
    E. 被覆上皮、腺上皮和特化上皮
12. 内皮是指
    A. 衬贴在心、血管和淋巴管腔面的单层立方上皮
    B. 衬贴在肺泡和肾小囊壁层等的上皮
    C. 为口腔、食道和阴道等腔面未角化的上皮
    D. 衬贴在胸膜、心包膜和腹膜表面的上皮
    E. 衬贴在心、血管和淋巴管腔面的单层扁平上皮
13. 纤毛内纵行排列的结构是
    A. 微管　　B. 微丝
    C. 张力丝　　D. 中间丝
    E. 基体
14. 终末网中有
    A. 基体　　B. 张力丝
    C. 微管　　D. 肌球蛋白
    E. 附着板
15. 基板的主要成分有
    A. Ⅳ型胶原蛋白、层粘连蛋白、硫酸乙酰肝素蛋

白多糖
B. 透明质酸、硫酸软骨素、层粘连蛋白
C. 多肽、类固醇、Ⅳ型胶原蛋白
D. 胶原纤维、弹性纤维、网状纤维
E. 透明质酸、纤维粘连蛋白、多肽

16. 桥粒连接区的细胞间隙中存在
A. 低密度丝状物和致密的中间线
B. 高密度的丝状物和低密度的中间线
C. 低密度丝状物，无致密的中间线
D. 高密度的丝状物，无致密的中间线
E. 高密度的丝状物和致密的中间线

17. 下列哪项能传递化学信息
A. 桥粒　B. 半桥粒
C. 质膜内褶　D. 缝隙连接
E. 紧密连接

18. 质膜内褶附近的胞质中常有较多的
A. 溶酶体　B. 高尔基体
C. 线粒体　D. 中心粒
E. 粗面内质网

19. 关于缝管连接的叙述，以下正确的是
A. 由六个柱形的亚单位组成
B. 相邻细胞膜完全融合
C. 此连接为带状
D. 主要作用是加强细胞间的机械连接
E. 仅见于上皮细胞之间

20. 附着于桥粒附着板上的丝状物为
A. 微丝　B. 微管
C. 张力丝　D. 神经丝
E. 网状纤维

21. 绝大多数的外分泌腺的构成是
A. 管状腺、泡状腺、管泡状腺
B. 浆液性腺、黏液性腺、混合性腺
C. 分泌部、导管
D. 单腺、复腺
E. 有管腺、无管腺

22. 腺上皮是
A. 具有分泌功能的上皮
B. 具有吸收功能的上皮
C. 以分泌为主要功能的上皮
D. 以吸收为主要功能的上皮
E. 以保护功能为主的上皮

23. 衬贴内皮的管道是
A. 消化管　B. 呼吸道
C. 泌尿道　D. 循环管道
E. 生殖管道

24. 腺的含义是
A. 有分泌功能的器官
B. 以腺上皮为主组成的器官
C. 有分泌功能的腺细胞
D. 有分泌功能的结构
E. 以分泌功能为主的结构

25. 复腺是指
A. 腺细胞数量多的腺
B. 既分泌黏液又分泌浆液的腺
C. 腺细胞内部结构复杂的腺
D. 由外分泌部组成的腺
E. 导管分支的腺

26. 嗅腺属于
A. 浆液性腺　B. 黏液性腺
C. 混合性腺　D. 内分泌腺
E. 单细胞腺

27. 所有的基膜都具有
A. 基板和网板　B. 基板
C. 细胞膜和基板　D. 基板和骨板
E. 网板和基质

28. 纤毛微管的最初形成点是
A. 基质　B. 基体
C. 终末网　D. 基膜
E. 基板

29. 纤毛的根部有一个致密颗粒，称
A. 基质　B. 基体
C. 终末网　D. 密体
E. 密斑

30. 在假复层纤毛柱状上皮中，其顶端升到上皮游离面的细胞是
A. 柱状细胞和梭形细胞
B. 梭形细胞和锥形细胞
C. 锥形细胞和杯状细胞
D. 杯状细胞和柱状细胞
E. 柱状细胞和锥形细胞

31. 角化细胞胞质内充满
A. 弹性蛋白　B. 黏蛋白
C. 糖蛋白　D. 角蛋白
E. 糖脂

32. 微绒毛内的微丝附着于
A. 中心粒　B. 线粒体
C. 微体　D. 终末网
E. 细胞核

33. 下列哪项腺体的分泌物需经导管排出
A. 甲状腺　B. 肾上腺
C. 松果体　D. 食管腺
E. 甲状旁腺
34. 以下不含有黏液性腺细胞的是
A. 下颌下腺　B. 胃底腺
C. 食管腺　D. 胰腺外分泌部
E. 十二指肠腺
35. 以下关于蛋白质分泌细胞的叙述，错误的是
A. 粗面内质网位于细胞基部
B. 在粗面内质网上合成蛋白质，高尔基器加工蛋白质
C. 在核上区有较发达的高尔基复合体
D. 膜包分泌颗粒聚集在细胞顶部
E. 线粒体与溶酶体发达
36. 以下不属于外分泌腺的是
A. 嗅腺　B. 间质腺
C. 汗腺　D. 胃腺
E. 腮腺
37. 以下哪项不是细胞侧面的细胞连接
A. 桥粒　B. 半桥粒
C. 缝隙连接　D. 中间连接
E. 紧密连接
38. 关于变移上皮的叙述，以下错误的是
A. 分布于泌尿道
B. 细胞层数和形状可发生明显改变
C. 表层的细胞通常较大
D. 无杯状细胞
E. 上皮和深面的结缔组织的连接面凹凸不平
39. 浆液性腺细胞的特点不包括
A. 细胞呈锥形或柱状
B. 细胞顶部含分泌颗粒
C. 细胞基部胞质明显嗜碱性
D. 细胞核扁圆形
E. 粗面内质网发达
40. 关于半桥粒的叙述，以下错误的是
A. 位于上皮细胞基底面
B. 结构为桥粒的一半
C. 可将细胞固着在基膜上
D. 细胞借此获取营养
E. 并非所有上皮细胞均有此结构
41. 上皮组织的特点不包括
A. 细胞排列紧密　B. 有极性
C. 纤维少　D. 基部附于基膜
E. 神经末梢和血管丰富
42. 关于假复层纤毛柱状上皮的叙述，以下错误的是
A. 细胞高矮不一，故核不在同一平面
B. 所有细胞的表面均有纤毛
C. 所有细胞均附着于基膜
D. 归属于单层上皮类型
E. 具有分泌和保护功能
43. 关于基膜的叙述，以下错误的是
A. 主要由弹性纤维构成
B. 厚薄因部位而异
C. 具有半透膜性质
D. 可见于上皮组织、肌组织和神经组织
E. PAS 染色呈阳性反应
44. 关于微绒毛，以下错误的是
A. 仅在电镜下才可分辨
B. 含有许多纵行的微丝
C. 可扩大细胞的表面积
D. 其基部有基体
E. 表面常有 PAS 阳性物质
45. 关于缝隙连接的叙述，以下错误的是
A. 可分布于多种组织
B. 细胞间有直接交通的管道
C. 可传递电冲动
D. 可传递化学信息
E. 相邻细胞膜之间有微丝相连
46. 关于纤毛的叙述，以下错误的是
A. 光镜下不能辨认
B. 内含两条中央微管
C. 内含 9 组双联微管
D. 根部有致密颗粒
E. 具有定向摆动的能力
47. 关于单层扁平上皮的叙述，以下错误的是
A. 表面光滑　B. 基底面平整
C. 细胞周缘平整　D. 细胞间质少
E. 细胞数量多
48. 关于紧密连接的叙述，以下错误的是
A. 多位于上皮细胞的侧面
B. 相邻细胞膜完全融合
C. 相邻细胞膜有呈网状的嵴
D. 可封闭细胞顶部的细胞间隙
E. 可加强细胞间的机械性连接
49. 关于细胞连接的叙述，以下错误的是
A. 所有的细胞连接总称连接复合体
B. 紧密连接又称闭锁堤

C. 中间连接又称黏着小带
D. 缝隙连接又称通讯连接
E. 桥粒又称黏着斑

50. 下列哪项不是浆液性腺细胞的特点
A. 细胞基底部呈强嗜碱性
B. 核下区有排列密集的分泌颗粒
C. 细胞基部含有丰富的粗面内质网
D. 腺细胞的分泌物较稀薄
E. 分泌物中含有不同的酶

51. 下列哪项不是黏液性腺细胞的特点
A. HE 染色标本中，细胞质多呈泡沫状
B. 细胞核常为扁圆形，位于细胞基部
C. 粗面内质网和游离核糖体较多
D. 细胞顶部含大量的酶原颗粒
E. 其分泌物呈 PAS 阳性反应

52. 关于复层扁平上皮的特点，以下错误的是
A. 细胞层数多，表层为扁平细胞
B. 基底面凹凸不平
C. 最表层的细胞已退化，并不断脱落
D. 基底层细胞具有旺盛的分裂增生能力
E. 其表层为单层扁平上皮

53. 关于细胞间质的叙述，以下错误的是
A. 是组织的组成成分
B. 是细胞的产物
C. 有液态、半固态和固态之分
D. 在细胞密集部位缺乏细胞间质
E. 组成成分因组织而异

54. 关于杯状细胞的叙述，以下错误的是
A. 多见于肠和气管的黏膜上皮
B. 核常呈三角形，位于细胞的基底部
C. 胞质内充满酶原颗粒
D. 其分泌物有润滑和保护作用
E. 是一种外分泌性质的单细胞腺

55. 患者，男，清洁工，59 岁，因心悸、气短、双下肢浮肿 4 天来院就诊。15 年来，患者经常出现咳嗽、咳痰，痰多黏稠，尤以冬季为甚。患者有吸烟史 40 年。诊断：肺源性心脏病。推测该患者痰多黏稠与下列哪种细胞有关
A. 柱状细胞　　B. 杯状细胞
C. 梭形细胞　　D. 基底细胞
E. 内皮细胞

56. 患者，男，7 岁，因眼睑水肿、尿少 3 天入院。1 周前曾发生上呼吸道感染。查血压 126/91mmHg。实验室检查：尿常规示，红细胞（++），尿蛋白（++），红细胞管型 0～3/HP；24 小时尿量 350ml，尿素氮 11.4mmol/L，血肌酐 170μmol/L。B 超检查：双肾对称性增大。入院诊断为弥漫性毛细血管内增生性肾小球肾炎。请问毛细血管的上皮是
A. 单层柱状上皮
B. 单层扁平上皮
C. 复层鳞状上皮
D. 假复层纤毛柱状上皮
E. 变移上皮

57. 患者，女，43 岁，孕 6，产 4+2。主诉：阴道不规则流血及臭水 9 个月。现病史：入院前 9 个月生小孩后一直阴道不规则流血，白带多而臭，伴下腹部及解大便时疼痛，人渐消瘦。入院后经检查诊断为子宫颈鳞状细胞癌伴广泛浸润和转移。该患者是下列哪种上皮癌变
A. 单层柱状上皮
B. 单层扁平上皮
C. 复层扁平上皮
D. 假复层纤毛柱状上皮
E. 变移上皮

58. 下图箭头所指是何组织

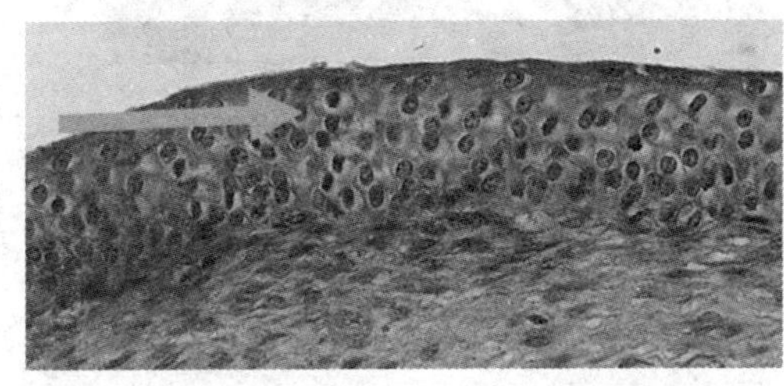

A. 变移上皮　　B. 复层鳞状上皮
C. 单层扁平上皮　　D. 假复层纤毛柱状上皮
E. 软骨组织

59. 下图箭头所指是何组织

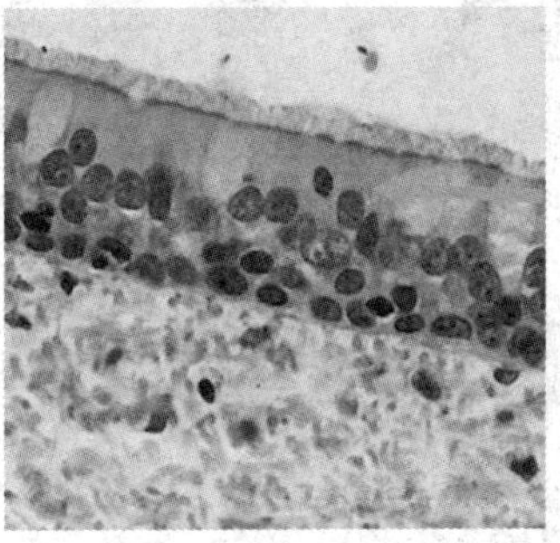

A. 变移上皮　　B. 复层鳞状上皮
C. 单层扁平上皮　　D. 假复层纤毛柱状上皮
E. 软骨组织

60. 下图箭头所指是何组织

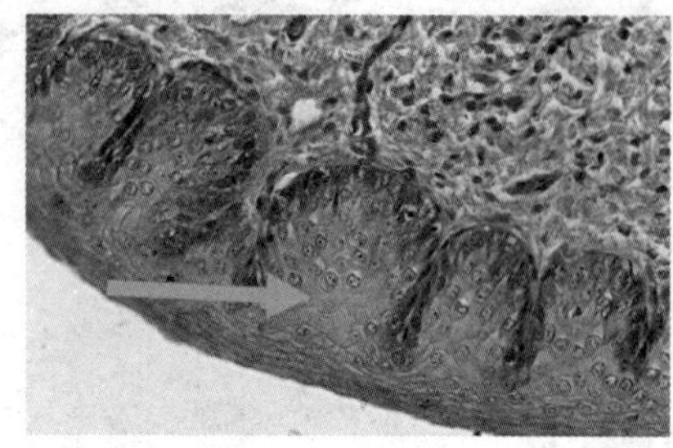

A. 变移上皮
B. 复层鳞状上皮
C. 单层扁平上皮
D. 假复层纤毛柱状上皮
E. 软骨组织

61. 下图箭头所指是何组织

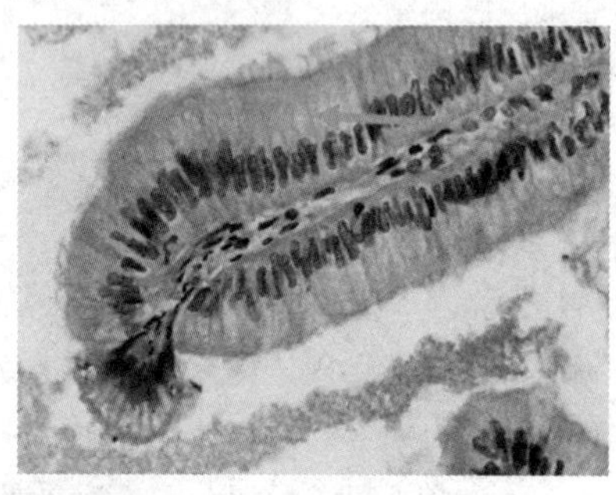

A. 单层柱状上皮
B. 复层柱状上皮
C. 单层扁平上皮
D. 假复层纤毛柱状上皮
E. 单层立方上皮

62. 下图箭头所指是何结构

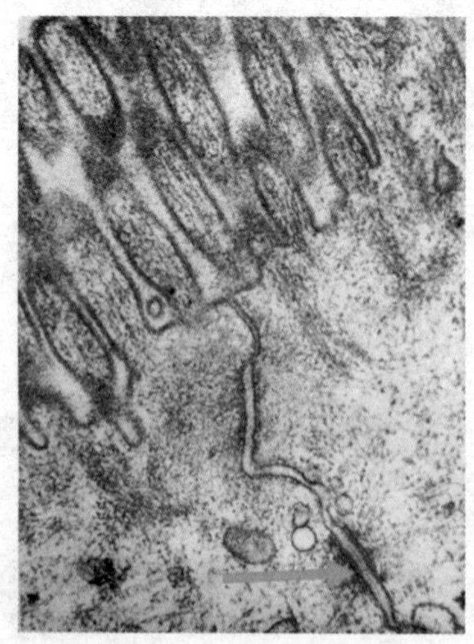

A. 桥粒　　B. 中间连接
C. 紧密连接　　D. 缝隙连接
E. 非特化区

【B/型/题】

A. 中间连接　　B. 桥粒
C. 缝隙连接　　D. 紧密连接
E. 非特化区

63. 胞质侧含大量微丝
64. 胞质侧含大量张力丝

A. 肺泡上皮　　B. 肾小囊壁层上皮
C. 心外膜上皮　　D. 心内膜上皮
E. 胆囊黏膜上皮

65. 属于 endothelium
66. 属于 mesothelium

A. 复层鳞状上皮　　B. 变移上皮
C. 单层柱状上皮　　D. 假复层柱状纤毛上皮
E. 单层扁平上皮

67. 食管黏膜上皮是
68. 支气管黏膜上皮是
69. 小静脉内膜上皮是

【C/型/题】

A. Microvillus　　B. Cilium
C. 两者均有　　D. 两者均无

70. 气管黏膜上皮的纤毛细胞
71. 食管黏膜复层鳞状上皮
72. 小肠黏膜柱状上皮细胞

【X/型/题】

73. 细胞侧面连接常见的方式
A. 紧密连接　　B. 中间连接
C. 桥粒　　D. 缝隙连接
E. 关节连接

74. 基膜的主要化学成分
A. 层粘连蛋白（LN）
B. 弹性蛋白
C. Ⅳ型胶原蛋白
D. 基质蛋白
E. 硫酸乙酰肝素蛋白多糖

75. 基膜存在于
A. 上皮基底面
B. 骨骼肌纤维肌膜外面
C. 施万细胞外面

D. 软骨细胞表面

E. 网状细胞表面

76. 上皮基膜的功能

A. 支持作用

B. 连接作用

C. 半透膜，有利于物质交换

D. 引导上皮细胞移动

E. 影响细胞的分化

77. 上皮组织的结构特点

A. 细胞排列紧密　　B. 基质极少

C. 有极性　　D. 神经末梢丰富

E. 血管极少

78. 属于单层扁平上皮的是

A. 内皮

B. 间皮

C. 复层扁平上皮的表层

D. 膀胱充盈时的表层

E. 肺泡

79. 复层鳞状上皮与变移上皮的区别是

A. 游离面与基底面是否平行

B. 上皮厚薄是否较均匀

C. 表层细胞形态

D. 细胞层次

E. 基底细胞形态

二、名词解释

1. 被覆上皮
2. 腺上皮
3. 内皮
4. 间皮
5. 微绒毛
6. 纤毛
7. 桥粒
8. 缝隙链接
9. 连接复合体
10. 质膜内褶
11. 外分泌腺
12. 腺泡
13. 上皮组织
14. 黏原颗粒
15. 酶原颗粒

三、填空题

1. Epithelial tissue 根据功能不同分为__________上皮和__________上皮两大类。有的器官少数上皮细胞特化为__________上皮细胞和__________上皮细胞。
2. 衬贴在心血管和淋巴管内表面的 simple squamous epithelium 称__________，衬贴在心包腔、胸膜腔、腹膜腔的 simple squamous epithelium 称__________。
3. 上皮细胞的基底面与 connective tissue 之间存在__________。电镜下，它可分为__________和__________。
4. 上皮细胞侧面的细胞连接包括__________、__________、__________和__________。包括 2 个或更多的细胞连接是__________。
5. 上皮细胞的游离面特殊结构包括__________、__________。
6. 外分泌腺的构成包括__________和__________。
7. 外分泌腺根据分泌部的分泌物性质不同，其细胞分两类，包括__________细胞和__________细胞。前者胞质顶部含__________颗粒，后者胞质内含__________颗粒。
8. 大量的质膜内褶形成光镜下所见的上皮细胞__________，质膜内褶间含有与其平行的长杆状__________。

四、简答题

1. 观察切片标本时，根据什么结构特点辨认上皮组织？
2. Stratified squamous epithelium 与 transitional epithelium 的结构有何不同？
3. 什么叫 endothelium？什么叫 mesothelium？
4. Covering epithelium 有哪些特点？
5. 简述 exocrine gland 的一般结构。
6. 简述 microvillus 与 cilium 的结构差异同。

【参考答案及解析】

一、选择题

【A/型/题】

1. C

［解析］被覆上皮根据上皮细胞排列的层数和细胞形态特别是表层细胞的形态来分类和命名。

2. B

［解析］假复层纤毛柱状上皮分布于呼吸道，故又称呼吸上皮。

3. B
［解析］肠道的单层柱状上皮中，除柱状细胞外，还有散在的杯状细胞。
4. B
［解析］桥粒分布甚广，尤其在易受摩擦的皮肤、口腔、食管、子宫颈和阴道等部位的复层扁平上皮中最发达。
5. C
［解析］微绒毛的胞质内含的微丝为肌动蛋白丝，它的收缩可使微绒毛伸长或变短。
6. B
［解析］黏液性腺泡其分泌物较黏稠，称黏液，主要成分是黏蛋白。
7. D
［解析］浆液性腺泡其分泌物较稀薄，含丰富的酶，称浆液。
8. B
［解析］微绒毛的表面为细胞膜，胞质内含有许多纵行的微丝。
9. A
［解析］分布在胸膜腔、腹膜腔和心包膜腔等体腔内表面的单层扁平上皮称间皮。
10. A
［解析］电镜下，基膜可分为基板和网板。
11. E
［解析］根据其功能，上皮组织主要分为被覆上皮（covering epithelium）和腺上皮（glandular epithelium）两大类。此外，体内还有少量特化的上皮。
12. E
［解析］衬贴在心、血管和淋巴管腔面的单层扁平上皮称内皮。
13. A
［解析］纤毛表面为质膜，胞质内含纵行排列的微管。
14. D
［解析］微丝为肌动蛋白丝，终末网还有肌球蛋白。
15. A
［解析］基膜的主要化学成分是层粘连蛋白、Ⅳ型胶原蛋白和硫酸肝素蛋白多糖等。
16. A
［解析］桥粒细胞间隙中有低密度的丝状物，间隙中央有一条与细胞膜相平行而致密的中间线。
17. D
［解析］缝隙连接处的连接小体中央有孔，容许小分子化学物质通过，传递化学信息。
18. C
［解析］质膜内褶间含有与其平行的长杆状线粒体。
19. A
［解析］缝隙连接的基本结构单位称连接小体，由 6 个穿膜的杆状镶嵌蛋白分子即连接蛋白分子围成。此处细胞膜之间有狭窄间隙，主要作用是细胞通讯，在心肌细胞间以及骨细胞间等均有缝隙连接。细胞连接呈带状的为中间连接。
20. C
［解析］胞质中有许多角蛋白丝（张力丝）附着于板上。
21. C
［解析］绝大多数外分泌腺由分泌部和导管两部分组成（还有少数无导管腺以及单细胞腺如杯状细胞）。
22. C
［解析］腺上皮是以分泌功能为主的上皮。被覆上皮以保护功能为主，也具有分泌功能。
23. D
［解析］衬贴在心、血管和淋巴管腔面的单层扁平上皮称内皮。
24. B
［解析］腺是器官，以腺上皮为主要成分构成的器官。有分泌功能的器官不一定是腺，如气管，其黏膜可分泌黏液。
25. E
［解析］外分泌腺根据导管有无分支，分单腺与复腺。导管分支的腺称复腺。
26. A
［解析］嗅黏膜固有层较薄，为结缔组织，内含许多浆液性嗅腺，嗅腺不断分泌浆液，清洗上皮表面并能溶解空气中的化学物质，使嗅细胞保持对物质刺激的敏感性。
27. B
［解析］有些基膜较薄，只有基板。
28. B
［解析］基体可能是纤毛微管的最初形成点。
29. B
［解析］纤毛基部还有一个致密的基体，位于细胞顶部的胞质内，结构与中心粒基本相同。
30. D
［解析］假复层纤毛柱状上皮的细胞，只有柱状细胞和杯状细胞顶部达到上皮游离面。
31. D
［解析］角化的复层扁平上皮，浅层细胞逐渐退化，核消失，胞质充满嗜酸性的角蛋白。

32. D

［解析］微绒毛内的微丝下端与终末网相连。

33. D

［解析］食管腺有导管，属于外分泌腺。其他选项为内分泌腺，无导管。

34. D

［解析］胰腺外分泌部分泌浆液。胃底腺含颈黏液细胞，分泌黏液。十二指肠腺完全由黏液性腺泡构成。下颌下腺与食管腺含有黏液性腺泡或混合性腺泡。

35. E

［解析］电镜下可见胞质核下区有密集的粗面内质网，在核上区有较发达的高尔基复合体，顶部胞质含数量不等的分泌颗粒，这些都是蛋白质分泌细胞的超微结构特点。

36. B

［解析］间质腺为卵巢内的内分泌腺（卵泡闭锁后形成的），其他各项均有导管，属于外分泌腺。

37. B

［解析］上皮细胞侧面常见的连接有四种，即紧密连接，中间连接，桥粒和缝隙连接。半桥粒不在细胞侧面而在基底面。

38. E

［解析］变移上皮的游离面与深面的结缔组织的连接面（基底面）基本上是平行的。

39. D

［解析］浆液性细胞核为圆形，黏液性腺细胞核扁圆形。

40. D

［解析］半桥粒的主要功能是将上皮细胞固着在基膜上，而不是借此获取营养。

41. E

［解析］上皮组织神经末梢丰富，但通常缺乏血管。

42. B

［解析］只有柱状细胞有纤毛。

43. A

［解析］基膜的主要化学成分是层粘连蛋白、Ⅳ型胶原蛋白和硫酸肝素蛋白多糖等，而不是弹性纤维。

44. D

［解析］其基部与终末网相连，纤毛的基部的微管与基体相连。

45. E

［解析］中间连接处的胞质面有微丝构成的终末网，缝隙连接处没有微丝参与构成连接结构。

46. A

［解析］纤毛长 5～10μm，直径 0.3～0.5μm，光镜下清晰可见（其分辨率为 0.2μm）。

47. C

［解析］细胞边缘呈锯齿状或波浪状，互相嵌合，即细胞周缘不平整。

48. B

［解析］相邻上皮细胞膜外层间断性融合，而不是完全融合。

49. A

［解析］如果有两种或两种以上的细胞连接同时存在，则称连接复合体，而不是所有连接的总称。

50. B

［解析］分泌颗粒在细胞顶部而不在核下区。

51. D

［解析］细胞顶部含大量的黏原颗粒而不是酶原颗粒。含酶原颗粒的是浆液性腺细胞。

52. E

［解析］表层为扁平细胞，但不是单层扁平上皮。

53. D

［解析］只有在紧密连接的细胞膜间断融合处缺乏细胞间质，细胞密集部位只是细胞间质极少，但并不缺乏。

54. C

［解析］胞质内充满黏原颗粒，而不是酶原颗粒。含酶原颗粒的是浆液性腺细胞。

55. B

［解析］呼吸道为假复层纤毛柱状上皮，分布有杯状细胞，分泌黏液。除了杯状细胞，呼吸道管壁上还有黏液腺分泌黏液。

56. B

［解析］毛细血管属于心血管，衬贴其上的是内皮，属于单层扁平上皮。

57. C

［解析］复层扁平上皮即复层鳞状上皮，子宫颈鳞状细胞癌是子宫颈口的复层鳞状上皮（阴道复层鳞状上皮的延续）病变。

58. A

［解析］变移上皮由多层细胞构成，各层细胞形态不一，表层细胞形态可变，可为一层扁平或长方形或立方形细胞，有时细胞内有两个核。基膜不明显，游离面与基底面大致平行。

59. D

［解析］假复层纤毛柱状上皮的细胞核高低不一，似复层上皮。柱状细胞表面具有一排微细而整齐的纤毛。核呈卵圆形，位于细胞较宽的部位。杯状细胞形似高

脚酒杯，游离面达到腔面，细胞顶部较大，被染成淡蓝色或空泡状，底部细窄，其内有三角形的细胞核。该上皮基膜明显。

60. B

［解析］复层鳞状上皮由多层细胞构成，各层细胞形状不一，表层细胞扁平，核扁。上皮与深面结缔组织交界处为基膜，起伏不平。

61. A

［解析］单层柱状上皮在其垂直断面上为单层细胞，上皮细胞呈高柱状，排列紧密而整齐，胞质染成粉红色。核呈椭圆形，染成紫蓝色，位置偏于细胞的基底面。

62. A

［解析］桥粒：位于中间连接深部，该处相邻细胞膜有间隙，在间隙中央有一条与细胞膜平行的致密中间线，由丝状物交织而成。两侧细胞膜内面附有致密物质组成的附着板。细胞质中的细丝附着在附着板上。

【B/型/题】

63. A　64. B

［解析］中间连接两侧细胞膜的胞质内面有薄层致密物质，并有微丝组成的终末网附着。桥粒处的胞质中有许多角蛋白丝（张力丝）附着于板上。

65. D　66. C

［解析］被覆于心血管内表面的单层扁平上皮是内皮。被覆于体腔如心包腔的单层扁平上皮是间皮。

67. A　68. D　69. E

［解析］复层鳞状上皮分布于食管黏膜等处，假复层柱状纤毛上皮分布于呼吸道如支气管黏膜处，单层扁平上皮分布于心血管内表面（内皮）如小静脉处。

【C/型/题】

70. C　71. D　72. A

［解析］纤毛细胞既有纤毛，也有微绒毛。复层鳞状上皮表层细胞是退化的细胞，既无纤毛，亦无微绒毛。小肠黏膜柱状上皮细胞游离面有丰富的微绒毛，扩大吸收面积，但并没有纤毛。

【X/型/题】

73. ABCD

［解析］关节连接不属于细胞层面的连接。

74. ACE

［解析］基膜的主要化学成分是层粘连蛋白、Ⅳ型胶原蛋白和硫酸肝素蛋白多糖等。

75. ABC

［解析］在上皮细胞的基底面，骨骼肌纤维外周以及施万细胞外周，均存在基膜。而在软骨细胞和网状细胞周围缺乏基膜。

76. ABCDE

［解析］基膜的功能是对上皮有支持、连接和固着作用；是半透膜，具有选择性通透作用，有利于上皮细胞与深部结缔组织进行物质交换；能引导上皮细胞移动，影响细胞的增殖和分化。

77. ABCD

［解析］上皮组织缺乏血管。

78. ABE

［解析］复层扁平上皮的表层与膀胱充盈时的表层均为扁平细胞，但都是复层上皮内的扁平细胞。

79. ABC

［解析］复层鳞状上皮的基底面凹凸不平，因此游离面与基底面不平行，即表现为上皮厚薄不一，其表层细胞为扁平形。而变移上皮的基底面较平整，上皮厚薄较均匀，在空虚状态下，表层细胞较大，因此可以由此区分两者。但两者的细胞层次均为复层，基底细胞均为矮柱状，故不能由此区别两者。在变移上皮充盈状态下，表层细胞亦可为扁平形，此时不能再以表层细胞形态作为区别点。

二、名词解释

1. 被覆上皮呈膜状分布被覆于身体表面或衬贴在体腔和有腔器官的内表面，构成器官的边界，故被覆上皮又称边界上皮。
2. 腺上皮是以分泌功能为主的上皮。
3. 衬贴在心、血管和淋巴管腔面的单层扁平上皮称内皮。
4. 分布在胸膜腔、腹膜腔和心包膜腔内表面的单层扁平上皮称间皮。
5. 微绒毛是上皮细胞游离面伸出的微细指状突起，直径约 0.1μm，表面为细胞膜，胞质内含有许多纵行的微丝。
6. 纤毛是上皮细胞游离面伸出的粗而长的突起，长 5～10μm，直径 0.3～0.5μm，表面为质膜，胞质内含纵行排列的微管。
7. 桥粒呈盘状，大小不等，此处细胞间隙宽 20～30nm，其中有低密度的丝状物，间隙中央有一条与细胞膜相平行而致密的中间线，由丝状物质交织而成。细胞膜的胞质面有较厚的致密物质构成的附着板，胞质中有许多角蛋白丝（张力丝）附着于板上。
8. 缝隙连接，呈盘状，相邻细胞膜间接触面积较大，细胞间隙很窄。其基本结构单位称连接小体，为胞膜中的柱状颗粒，由 6 个穿膜的杆状镶嵌蛋白分子即连接蛋白分子围成，中央有管腔。
9. 如果有两种或两种以上的细胞连接同时存在，则称连接复合体。

10. 质膜内褶是上皮细胞基底面的细胞膜折向胞质所形成的许多内褶，长短不一，内褶与细胞基底面垂直，内褶间含有与其平行的长杆状线粒体。
11. 若分泌物经导管排至体表或器官的腔内，由于腺分泌物向体外分泌，故称外分泌腺。绝大多数外分泌腺由分泌部和导管两部分组成，故又称有管腺。少数外分泌腺无导管，极少数只由一个腺细胞构成，称单细胞腺。
12. 外分泌腺的分泌部又称腺泡或腺末房，一般由单层腺细胞组成，中央有腔，腺细胞呈锥形、立方形、柱状。有些腺体的分泌部和基膜之间有肌上皮细胞。分泌部的形状不一，有管状、泡状、管泡状。
13. 上皮组织简称上皮，由密集排列的上皮细胞和极少量的细胞外基质（细胞间质）组成。上皮组织的特点：①细胞多且排列紧密呈层状，细胞外基质很少。②上皮细胞具有明显的极性。③大都无血管。④感觉神经末梢丰富。
14. 黏液性腺细胞如杯状细胞形顶部膨大，充满分泌颗粒。由于颗粒中含黏蛋白，故称黏原颗粒。
15. 浆液性腺细胞顶部胞质含较多嗜酸性的分泌颗粒，称酶原颗粒。

三、填空题

1. 被覆；腺；肌；感觉
2. 内皮；间皮
3. 基膜；基板；网板
4. 紧密连接；中间连接；桥粒；缝隙连接；连接复合体
5. 微绒毛；纤毛
6. 导管；分泌部
7. 浆液性；黏液性；酶原；黏原
8. 基底纵纹；线粒体

四、简答题

1. 根据被覆上皮的分布规律和共同特点。被覆上皮分布在人体体表或有腔器官的内表面，故应在切片组织的边缘寻找被覆上皮。还可观察到上皮组织的细胞形态规则，数量多，排列紧密成层，细胞间质极少等特点。
2. ①复层鳞状上皮游离面数层细胞呈扁平状，与其深面细胞相比，体积小，染色浅；变移上皮表层的细胞呈立方形，胞质丰富，与其深面细胞相比，体积大，常可覆盖深面的几个细胞，故又称之为盖细胞。② 复层鳞状上皮基底面与深部结缔组织连接凹凸不平，而变移上皮常与游离面平行，基底面平坦。③变移上皮细胞层数和形态随器官机能状况不同而变化，而复层鳞状上皮则无此特性。
3. 衬于心脏、血管和淋巴管腔面的单层扁平上皮称内皮；衬于胸膜腔、腹膜腔和心包腔内表面的单层扁平上皮称间皮。
4. ①上皮组织细胞种类少，数量多，排列密集呈层，形态较规则，细胞间质少。②大部分上皮组织覆盖于人体表面或体内各种管、腔及囊的内表面。③上皮组织具有极性，有两个面，即游离面和基底面。④上皮组织内没有血管，但有丰富的神经末梢分布。
5. 外分泌腺由分泌部和导管构成。分泌部又称腺泡，呈泡状或管泡状，由一层锥形腺细胞围成，中央有腺腔；导管与分泌部直接相连，由单层或复层上皮组成。
6. 微绒毛细小，光镜下分辨不清。胞质中有纵形微丝，上端附着于微绒毛顶端胞膜，下端附着于终末网。纤毛较粗而长，光镜下清晰可辨，胞质中有纵形微管，纤毛基部有一致密的基体，结构与中心粒基本相同，其微管与纤毛微管相连续。

（伍赶球）

第三章　固有结缔组织

【同步习题】

一、选择题

【A/型/题】

1. 以下关于疏松结缔组织特点的叙述，不正确的是
   A. 分布最广泛　　B. 纤维排列疏松
   C. 基质含量较多　　D. 细胞种类较多
   E. 无血管
2. 成纤维细胞胞质呈弱嗜碱性，电镜下可见
   A. 滑面内质网和高尔基复合体发达
   B. 粗面内质网和线粒体丰富
   C. 粗面内质网和游离核糖体丰富
   D. 粗面内质网和溶酶体丰富
   E. 以上均不是
3. 构成肌腱的组织是
   A. 疏松结缔组织
   B. 规则致密结缔组织
   C. 不规则致密结缔组织
   D. 网状组织
   E. 棕色脂肪组织
4. 以下哪项不是巨噬细胞的主要功能
   A. 能合成分泌溶菌酶、干扰素等生物活性物质
   B. 参与和调节免疫应答
   C. 有趋化性定向运动
   D. 能合成和分泌抗体
   E. 能识别和摄入细菌、异物、受伤细胞
5. 以下关于肥大细胞叙述不正确的是
   A. 胞质充满粗大的异染性颗粒
   B. 能合成和分泌组胺、白三烯、肝素和嗜酸性粒细胞趋化因子
   C. 参与过敏反应
   D. 常沿小血管分布
   E. 在HE染色切片中颗粒呈紫红色
6. 以下哪项不属于广义的结缔组织
   A. 固有结缔组织　　B. 骨组织和软骨组织
   C. 平滑肌　　D. 血液
   E. 淋巴
7. 浆细胞由下列哪种细胞在抗原刺激下转变而成
   A. T淋巴细胞　　B. B淋巴细胞
   C. 成纤维细胞　　D. 巨噬细胞
   E. 肥大细胞
8. 单核细胞由血液内穿出血管进入组织后即分化成
   A. 成纤维细胞　　B. 巨噬细胞
   C. 脂肪细胞　　D. 肥大细胞
   E. 未分化的间充质细胞
9. 下列哪种纤维具有嗜银性
   A. 胶原纤维　　B. 弹性纤维
   C. 胶原原纤维　　D. 网状纤维
   E. 肌原纤维
10. 疏松结缔组织中胶原纤维的化学成分主要为
    A. Ⅰ型胶原蛋白　　B. Ⅱ型胶原蛋白
    C. Ⅲ型胶原蛋白　　D. Ⅱ型和Ⅲ型胶原蛋白
    E. Ⅰ型和Ⅸ型胶原蛋白
11. 致密结缔组织的结构特点是
    A. 纤维细小，排列致密
    B. 纤维粗大，排列致密
    C. 纤维粗大，细胞分布较密
    D. 纤维细小，细胞分布较密
    E. 纤维排列规则，细胞种类较多
12. 蛋白聚糖为基质的主要成分，构成蛋白聚糖复合物的主干是
    A. 透明质酸　　B. 硫酸软骨素
    C. 硫酸乙酰肝素　　D. 硫酸角质素
    E. 蛋白质
13. 疏松结缔组织中的基质和纤维由哪种细胞合成分泌的
    A. 成纤维细胞　　B. 巨噬细胞
    C. 肥大细胞　　D. 浆细胞
    E. 脂肪细胞
14. 产生抗体的细胞是
    A. 成纤维细胞
    B. 巨噬细胞
    C. 未分化的间充质细胞
    D. 浆细胞
    E. 脂肪细胞
15. 下列哪种结构具有明暗相间的横纹

A. 微丝　　B. 微管
C. 弹性纤维　　D. 张力丝
E. 网状纤维

16. 胞质内含有大量平行排列的粗面内质网的是
A. 肥大细胞　　B. 单泡脂肪细胞
C. 多泡脂肪细胞　　D. 巨噬细胞
E. 浆细胞

17. 下列哪种细胞具有趋化性
A. 巨噬细胞　　B. 成纤维细胞
C. 纤维细胞　　D. 脂肪细胞
E. 未分化间充质细胞

18. 吞噬能力最强的细胞是
A. 脂肪细胞　　B. 肥大细胞
C. 纤维细胞　　D. 巨噬细胞
E. 未分化间充质细胞

19. 关于纤维细胞的叙述，不正确的是
A. 是功能处于静止状态的成纤维细胞
B. 胞核小，着色深
C. 粗面内质网和高尔基复合体较少
D. 细胞呈梭形
E. 细胞虽小，但突起较多

20. 浆细胞的核旁浅染区的结构主要是
A. 粗面内质网和高尔基复合体
B. 高尔基复合体
C. 中心体和滑面内质网
D. 滑面内质网和游离核糖体
E. 游离核糖体和粗面内质网

21. 哪项不属于致密结缔组织
A. 巩膜　　B. 硬脑膜
C. 真皮网状层　　D. 胃黏膜下层
E. 肌腱

22. 哪种细胞可分泌肝素
A. 浆细胞　　B. 单核细胞
C. 淋巴细胞　　D. 成纤维细胞
E. 肥大细胞

23. 患者，女，25 岁，3 天前骑自行车时不慎摔倒，右手掌皮肤擦伤，伤口流出一些清亮的液体，而右手肘破损出血。请问伤口流出的这些清亮液体主要是什么
A. 激素　　B. 血清
C. 组织液　　D. 汗液
E. 血液

24. 患者自行用络合碘擦拭右手掌和右手肘破损处，右手肘的伤口 4 天后出现红肿等发炎症状，此处有大量染色质沿核膜内面呈辐射状排列的细胞聚集，此细胞为
A. 成纤维细胞　　B. 巨噬细胞
C. 肥大细胞　　D. 浆细胞
E. 未分化的间充质细胞

25. 患者，男，5 岁，一日在废弃的房子中玩耍，出来后发现其脸庞起了大片风疹，分析为过敏反应。疏松结缔组织中哪种细胞参与该反应
A. 成纤维细胞　　B. 巨噬细胞
C. 肥大细胞　　D. 浆细胞
E. 未分化的间充质细胞

26. 下图为何种组织（HE 染色）

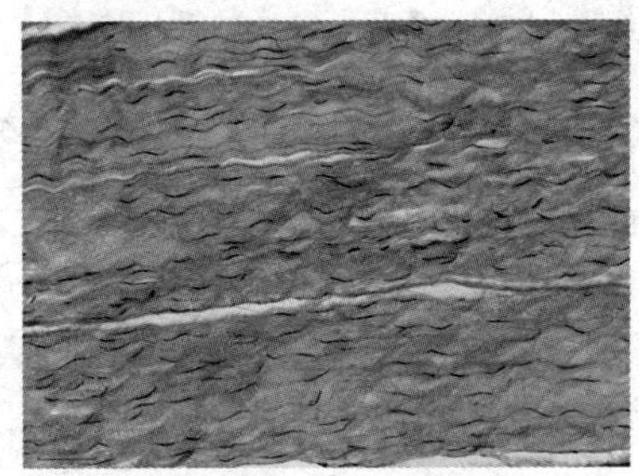

A. 疏松结缔组织
B. 弹性组织
C. 规则致密结缔组织
D. 不规则致密结缔组织
E. 软骨组织

27. 下图中箭头所指为何种细胞？（HE 染色）

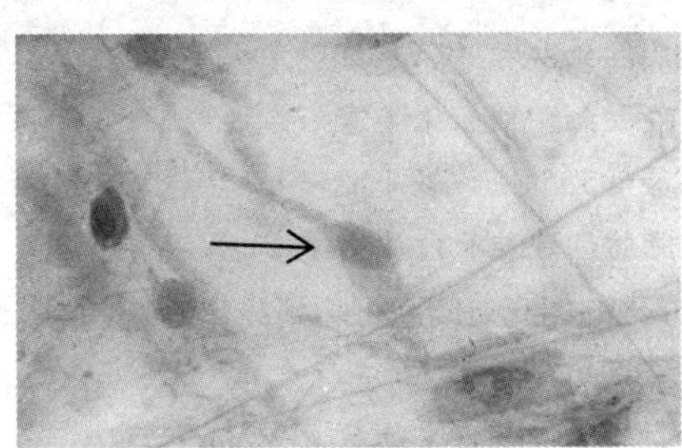

A. 浆细胞　　B. 成纤维细胞
C. 肥大细胞　　D. 巨噬细胞
E. 未分化的间充质细胞

【B/型/题】

A. 疏松结缔组织
B. 规则致密结缔组织
C. 不规则致密结缔组织
D. 弹性组织
E. 网状组织

28. 见于项韧带和黄韧带等处
29. 见于真皮、硬脑膜及一些器官的被膜等处

A. 成纤维细胞
B. 巨噬细胞
C. 未分化的间充质细胞
D. 肥大细胞
E. 脂肪细胞

30. 能合成和贮存脂肪，参与脂质代谢
31. 具有多向分化潜能

【C/型/题】

A. 肥大细胞　　B. 浆细胞
C. 两者均是　　D. 两者均无

32. 释放组胺、白三烯等，参与过敏反应
33. 由B淋巴细胞分化而来
34. 吞噬能力强大
35. 粗大的染色质沿核膜内面呈辐射状排列

【X/型/题】

36. 肥大细胞合成和分泌生物活性物质有
A. 抗体
B. 组胺
C. 白三烯
D. 嗜酸性粒细胞趋化因子
E. 肝素
37. 棕色脂肪组织的结构特点是
A. 毛细血管丰富
B. 脂肪细胞核多位于细胞中央
C. 脂肪细胞线粒体丰富
D. 脂肪细胞含许多小脂滴
E. 脂肪细胞粗面内质网丰富
38. 未分化的间充质细胞可增殖分化为
A. 浆细胞
B. 新生血管的内皮细胞及平滑肌细胞
C. 成纤维细胞
D. 巨噬细胞
E. 白细胞
39. 固有结缔组织中包括疏松结缔组织以及
A. 血液　　B. 软骨组织
C. 网状组织　　D. 骨组织
E. 脂肪组织
40. 关于单泡脂肪细胞的叙述，正确的是
A. 常沿着血管分布
B. 细胞体积大
C. 常呈圆球形或多边形
D. 核圆居中
E. 胞质内脂滴又多又大

二、名词解释

1. 固有结缔组织
2. 嗜银纤维
3. 分子筛
4. 巨噬细胞
5. 黄色脂肪组织
6. 网状组织

三、填空题

1. 疏松结缔组织的纤维有三种：__________、__________和__________。主要细胞是__________、__________、__________、__________、和__________。
2. 成纤维细胞的功能是形成__________和__________。
3. 脂肪组织分为两种：__________和__________。
4. 浆细胞来源于__________。巨噬细胞来源于__________。
5. 网状组织由__________、__________和__________组成。

四、简答题

1. 疏松结缔组织有哪些特点？
2. 简述疏松结缔组织基质分子筛的结构与功能。
3. 简述疏松结缔组织中成纤维细胞的形态结构（含超微结构）及其功能。
4. 简述疏松结缔组织中浆细胞的形态结构（含超微结构）及其功能。
5. 简述疏松结缔组织中巨噬细胞的形态结构（含超微结构）及其功能。
6. 简述疏松结缔组织中肥大细胞的形态结构（含超微结构）及其功能。

【参考答案及解析】

一、选择题

【A/型/题】

1. E
[解析] 疏松结缔组织的特点是细胞少、种类多，纤维少，排列稀疏、基质多，血管丰富。
2. C
[解析] 成纤维细胞是疏松结缔组织中最主要的细胞，胞质较丰富，呈弱嗜碱性。电镜下，胞质内富含粗面

内质网、游离核糖体和发达的高尔基复合体，细胞合成蛋白质的功能旺盛。

3. B

［解析］规则致密结缔组织多见于肌腱和腱膜，由大量密集、平行排列的胶原纤维束组成。

4. D

［解析］巨噬细胞能合成和分泌溶菌酶、干扰素等上百种生物活性物质，但是不能合成和分泌抗体。浆细胞能合成和分泌抗体。

5. E

［解析］肥大细胞常沿小血管和小淋巴管分布，细胞较大，呈圆形或卵圆形，核圆形或卵圆形，位于中央，胞质内充满粗大的嗜碱性颗粒，呈异染性、水溶性，因此在HE染色切片中不可辨。其能释放肝素、组胺、白三烯、嗜酸性粒细胞趋化因子等生物活性物质，参与过敏反应。

6. C

［解析］广义的结缔组织包括固有结缔组织、骨组织和软骨组织、血液和淋巴。一般所说的结缔组织指固有结缔组织包括疏松结缔组织、致密结缔组织、脂肪组织和网状组织。平滑肌属于肌组织。

7. B

［解析］浆细胞来源于血液中的B淋巴细胞，能合成和分泌抗体。

8. B

［解析］单核细胞由血液内穿出血管定居于疏松结缔组织内，即分化成巨噬细胞，属于单核－巨噬细胞系统。

9. D

［解析］网状纤维主要由Ⅲ型胶原蛋白构成，具有典型的周期性横纹。HE染色不易分辨，银染使网状纤维呈黑色，又称嗜银纤维。

10. A

［解析］胶原纤维由直径 20～200nm 的胶原原纤维黏合而成，胶原原纤维主要由Ⅰ型胶原蛋白构成。

11. B

［解析］致密结缔组织是以纤维为主要成分的固有结缔组织，纤维粗大且排列致密，以支持和连接为主要功能。

12. A

［解析］蛋白聚糖为基质的主要成分，是由氨基聚糖与蛋白质结合成的复合物。透明质酸是曲折盘绕的长链大分子，是蛋白聚糖复合物的主干。

13. A

［解析］成纤维细胞是疏松结缔组织中最主要的细胞，细胞合成蛋白质的功能旺盛，可合成分泌疏松结缔组织的各种纤维和基质。

14. D

［解析］浆细胞可以合成分泌抗体。

15. E

［解析］网状纤维主要由Ⅲ型胶原蛋白构成，具有典型的周期性横纹。

16. E

［解析］浆细胞胞质嗜碱性，电镜下，胞质内含有大量平行排列的粗面内质网和游离核糖体。能合成和分泌抗体。

17. A

［解析］巨噬细胞伸出伪足，沿趋化因子（如细菌产物）的浓度梯度向浓度高的部位定向移动，聚集到产生和释放这些因子的部位，这种特性称趋化性。

18. D

［解析］巨噬细胞吞噬能力强大。巨噬细胞通过识别因子（如抗体、补体和纤维粘连蛋白等）识别和黏附吞噬物（如细菌、病毒、异体细胞和受伤细胞等），即特异性吞噬。非特异性吞噬是指巨噬细胞不需要识别因子而直接黏附和吞噬异物的过程。

19. E

［解析］纤维细胞为功能静止时的成纤维细胞，胞体较小，呈长梭形，核小着色深，胞质少，嗜酸性，细胞器不发达。

20. B

［解析］浆细胞胞质嗜碱性，核旁有一浅染区，富含高尔基复合体。

21. D

［解析］巩膜、真皮网状层、硬脑膜由不规则致密结缔组织组成，肌腱由规则致密结缔组织组成。胃黏膜下层由疏松结缔组织组成。

22. E

［解析］肥大细胞能释放肝素、组胺、白三烯、嗜酸性粒细胞趋化因子等生物活性物质，参与过敏反应。

23. C

［解析］组织液是结缔组织细胞外基质中的水分及溶于其中的一些物质。组织液是细胞赖以生存的体液环境，细胞通过组织液与血液之间进行物质交换，不断更新，保持动态平衡。

24. D

［解析］浆细胞来源于血液中的B淋巴细胞，光镜下细胞呈卵圆形或圆形，核圆形，多偏于细胞一侧，粗大的染色质沿核膜内面呈辐射状排列，胞质嗜碱性，核

旁有一浅染区（富含高尔基复合体和中心体），能合成和分泌抗体，参与免疫应答。

25. C

［解析］肥大细胞能释放肝素、组胺、白三烯、嗜酸性粒细胞趋化因子等生物活性物质，参与过敏反应。

26. C

［解析］此图可见大量密集、平行排列的胶原纤维束（着红色），腱细胞的核呈细杆状，位于纤维束之间。

27. B

［解析］此为疏松结缔组织铺片，细胞较大，有突起，核大，扁卵圆形，着色浅，胞质较丰富，呈弱嗜碱性，为成纤维细胞。

【B/型/题】

28. D 29. C

［解析］A：疏松结缔组织又称蜂窝组织，分布广泛。B：规则致密结缔组织多见于肌腱和腱膜。C：不规则致密结缔组织见于真皮、硬脑膜及一些器官的被膜等处。D：弹性组织见于项韧带和黄韧带等处，弹性动脉中膜的弹性膜其弹性纤维编织成膜状。E：网状组织是造血器官和淋巴器官的基本组成成分。

30. E 31. C

［解析］A：成纤维细胞能合成基质和纤维。B：巨噬细胞具有吞噬、趋化运动、分泌生物活性物质、参与和调节免疫应答等作用。C：未分化的间充质细胞保持胚胎时期间充质多向分化的潜能。D：肥大细胞释放肝素、组胺、白三烯、嗜酸性粒细胞趋化因子等生物活性物质，参与过敏反应。E：脂肪细胞能合成和贮存脂肪，参与脂质代谢。

【C/型/题】

32. A 33. B 34. D 35. B

［解析］肥大细胞能释放肝素、组胺、白三烯、嗜酸性粒细胞趋化因子等生物活性物质，参与过敏反应。浆细来源于血液中的 B 淋巴细胞，光镜下细胞呈卵圆形或圆形，核圆形，多偏于细胞一侧，粗大的染色质沿核膜内面呈辐射状排列，胞质嗜碱性，核旁有一浅染区（富含高尔基复合体和中心体）。能合成和分泌抗体。

【X/型/题】

36. BCDE

［解析］肥大细胞能释放肝素、组胺、白三烯、嗜酸性粒细胞趋化因子等生物活性物质。

37. ABCD

［解析］棕色脂肪组织毛细血管丰富，脂肪细胞小，核圆、位于中央，胞质内含许多脂肪小滴，线粒体丰富，为多泡脂肪细胞。

38. BC

［解析］未分化的间充质细胞可增殖分化为成纤维细胞、新生血管的内皮细胞及平滑肌细胞等。浆细胞来源于血液中的 B 淋巴细胞，巨噬细胞来源于血液中的单核细胞，白细胞来源于造血干细胞。

39. CE

［解析］固有结缔组织包括疏松结缔组织、致密结缔组织、脂肪组织和网状组织等。

40. ABC

［解析］单泡脂肪细胞常沿血管分布，单个或成群存在。细胞体积大，圆球形，相互挤压呈多边形，胞质内含一个大脂肪滴，核及部分胞质被脂滴推挤到周缘。

二、名词解释

1. 固有结缔组织即一般所说的结缔组织，包括疏松结缔组织、致密结缔组织、脂肪组织和网状组织等。
2. 嗜银纤维即网状纤维，HE 染色不易分辨，银染使网状纤维呈黑色，又称嗜银纤维。网状纤维主要由Ⅲ型胶原蛋白构成，具有典型的周期性横纹。网状纤维多分布在结缔组织与其他组织交界处，如基膜的网板，及在造血器官和淋巴组织中构成微细支架。
3. 分子筛以透明质酸长链大分子为主干，其他氨基聚糖与核心蛋白结合，形成蛋白聚糖亚单位，并借助连接蛋白结合于透明质酸长链分子，形成带有许多微小孔隙的复杂大分子立体结构，即分子筛。
4. 定居于疏松结缔组织内的巨噬细胞又称为组织细胞，来源于血液中的单核细胞，属于单核－巨噬细胞系统。光镜下，核小，卵圆形或肾形，着色深。胞质丰富，呈嗜酸性。电镜下，细胞不规则，表面有许多皱褶和微绒毛，胞质内含大量溶酶体、吞噬体、吞饮小泡和残余体，胞膜内侧有较多微丝和微管。具有吞噬、趋化运动、分泌、参与和调节免疫应答等功能。
5. 黄色脂肪组织即通常所说的脂肪组织，其脂肪细胞为单泡脂肪细胞。主要分布在皮下、网膜和系膜等处，是体内最大的贮能库，具有维持体温、缓冲、保护和支持填充等作用。
6. 网状组织由网状细胞、网状纤维和基质（淋巴液或组织液）构成。网状细胞是有突起的星形细胞，相邻细胞的突起相互连接成网。网状纤维由网状细胞产生，相互交织成网，构成网状细胞依附的支架。网状组织是造血器官和淋巴器官的基本组成成分，为淋巴细胞和血细胞发育提供适宜的微环境。

三、填空题

1. 胶原纤维；弹性纤维；网状纤维；成纤维细胞；浆细胞；肥大细胞；巨噬细胞；未分化间充质细胞
2. 纤维；基质
3. 黄色脂肪组织；棕色脂肪组织
4. B 淋巴细胞；血液内单核细胞
5. 网状细胞；网状纤维；基质

四、简答题

1. 疏松结缔组织的特点是细胞少、种类多，纤维少，排列稀疏、基质多，血管丰富。
2. 分子筛以透明质酸长链大分子为主干，其他氨基聚糖与核心蛋白结合，形成蛋白聚糖亚单位，并借助连接蛋白结合于透明质酸长链分子，形成带有许多微小孔隙的复杂大分子立体结构，即分子筛。小于孔隙的水、营养物质、代谢产物、激素、气体分子等可以通过，大于孔隙的大分子物质、细菌和肿瘤细胞等不能通过，使基质成为限制有害物质扩散的防御屏障。
3. 成纤维细胞：细胞扁平，多突起，胞核大，卵圆形，核仁明显，胞质丰富，弱嗜碱性，富含粗面内质网、游离核糖体和发达的高尔基复合体。能合成、分泌蛋白质，构成基质和纤维。并具有一定的吞噬功能。
4. 浆细胞：细胞卵圆形或圆形，核圆形，多偏居细胞一侧，染色质成粗块状，从核中心向核膜呈辐射状排列。胞质丰富，呈嗜碱性，核旁有一浅染区，内有高尔基复合体。胞质内有大量平行排列的粗面内质网和游离的多核糖体。能合成和分泌免疫球蛋白，即抗体，和多种细胞因子。
5. 巨噬细胞：细胞形态多样，常伸出较长的伪足。胞核小，卵圆形和肾形，多偏心位，着色深，核仁不明显。胞质丰富，嗜酸性，常含空泡和异物颗粒。具有强大的吞噬和清除异物及衰老死亡的细胞的能力；分泌多种生物活性物质以及参与和调节免疫应答等功能。
6. 肥大细胞：细胞圆形或卵圆形，核小，圆形或卵圆形，多位于中央，胞质内充满粗大的嗜碱性颗粒。合成分泌多种细胞因子，参与机体过敏反应。

（肖　玲）

第四章　血　液

【同步习题】

一、选择题

【A/型/题】

1. 正常成年女性外周血中红细胞为

A.（3.5～5.0）$\times 10^{12}$/L

B.（3.5～5.0）$\times 10^{12}$/ml

C.（3.5～5.0）$\times 10^{12}$/μl

D.（4.0～5.5）$\times 10^{12}$/L

E.（4.0～10）$\times 10^{9}$/L

2. 网织红细胞的特点是

A. 含少量核糖体

B. 细胞核圆形，位于细胞中央

C. 含少量滑面内质网

D. 含丰富的高尔基复合体

E. 含少量的粗面内质网

3. 正常成人血液中，网织红细胞占红细胞总数的

A. 0.5%～2%　　B. 3%～6%

C. 8%　　D. 10%～15%

E. 0.5%～1.5%

4. 粒细胞的分类依据是

A. 细胞核的形态

B. 胞质中特殊颗粒的嗜色性

C. 胞质的着色

D. 细胞核的嗜色性

E. 胞质的着色和颗粒的嗜色性

5. 正常成年人外周血中白细胞约为

A.（4.0～10）$\times 10^{9}$/ml

B.（4.0～10）$\times 10^{12}$/L

C.（4.0～10）$\times 10^{9}$/L

D.（4.0～10）$\times 10^{9}$/μl

E.（4.0～10）$\times 10^{12}$/L

6. 下列选项中各类白细胞所占比例的正常值不正确的是

A. 中性粒细胞：50%～70%

B. 嗜酸性粒细胞：0.5%～3.0%

C. 嗜碱性粒细胞：0～1%

D. 淋巴细胞：10%～35%

E. 单核细胞：3～8%

7. 关于中性粒细胞的叙述，不正确的是

A. 细胞核均呈分叶状

B. 光镜下，特殊颗粒细小，着浅红色

C. 特殊颗粒内含吞噬素、溶菌酶等

D. 嗜天青颗粒较大，较少

E. 嗜天青颗粒是溶酶体

8. 关于嗜酸性粒细胞中嗜酸性颗粒的叙述，不正确的是

A. 颗粒粗大，数量多

B. 是滑面内质网

C. 内含芳基硫酸酯酶、过氧化物酶和组胺酶等

D. 内含长方形结晶

E. 抗寄生虫作用

9. 红骨髓的主要成分是

A. 疏松结缔组织和血窦

B. 规则致密结缔组织和血窦

C. 造血组织和血窦

D. 骨组织和血窦

E. 网状组织和血窦

10. 嗜碱性粒细胞内含

A. 碱性磷酸酶和组胺

B. 碱性磷酸酶、组胺和肝素

C. 白三烯、组胺和肝素

D. 酸性磷酸酶和组胺

E. 酸性磷酸酶、组胺和肝素

11. 抽取血液加抗凝剂沉淀后，血液可分出三层，从上至下依次为

A. 血清、白细胞和血小板、红细胞

B. 血浆、白细胞和血小板、红细胞

C. 血清、红细胞、白细胞和血小板

D. 血浆、红细胞、白细胞和血小板

E. 血清、血小板、红细胞和白细胞

12. 临床血常规测定的内容包括

A. 血细胞形态

B. 血细胞形态和数量

C. 血细胞形态、数量和比例

D. 血细胞形态、数量、比例和血红蛋白

E. 血细胞形态、数量、比例、血红蛋白和酸碱度

13. 血红蛋白从红细胞逸出，称为
   A. 出血　　B. 渗血
   C. 血影　　D. 溢血
   E. 溶血
14. 中性粒细胞核左移是指
   A. 正常情况下杆状核与 2 叶核的细胞百分率增多
   B. 正常情况下 4～5 叶的细胞百分率增多
   C. 病理情况下 2～3 叶的细胞百分率增多
   D. 病理情况下杆状核与 2 叶核的细胞百分率增多
   E. 病理情况下 4～5 叶的细胞百分率增多
15. 脓细胞是由下列何种细胞形成
   A. 单核细胞　　B. 嗜酸性粒细胞
   C. 嗜碱性粒细胞　　D. 中性粒细胞
   E. 淋巴细胞
16. 患寄生虫病时，哪种白细胞数量增加
   A. 单核细胞　　B. 嗜酸性粒细胞
   C. 嗜碱性粒细胞　　D. 中性粒细胞
   E. 淋巴细胞
17. 下列哪种细胞可转化为巨噬细胞
   A. 中性粒细胞　　B. 嗜酸性粒细胞
   C. 嗜碱性粒细胞　　D. 单核细胞
   E. 淋巴细胞
18. 血小板颗粒是指
   A. 特殊颗粒　　B. 致密颗粒
   C. 糖原颗粒　　D. 特殊颗粒和糖原颗粒
   E. 特殊颗粒和致密颗粒
19. 造血干细胞起源于
   A. 卵黄囊　　B. 肝
   C. 脾　　D. 胸腺
   E. 红骨髓
20. 血小板由下列哪种细胞的胞质脱落形成
   A. 杆状核的中性粒细胞
   B. 单核细胞
   C. 巨核细胞
   D. 肥大细胞
   E. 巨噬细胞
21. 人体发育中，骨髓腔内开始出现黄骨髓是在
   A. 胎儿后期　　B. 出生前后
   C. 1 岁左右　　D. 5 岁左右
   E. 青春期
22. 关于成熟红细胞的叙述，不正确的是
   A. 双凹圆盘状　　B. 线粒体少
   C. 无细胞核　　D. 胞质内充满血红蛋白
   E. 直径 7～8.5μm
23. 关于血小板形态的叙述，不正确的是
   A. 双凹圆盘状，活动时形态改变
   B. 颗粒区含有特殊颗粒、致密颗粒和少量溶酶体
   C. 胞质内有开放小管与外界相通
   D. 胞质内致密小管与外界不相通
   E. 血小板参与止血和凝血
24. 关于嗜碱性粒细胞的叙述，不正确的是
   A. 细胞呈球形
   B. 核分叶或呈 S 形或不规则形
   C. 胞质内有大小不等的嗜碱性颗粒
   D. 颗粒具有异染性
   E. 有抗寄生虫作用
25. 正常成年男性外周血中血红蛋白正常值约为
   A. 110～150g/L　　B. 120～160g/L
   C. 100～150g/L　　D. 100～160g/L
   E. 120～150g/L
26. 正常成年男性外周血中血小板正常值约为
   A.（100～400）$\times 10^9$/L
   B.（200～300）$\times 10^9$/L
   C.（100～300）$\times 10^9$/ml
   D.（100～300）$\times 10^9$/L
   E.（200～300）$\times 10^9$/ml
27. 下图为何种细胞（Wright 染色）

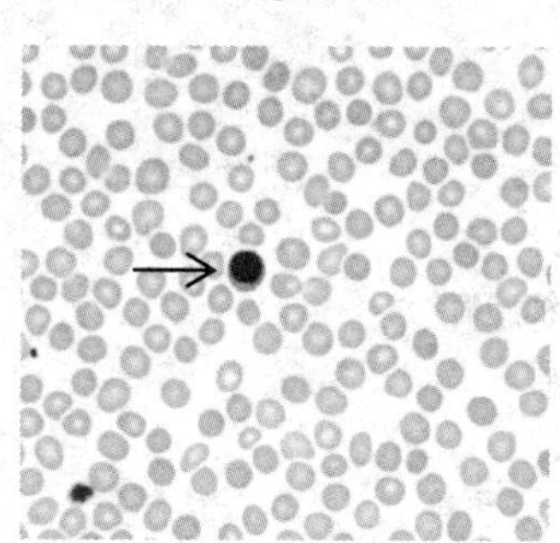

   A. 单核细胞　　B. 淋巴细胞
   C. 中性粒细胞　　D. 嗜酸性粒细胞
   E. 嗜碱性粒细胞
28. 下图为何种细胞（Wright 染色）

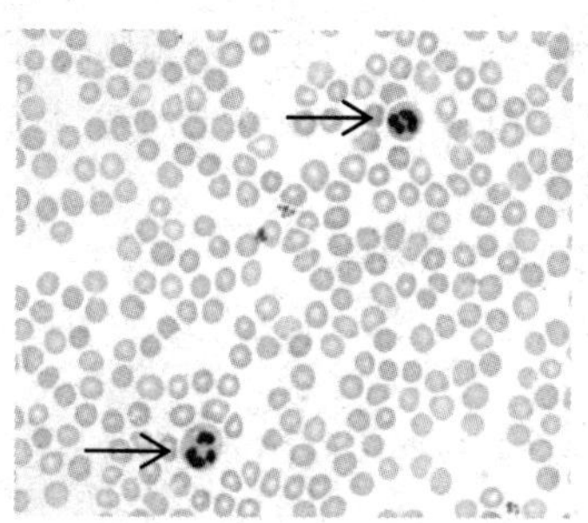

A. 单核细胞　　B. 淋巴细胞
C. 中性粒细胞　　D. 嗜酸性粒细胞
E. 嗜碱性粒细胞

【B/型/题】

A. 单核细胞　　B. B淋巴细胞
C. 中性粒细胞　　D. 巨核细胞
E. 以上都不是

29. 巨噬细胞来自
30. 红细胞来自
31. 浆细胞来自
32. 肥大细胞来自
33. 血小板来自

A. 中性粒细胞　　B. 嗜酸性粒细胞
C. 嗜碱性粒细胞　　D. 单核细胞
E. 淋巴细胞

34. 能减轻过敏性反应的细胞是
35. 在寄生虫病时明显升高的细胞是
36. 电镜下颗粒内充满细小微粒，呈均匀状或螺纹状分布的细胞是
37. 与过敏性疾病发生有关的细胞是
38. 电镜下，细胞胞质内含大量游离核糖体的细胞是

【C/型/题】

A. 细胞核　　B. 细胞器
C. 两者均有　　D. 两者均无

39. 网织红细胞有
40. 血小板有

A. 嗜天青颗粒　　B. 特殊颗粒
C. 两者均有　　D. 两者均无

41. 单核细胞有
42. 嗜酸性粒细胞有
43. 造血干细胞有

A. 中性粒细胞　　B. 单核细胞
C. 两者均有　　D. 两者均无

44. 细胞核分叶
45. 白细胞中体积最大者
46. 细胞分大、中、小三种类型

A. 嗜碱性粒细胞　　B. 嗜酸性粒细胞
C. 两者皆是　　D. 两者皆非

47. 能呈递抗原信息
48. 颗粒有异染性
49. 细胞核分叶
50. 属于终末细胞（无分裂能力）

【X/型/题】

51. 关于中性粒细胞形态结构的叙述，以下正确的是
A. 核呈杆状或分叶状
B. 特殊颗粒内含吞噬素和溶菌酶
C. 嗜天青颗粒较大，数量少，呈浅紫色
D. 嗜天青颗粒是溶酶体
E. 特殊颗粒较小，呈淡红色

52. 关于嗜酸性粒细胞的叙述，以下正确的是
A. 特殊颗粒嗜酸性，呈橘红色
B. 特殊颗粒也是一种溶菌酶
C. 特殊颗粒含有组胺
D. 具有趋化性，可做变形运动，能吞噬抗原抗体复合物
E. 释放组胺酶灭活组胺，减弱过敏反应

53. 关于单核细胞的叙述，以下正确的是
A. 胞核形态多样，呈卵圆形，马蹄形或不规则形
B. 细胞表面有皱褶和微绒毛
C. 嗜天青颗粒具有溶酶体样结构
D. 有一定的吞噬细菌和异物的能力
E. 穿出血管壁，可分化为巨核细胞

54. 关于淋巴细胞的叙述，以下正确的是
A. 细胞分为大、中、小三种
B. 小淋巴细胞为终末细胞
C. 根据发生部位和功能可分为T、B、K和NK细胞四种
D. 参与细胞免疫和体液免疫
E. 胞质内含有大量的游离核糖体

55. 造血干细胞的基本特点是
A. 很强的增殖潜能
B. 多向分化能力
C. 自我更新能力
D. 核仁明显
E. 形态似小淋巴细胞

56. 下列哪些细胞内含有特殊颗粒
A. 淋巴细胞　　B. 中性粒细胞
C. 单核细胞　　D. 嗜碱性粒细胞
E. 嗜酸性粒细胞

57. 关于巨核细胞的叙述，以下正确的是
A. 核分叶状
B. 胞体巨大

C. 分隔小管将胞质分隔成许多小区
D. 伸出细长的胞质突起进入血窦内
E. 胞质块脱落成为血小板

58. 已确认的造血祖细胞有
A. 红细胞系造血祖细胞
B. 粒细胞–单核细胞系造血祖细胞
C. 巨核细胞系造血祖细胞
D. 嗜酸性粒细胞系造血祖细胞
E. 嗜碱性粒细胞系造血祖细胞

59. 与造血有关的器官包括
A. 胸腺　　B. 肝
C. 脾　　D. 淋巴结
E. 红骨髓

60. 红细胞发生过程形态变化规律包括
A. 胞体由大到小
B. 胞核由大到小，最后消失
C. 胞质由少到多，血红蛋白由无到有，逐渐增多
D. 其他细胞器也有逐渐增多
E. 细胞分裂能力从有到无

61. 粒细胞发生过程形态变化规律包括
A. 胞体由大到小
B. 胞核由大到小，由圆形变成杆状乃至分叶
C. 胞质由少到多
D. 特殊颗粒从无到有，逐渐增多
E. 细胞分裂能力从有到无

62. 造血诱导微环境的基质细胞包括
A. 成纤维细胞
B. 网状细胞
C. 巨噬细胞
D. 血窦内皮细胞
E. 脂肪细胞

63. 造血组织包括
A. 网状细胞和网状纤维
B. 各种不同发育阶段的血细胞
C. 血窦
D. 少量造血干细胞
E. 巨噬细胞，脂肪细胞和间充质细胞

64. 以下关于血细胞存活的时间正确的是
A. 红细胞约 120 天
B. 中性粒细胞在组织中 2～3 天
C. 嗜酸粒细胞在组织中 8～12 天
D. 嗜碱粒细胞在组织中 10～15 天
E. 血小板 7～14 天

二、名词解释

1. 红细胞膜骨架
2. 网织红细胞
3. 造血诱导微环境

三、填空题

1. 血液由__________、__________、__________、__________组成。
2. 光镜观察血细胞形态结构。通常采用__________或__________染色的血涂片标本。
3. 外周血有少量未完全成熟的红细胞，称__________。
4. 粒细胞根据__________分为三种。无粒白细胞分为__________和__________两种。
5. 血小板由__________中__________脱落而形成。
6. 红骨髓主要由__________和__________组成。
7. 血细胞都由__________分化而来。
8. 血细胞的分化发育过程可分为________、________和__________三个阶段。
9. 粒细胞发生历经__________、__________、__________、__________，进而分化为成熟的粒细胞。
10. 红细胞系历经__________、__________、__________、__________和__________，最终发育成为成熟红细胞。

四、简答题

1. 简述红细胞的形态结构及其功能。
2. 简述光镜下淋巴细胞与单核细胞结构的区别。
3. 简述血小板的形态结构及其功能。
4. 简述发育中各种血细胞在造血组织中的一般规律。
5. 简述造血干细胞的基本持性。

【参考答案及解析】

一、选择题

【A/型/题】

1. A

［解析］正常成年女性外周血中红细胞为（3.5～5.0）× 10^{12}/L。

2. A

［解析］网织红细胞是从骨髓释放入血的新生红细胞，尚未完全成熟，无细胞核，胞质内残留着少量

核糖体。

3. E

[解析] 正常成人血液中网织红细胞占红细胞总数的0.5%～1.5%。

4. B

[解析] 有粒白细胞简称粒细胞，根据胞质内特殊颗粒的嗜色性，粒细胞分为中性粒细胞、嗜酸性粒细胞和嗜碱性粒细胞。

5. C

[解析] 正常成年人外周血中白细胞为（4.0～10）× 10^9/L。

6. D

[解析] 淋巴细胞所占比例的正常值为20%～40%。

7. A

[解析] 中性粒细胞核呈分叶状或弯曲杆状，深染。分叶核可为2～5叶，多为2～3叶。

8. B

[解析] 嗜酸性粒细胞胞质内充满橘红色的嗜酸性颗粒，颗粒粗大，电镜下，颗粒内含长方形结晶体。嗜酸性颗粒属于溶酶体，含酸性磷酸酶、过氧化物酶、组胺酶、芳基硫酸酯酶以及四种阳离子蛋白。嗜酸性粒细胞具有抗过敏和抗寄生虫作用。

9. C

[解析] 红骨髓主要由造血组织和血窦构成。

10. C

[解析] 颗粒内含有肝素、组胺、嗜酸性粒细胞趋化因子等活性物质；细胞质内有白三烯。

11. B

[解析] 抽取血液加抗凝剂沉淀后，血液可分出三层：上部厚层为淡黄色的血浆（占容积的55%），中间薄层为灰白色的白细胞及血小板，下部厚层为红细胞。

12. D

[解析] 血细胞形态、数量、比例和血红蛋白含量的测定称为血常规。

13. E

[解析] 某些原因导致红细胞膜破裂，血红蛋白逸出，称溶血，残留的红细胞膜囊称血影。

14. D

[解析] 急性细菌感染等时，杆状核与2叶核的细胞比例升高，称为核左移。

15. D

[解析] 中性粒细胞吞噬分解细菌后，自身也死亡，变成脓细胞。

16. B

[解析] 嗜酸性粒细胞具有抗过敏和抗寄生虫作用，在过敏性疾病或寄生虫感染时，血液中嗜酸性粒细胞增多。

17. D

[解析] 单核细胞在血液中停留12～48小时，然后进入不同的组织，可分化成巨噬细胞、破骨细胞等不同部位的吞噬细胞。

18. E

[解析] 血小板颗粒包括特殊颗粒和致密颗粒。

19. A

[解析] 原始血细胞（造血干细胞）最早出现于人胚第3周卵黄囊上的血岛。

20. C

[解析] 血小板是从骨髓巨核细胞脱落下来的胞质碎片，外包有细胞膜，但无细胞核。

21. D

[解析] 胎儿及婴幼儿时期全部为红骨髓，大约5岁时，脂肪组织开始出现于长骨干的骨髓腔内，且随年龄增长逐渐增多。

22. B

[解析] 红细胞直径 7～8.5μm，呈双凹圆盘状，中央较薄，边缘较厚成熟红细胞无细胞核，也无细胞器，胞质中充满血红蛋白。

23. A

[解析] 血小板直径 2～4μm，呈双凸圆盘状。血涂片上，血小板受到刺激而伸出突起，呈不规则形，常聚集成群。电镜下，血小板中央部分为颗粒区，周边部为透明区。颗粒区包含特殊颗粒、致密颗粒和少量溶酶体。血小板开放小管系的管道与血小板表面连续，借此摄取血浆物质和释放颗粒内容物。致密小管系是封闭的小管，能收集钙离子和合成前列腺素等。血小板的功能是参与止血和凝血。

24. E

[解析] 嗜碱性粒细胞呈球形，胞核呈S形、分叶状或不规则形，着色较浅，表面常被特殊颗粒遮盖；胞质内含有蓝紫色嗜碱性颗粒，大小不等，分布不均。颗粒具有异染性。颗粒内含有肝素、组胺、嗜酸性粒细胞趋化因子等活性物质；细胞质内有白三烯。嗜碱性粒细胞与肥大细胞的功能相似，参与过敏反应。

25. E

[解析] 正常成年男性外周血中血红蛋白为 120～

150g/L。

26. D

［解析］正常成年男性外周血中血小板为（100～300）×10^9/L。

27. B

［解析］此细胞核呈圆形，占细胞的大部，染色质呈浓密块状，胞质少，嗜碱性，呈蔚蓝色，为淋巴细胞。

28. C

［解析］此细胞核呈分叶状（3叶、4叶），叶间有染色质丝相连，胞质呈浅红色，为中性粒细胞。

【B/型/题】

29. A　30. E　31. B　32. E　33. D

［解析］单核细胞从血液中穿出，进入疏松结缔组织，分化成巨噬细胞。红细胞来自于造血干细胞。浆细胞由B淋巴细胞转化而来。肥大细胞和嗜碱性粒细胞来自于同一造血祖细胞。骨髓巨核细胞脱落下来的胞质碎片形成血小板。

34. B　35. B　36. C　37. C　38. E

［解析］嗜酸性粒细胞具有抗过敏作用及抗寄生虫作用。嗜碱性粒细胞嗜碱性颗粒内充满细小微粒，呈均匀状或螺纹状分布。嗜碱性粒细胞与肥大细胞的功能相似，参与过敏反应。电镜下，淋巴细胞胞质内主要含大量游离核糖体，其他细胞器均不发达。

【C/型/题】

39. B　40. D

［解析］网织红细胞是从骨髓释放入血的新生红细胞，尚未完全成熟，无细胞核，胞质内残留着少量核糖体。血小板是从骨髓巨核细胞脱落下来的胞质碎片，外包有细胞膜，但无细胞核，也无细胞器。

41. A　42. C　43. D

［解析］单核细胞胞质中含有嗜天青颗粒；嗜酸性粒细胞中含有特殊颗粒（嗜酸性颗粒），造血干细胞胞质中不含有特殊颗粒和嗜天青颗粒。

44. A　45. B　46. D

［解析］中性粒细胞核呈分叶状或弯曲杆状，单核细胞是体积最大的白细胞，淋巴细胞分为大、中、小三种类型。

47. D　48. A　49. C　50. C

［解析］嗜酸性粒细胞、嗜碱性粒细胞均不能呈递抗原信息；嗜碱性粒细胞的特殊颗粒具有异染性；嗜碱性粒细胞胞核呈S形、分叶状或不规则形，嗜酸性粒细胞核多为2叶；嗜酸性粒细胞、嗜碱性粒细胞均无分裂能力。

【X/型/题】

51. ABCDE

［解析］中性粒细胞细胞核呈分叶状或弯曲杆状，深染。中性粒细胞的胞质中大多数为浅红色的特殊颗粒（约80%），浅紫色的嗜天青颗粒较少（约20%）。嗜天青颗粒较大，为溶酶体，含有酸性磷酸酶、髓过氧化物酶和多种酸性水解酶等，能消化吞噬细菌和异物；特殊颗粒较小，内含溶菌酶、吞噬素等。

52. ABDE

［解析］嗜酸性粒细胞质内充满橘红色的嗜酸性颗粒，颗粒粗大，为溶酶体，含酸性磷酸酶、过氧化物酶、组胺酶、芳基硫酸酯酶以及四种阳离子蛋白。嗜酸性粒细胞也能做变形运动，并具有趋化性。嗜酸性粒细胞具有抗过敏作用。

53. ABCD

［解析］单核细胞胞核呈肾形、马蹄铁形或不规则形。单核细胞表面有皱褶和微绒毛，胞质有许多嗜天青颗粒，即溶酶体。单核细胞可进入不同的组织，分化成巨噬细胞、破骨细胞等不同部位的吞噬细胞。单核细胞有一定的吞噬细菌和异物的能力，并参与免疫反应。

54. ADE

［解析］体内的淋巴细胞分为大淋巴细胞、中淋巴细胞、小淋巴细胞三种。胞质内主要含大量游离核糖体，其他细胞器均不发达。小淋巴细胞为非终末细胞。根据细胞来源和免疫功能的不同，淋巴细胞可分为三类：T细胞，主要执行细胞免疫功能；B细胞，主要参与体液免疫；NK细胞，能非特异性地杀伤某些肿瘤细胞和病毒感染细胞。

55. ABCE

［解析］造血干细胞形态类似小淋巴细胞，核相对较大，胞质富含核糖体。造血干细胞的基本特征：①很强的增殖潜能；②多向分化能力；③自我更新能力强。

56. BDE

［解析］中性粒细胞、嗜酸性粒细胞、嗜碱性粒细胞中均含有特殊颗粒。

57. ABCDE

［解析］巨核细胞胞体巨大，核为多叶，胞质内含大量血小板颗粒。细胞膜内陷形成的分隔小管将胞质分隔成许多小区，每个小区即是一个未来的血小板。巨核细胞细长的胞质突起从内皮细胞间隙伸入血窦腔内，

其胞质末端脱落成血小板。

58. ABC

［解析］已确认的造血祖细胞有①红细胞系造血祖细胞：在红细胞生成素作用下生成红细胞。②粒细胞－单核细胞系造血祖细胞：是中性粒细胞和单核细胞共同的祖细胞，其集落刺激因子由巨噬细胞分泌，包括GM－CSF等。③巨核细胞系造血祖细胞：在血小板生成素作用下形成巨核细胞集落，最终产生血小板。

59. BCE

［解析］原始血细胞最早出现于人胚第3周卵黄囊上的血岛，到第6周，造血干细胞从卵黄囊迁入肝脏并造血。胚胎第4～5个月，造血干细胞迁入脾内造血。胚胎后期至出生后，骨髓成为主要的造血器官。

60. ABCE

［解析］红细胞形态演变规律：胞体由大变小；胞核由大变小，最后消失；胞质由少变多，血红蛋白从无到有，逐渐增多；分裂能力从有到无。

61. ABCDE

［解析］粒细胞形态演变规律：胞体由大变小；胞核由大变小，由圆形逐渐变成杆状乃至分叶；胞质由少变多，特殊颗粒从无到有，逐渐增多；分裂能力从有到无。

62. ABCDE

［解析］基质细胞是造血诱导微环境中的重要成分，包括网状细胞、成纤维细胞、血窦内皮细胞、巨噬细胞、脂肪细胞等。

63. AB

［解析］造血组织主要由网状组织、基质细胞和造血细胞组成。网状细胞和网状纤维构成的网状组织，造血细胞由大量造血干细胞及处于不同发育阶段的各种血细胞造血细胞组成，基质细胞包括网状细胞、成纤维细胞、血窦内皮细胞、巨噬细胞、脂肪细胞等。

64. ABCDE

［解析］红细胞的平均寿命约120天，中性粒细胞在组织中存活2～3天，嗜酸性粒细胞在组织中存活8～12天，嗜碱性粒细胞在组织中10～15天，血小板寿命7～14天。

二、名词解释

1. 由长条状可弯曲的血影蛋白为主要成分构成的网架结构，称红细胞膜骨架，红细胞膜被固定在红细胞膜骨架，使红细胞能维持自身外形的特性，当通过小于其直径的毛细血管时，可改变形状。
2. 网织红细胞是从骨髓释放入血的新生红细胞，尚未完全成熟，无细胞核，胞质内残留着少量核糖体。网织红细胞占红细胞总数的0.5%～1.5%，新生儿较高。网织红细胞的计数对贫血等血液病的诊断、预后有一定的临床意义。
3. 造血细胞赖以生长发育的环境称造血诱导微环境，基质细胞是造血诱导微环境中的重要成分，起支持作用，还分泌细胞因子调节造血细胞的增殖与分化，包括网状细胞、成纤维细胞、血窦内皮细胞、巨噬细胞、脂肪细胞等。

三、填空题

1. 红细胞；白细胞；血小板；血浆
2. 瑞特（Wright）；姬姆萨（Giemsa）
3. 网织红细胞
4. 特殊颗粒嗜色性；单核细胞；淋巴细胞
5. 骨髓；巨核细胞胞质
6. 造血组织；血窦
7. 造血干细胞
8. 原始阶段；幼稚阶段；成熟阶段
9. 原粒细胞；早幼粒细胞；中幼粒细胞；晚幼粒细胞
10. 原红细胞；早幼红细胞；中幼红细胞；晚幼红细胞；网织红细胞

四、简答题

1. 红细胞直径7～8.5μm，呈双凹圆盘状，中央较薄，周边较厚，血涂片标本显示中央染色较浅，周边较深。成熟红细胞无细胞核，也无细胞器。红细胞中主要成分是血红蛋白。其功能主要是结合和运输O_2和CO_2，供机体各器官组织进行气体交换。
2. 淋巴细胞：体内的淋巴细胞分为大淋巴细胞、中淋巴细胞、小淋巴细胞三种。外周血中小淋巴细胞多见，直径6～8μm，细胞核圆形，一侧常有浅凹，染色质致密呈粗块状，染色深，胞质少，在核周形成一薄圈嗜碱性，染成蔚蓝色。

   单核细胞：是白细胞中体积最大的细胞，直径14～20μm，圆球形，胞核呈肾形、马蹄铁形或不规则形，染色质颗粒松散，着色较浅，胞质丰富，灰蓝色，含嗜天青颗粒。
3. 血小板是骨髓巨核细胞胞质脱落的胞质小片，直径2～4μm。血小板呈双凸圆盘状，受刺激时可有小突起。中央有蓝紫色的血小板颗粒称颗粒区，周边浅蓝色，称透明区。参与止血和凝血过程。
4. 各种血细胞在造血组织中的一般规律是：①胞体：红细胞系和粒细胞系由大变小，但巨核细胞系则由小变大；②胞核：红细胞系和粒细胞系由大变小，红细胞核最后消失，粒细胞核由圆形逐渐变成杆状乃至分叶，但巨核细胞核由小变大，呈分叶状；核染色质由稀疏变粗密（即常染色质由多变少，异染色质则相反），核的着色由浅变深；核仁由明显渐至消失；③胞质：由少变多，胞质嗜碱性由强变弱，后呈嗜酸性，但单核细胞和淋巴细胞仍保持嗜碱性；胞质内的特殊结构或蛋白成分，如粒细胞的特殊颗粒、红细胞中的血红蛋白，均从无到有，并逐渐增多；④分裂能力：从有到无，但淋巴细胞仍有潜在分裂能力。

5. 造血干细胞的基本特征：①很强的增殖潜能，在一定条件下能反复分裂增殖，但在一般生理状态下，多数细胞处于 G_0 期静止状态；②多向分化能力，在特定因素的作用下，能分化形成各系造血祖细胞；③自我更新能力，经细胞分裂产生的子代细胞，有一部分仍保留原干细胞特性，故可保持造血干细胞数量的稳定。

（肖 玲）

第五章 软骨和骨

【同步习题】

一、选择题

【A/型/题】

1. 类骨质是由下列哪种细胞形成的

A. 骨原细胞　　B. 软骨细胞
C. 成骨细胞　　D. 骨细胞
E. 破骨细胞

2. 破骨细胞来源于

A. 单核细胞　　B. 巨核细胞
C. 淋巴细胞　　D. 肥大细胞
E. 未分化的间充质细胞

3. 弹性软骨与透明软骨结构的主要区别是

A. 纤维类型不同　　B. 纤维数量和排列不同
C. 基质成分不同　　D. 软骨细胞不同
E. 软骨膜不同

4. 骨板的组成是

A. 平行排列的细胞
B. 平行排列的细胞和骨盐
C. 交叉排列的胶原纤维和骨盐
D. 平行排列的胶原纤维和骨盐
E. 交叉排列的胶原纤维和细胞

5. 骨原细胞分布于

A. 骨外膜　　B. 骨内膜
C. 骨外膜和骨内膜　　D. 骨板之间
E. 骨单位之间

6. 长骨骨干内的血管穿行于

A. 骨小管内
B. 中央管内
C. 穿通管内
D. 中央管内和穿通管内
E. 骨小管内和中央管内

7. 最开始出现过渡性骨小梁的部位是

A. 初级骨化中心　　B. 次级骨化中心
C. 软骨钙化区　　D. 成骨区
E. 骨骺

8. 在骨陷窝和骨小管内含有

A. 血液　　B. 血浆
C. 淋巴　　D. 组织液
E. 以上都不是

9. 小儿佝偻病主要是由于缺乏

A. 维生素D　　B. 维生素E
C. 维生素C　　D. 维生素A
E. 以上都不是

10. 在膜内成骨中，最早形成骨组织的部位称为

A. 初级骨小梁　　B. 初级松质骨
C. 骨化中心　　D. 类骨质
E. 骨质

11. 成骨细胞释放的基质小泡的作用与下列哪些有关

A. 骨质脱钙　　B. 类骨质形成
C. 类骨质钙化　　D. 骨细胞形成
E. 以上都不是

12. 类骨质是

A. 无骨盐沉积的软骨基质有机成分
B. 无骨盐沉积的骨基质有机成分
C. 含少量骨盐的软骨基质
D. 含少量骨盐的骨基质
E. 含少量骨盐的骨组织

13. 长骨生长发育过程中的软骨钙化区位于

A. 软骨储备区与软骨增生区之间
B. 软骨增生区与成骨区之间
C. 软骨储备区与成骨区之间
D. 软骨储备区的骺侧
E. 成骨区的骨干侧

14. 骨领实际上是

A. 软骨雏形　　B. 骨松质
C. 骨密质　　D. 类骨质
E. 骨小梁

15. 透明软骨组织内胶原原纤维的特点是

A. 较粗，横纹明显
B. 较细，横纹不明显
C. 较粗，横纹不明显
D. 较细，横纹明显
E. 粗细均匀，平行排列

16. 软骨囊是指

A. 软骨表面的结缔组织

B. 软骨细胞周围的纤维
C. 软骨细胞周围的基质
D. 软骨细胞所在的空隙
E. 软骨细胞周围的软骨膜

17. 下列哪种结构中可见毛细血管
A. 骨陷窝 B. 软骨陷窝
C. 骨小管 D. 中央管
E. 间骨板

18. 透明软骨可见于
A. 会厌 B. 耻骨联合
C. 关节盘 D. 关节软骨
E. 耳郭

19. 纤维软骨中的纤维是
A. 胶原原纤维 B. 胶原纤维
C. 弹性纤维 D. 网状纤维
E. 微原纤维

20. 骨细胞突起之间的连接方式为
A. 紧密连接 B. 中间连接
C. 桥粒 D. 缝隙连接
E. 半桥粒

21. 次级骨化中心出现在
A. 软骨雏形中心处
B. 长骨两端
C. 骨领
D. 骺板内
E. 关节软骨内

22. 关于骨单位的叙述，以下正确的是
A. 由一个成骨细胞增殖分化而成
B. 除骨陷窝和骨小管外，无其他管道
C. 内、外表面均被覆一层骨膜
D. 相邻的骨板之间被黏合线分隔
E. 以上都不是

23. 关于透明软骨的叙述，以下正确的是
A. 细胞间质内含大量胶原纤维束
B. 软骨囊含一些小血管，起营养作用
C. 基质内富含水分，营养物质易于渗透
D. 软骨细胞内线粒体丰富，靠其氧化供能
E. 基质内含丰富的透明质酸酶

24. HE 染色切片上，透明软骨内的纤维难以分辨，其原因是
A. 纤维太少 B. 纤维太短
C. 纤维不着色 D. 纤维平行排列
E. 以上都不是

25. 骨板由下列哪项构成
A. 胶原纤维和骨细胞被黏合质粘着
B. 弹性纤维和骨细胞被黏合质粘着
C. 胶原纤维被黏合质粘着，且钙盐沉积
D. 弹性纤维和骨细胞被黏合质粘着，且有钙盐沉积
E. 胶原纤维和骨细胞被黏合质粘着，且有钙盐沉积

26. 骨小梁由下列哪项构成
A. 环行骨板和骨细胞
B. 哈佛系统和骨细胞
C. 环行骨板、哈佛系统、间骨板和骨细胞
D. 环行骨板、哈佛系统和间骨板
E. 数层平行排列的骨板和骨细胞

27. 骨小管内含
A. 骨细胞突起 B. 毛细血管
C. 胶原纤维 D. 骨细胞突起和毛细血管
E. 毛细血管和神经

28. 软骨细胞的超微结构特点是
A. 溶酶体和分泌颗粒较多
B. 粗面内质网和高尔基复合体发达
C. 滑面内质网和游离核糖体较多
D. 线粒体和微体丰富
E. 糖原和脂滴较少

29. 骨膜对骨的生长和修复有很重要的作用，其主要原因是
A. 含丰富的血管
B. 含成骨细胞
C. 含骨原细胞
D. 含成骨细胞和丰富的血管
E. 含骨细胞和丰富的血管

30. 长骨骨干密质骨穿通管内含
A. 骨陷窝和骨细胞突起
B. 骨细胞突起和血管
C. 血管和神经
D. 神经和骨陷窝
E. 骨陷窝和血管

31. 透明软骨中的纤维是
A. 胶原纤维 B. 微原纤维
C. 弹性纤维 D. 网状纤维
E. 胶原原纤维

32. 纤维软骨可见于
A. 耳郭 B. 鼻翼
C. 椎间盘 D. 肋软骨
E. 气管

33. 软骨囊嗜碱性强的原因是含有较多的
   A. 透明质酸　B. 硫酸软骨素
   C. 硫酸角质素　D. 纤维成分
   E. 蛋白质
34. 在软骨内成骨的过程中，下列最先出现的是
   A. 骨领　B. 初级骨化中心
   C. 初级骨密质　D. 软骨雏形
   E. 初级骨小梁
35. 基质小泡由下列哪种细胞释放
   A. 骨细胞　B. 成骨细胞
   C. 破骨细胞　D. 软骨细胞
   E. 骨原细胞
36. 下列哪种细胞位于骨基质内
   A. 骨细胞　B. 成骨细胞
   C. 破骨细胞　D. 骨原细胞
   E. 以上都不是
37. 患者男性，32 岁，膝盖反复疼痛，时常不能动，休息后缓解。查体：膝关节有轻微的活动受限，并且周围有压痛感，膝关节有轻微的肿胀，并且股四头肌有萎缩现象，股四头肌肌力测试为四级，相当于正常肌力的 75%。回旋挤压试验：阳性，取仰卧位，使患者髋关节和膝关节充分屈曲。研磨试验呈阳性，过伸过压实验呈阳性。实验室检查：MIR 检查右侧半月板后角损伤，外侧后角半月板变性，关节镜检查右膝关节少量积液。诊断是右膝内侧半月板后角撕裂，请问半月板是哪一种组织类型
   A. 透明软骨　B. 弹性软骨
   C. 纤维软骨　D. 长骨
   E. 扁骨
38. 下图圈内所示的是什么结构

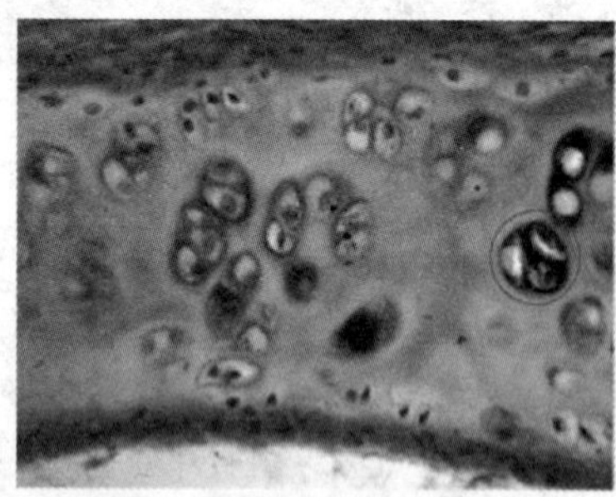

   A. 骨细胞　B. 破骨细胞
   C. 软骨细胞　D. 骨原细胞
   E. 同源细胞群
39. 下图圈内所示的是什么结构

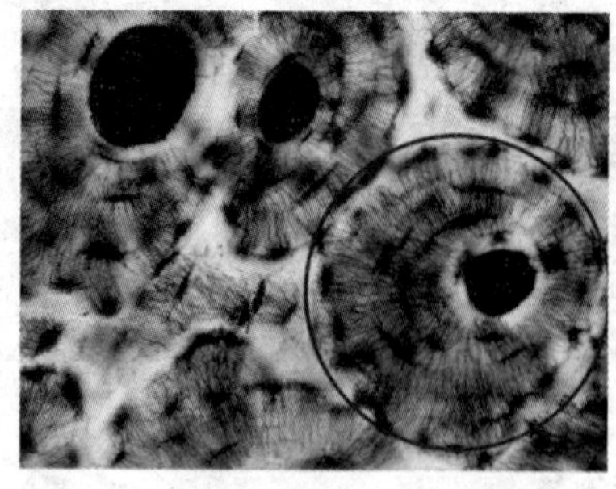

   A. 骨单位　B. 哈夫斯骨板
   C. 骨细胞　D. 间骨板
   E. 同源细胞群
40. 下图圈内所示的是什么结构

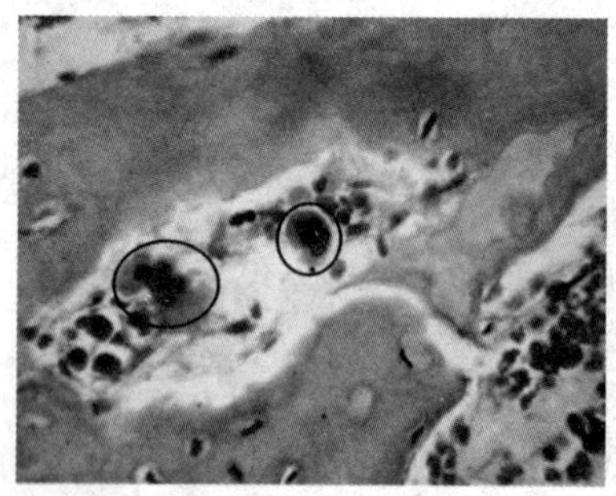

   A. 骨细胞　B. 破骨细胞
   C. 软骨细胞　D. 骨原细胞
   E. 同源细胞群

【B/型/题】

   A. 骨细胞　B. 破骨细胞
   C. 成骨细胞　D. 软骨细胞
   E. 骨原细胞
41. 含有多个核的巨细胞
42. 数量最多，多突起的细胞

   A. 弹性纤维　B. Ⅱ型胶原原纤维
   C. 两者均有　D. 两者均无
43. 透明软骨
44. 弹性软骨

【X/型/题】

45. 黏合线可见于
   A. 骨单位与骨单位之间
   B. 骨单位与外环骨板之间
   C. 骨单位与内环骨板之间
   D. 骨单位与间骨板之间
   E. 间骨板与间骨板之间

46. 导致骨组织十分坚硬的原因包括
A. 基质内含大量骨盐
B. 羟磷灰石结晶与胶原原纤维紧密结合
C. 胶原纤维粗大、排列紧密
D. 骨基质结构呈板层状
E. 骨细胞与羟磷灰石结晶的紧密结合

47. 关于破骨细胞亮区的叙述，以下正确的是
A. 位于细胞核附近　B. 含较多的微丝
C. 含较多的线粒体　D. 此处无微绒毛
E. 为一环形的胞质区

48. 成骨细胞的基质小泡内含有
A. 碱性磷酸酶　B. 羟磷灰石结晶
C. 焦磷酸酶　D. ATP 酶
E. 钙

49. 骨原细胞可直接分化为
A. 成骨细胞　B. 骨细胞
C. 成软骨细胞　D. 软骨细胞
E. 破骨细胞

50. 影响骨生长的因素包括
A. 遗传基因　B. 激素
C. 营养　D. 维生素
E. 细胞外钙

51. 根据骨板的排列方式，密质骨内的骨板可分为
A. 环骨板　B. 间骨板
C. 哈弗骨板　D. 骺板
E. 骨小梁

52. 三种软骨的共同点是
A. 有软骨膜
B. 纤维相互平行或交织排列
C. 有少量毛细血管
D. 有同源细胞群
E. 软骨细胞可分裂增生

53. 纤维软骨的特点是
A. 软骨膜明显
B. 软骨细胞常成行排列在纤维之间
C. 胶原纤维少，排列松散
D. 基质很少，嗜碱性弱
E. HE 染色切片中胶原纤维可分辨

54. 透明软骨的软骨细胞
A. 均位于软骨陷窝内
B. 近软骨膜的细胞体积小，单个分布
C. 中央部的细胞体积大，同源细胞群明显
D. 胞质内粗面内质网和高尔基复合体发达
E. 主要以糖酵解方式获得能量

55. 能产生纤维和基质的细胞是
A. 骨祖细胞　B. 破骨细胞
C. 骨细胞　D. 成骨细胞
E. 软骨细胞

56. 骨细胞
A. 位于骨板内和骨板间
B. 释放基质小泡
C. 胞体位于骨陷窝内
D. 突起位于骨小管内
E. 有一定溶骨作用

57. 长骨的穿通管和中央管内含有
A. 骨膜　B. 小血管
C. 神经细胞　D. 成骨细胞
E. 破骨细胞

二、名词解释

1. 同源细胞群
2. 软骨囊
3. 骨质
4. 类骨质
5. 骨板
6. 骨单位
7. 黏合线
8. 骨领
9. 骨小管

三、填空题

1. Cartilage tissue is composed of______________ and______________。
2. The cartilage matrix cavity where chondrocyte lies is called as____________。
3. Cartilage 分为三种：__________、__________和__________。三者结构的主要不同是所含的__________成分。
4. Bone tissue is composed of______________ and __________。
5. Bone tissue includes four kinds of cells：__________、__________、__________and__________。
6. 长骨骨干骨密质按 bone lamella 排列方式可分为__________、__________和__________。
7. 骨的发生方式有两种：__________和__________。骨组织的发生基本过程包括__________和__________。

四、简答题

1. 简述 bone tissue 的发生基本过程。

2. 简述 hyaline cartilage 的结构。
3. 简述 cartilages 的生长方式。
4. 简述 osteoblast 的形态结构和功能。
5. 简述长骨骨干密质骨的结构。

【参考答案及解析】

一、选择题

【A/型/题】

1. C

［解析］成骨细胞电镜下胞质内含有丰富的粗面内质网及高尔基复合体，成骨细胞合成和分泌骨基质中的纤维和基质，在未钙化前被称之为类骨质。

2. A

［解析］破骨细胞是由若干个单核细胞融合而成。属于单核吞噬细胞系统。

3. A

［解析］根据软骨组织的纤维种类和含量的不同，将软骨分为透明软骨、弹性软骨和纤维软骨。

4. D

［解析］骨基质各种成分共同构成薄的板层状结构，称为骨板，是骨基质的存在形式。同一层骨板内的胶原纤维平行排列。

5. C

［解析］骨原细胞又称为骨祖细胞，位于骨膜的内层，是骨组织的干细胞。既可以分布在骨内膜，也可以分布在骨外膜。

6. D

［解析］中央管内含有毛细血管和神经，与穿通管内的血管、神经相连续。

7. A

［解析］骨祖细胞分化而来的成骨细胞贴附于残留的钙化软骨基质表面生成骨组织，形成以钙化软骨基质为中轴、表面附以骨组织的过渡性骨小梁。

8. D

［解析］骨陷窝和骨小管内含有少量的组织液，骨陷窝和骨小管是互相连通，构成了骨组织内部的物质运输通道。

9. A

［解析］佝偻病是因维生素 D 缺乏，引起钙磷代谢紊乱，而造成的代谢性骨骼疾病，是由小孩或者婴幼儿缺钙而导致的一种疾病。

10. C

［解析］膜内成骨是在间充质分化形成的胚胎性结缔组织膜内成骨的过程，间充质细胞增殖、密集成膜状，其中某处的间充质细胞首先分化为骨祖细胞，进而分化为成骨细胞，后者在此成骨，于是形成最早的骨组织，该部位为骨化中心。

11. C

［解析］基质小泡在类骨质的矿化过程中起重要的作用，基质小泡膜的钙结合蛋白可把钙离子运送到基质小泡内，钙离子和磷酸根结合先形成无定形磷酸钙，再进一步转变为羟基磷灰石结晶，随着基质小泡的破裂，结晶释放到类骨质中，最终矿化。

12. B

［解析］形成骨基质内的胶原纤维和基质，在尚无钙盐沉积时期称为类骨质。

13. B

［解析］软骨钙化区是软骨细胞变成空泡状，核固缩，最后凋亡，基质钙化为强嗜碱性，位于软骨增生区与成骨区之间。

14. B

［解析］在软骨表面形成的薄层初级松质骨，就像领圈包绕在软骨雏形中段，称为骨领。

15. B

［解析］透明软骨中的胶原原纤维直径为 10～20nm，周期性横纹不明显，交织形成三位网络，维持软骨的机械稳定性。

16. C

［解析］软骨细胞周围的薄层软骨基质称软骨囊，含硫酸软骨素较多，呈嗜碱性。

17. D

［解析］只有中央管内含有结缔组织，血管和神经。

18. D

［解析］透明软骨分布于肋、关节面、鼻、喉、气管、支气管。

19. B

［解析］纤维软骨中的软骨基质中含有平行或交织的胶原纤维束。

20. D

［解析］相邻骨细胞突起之间以缝隙连接，骨小管彼此连通，利于细胞与细胞之间的物质和信息交流。

21. B

［解析］次级骨化中心大多在出生数月后至数年后出现在长骨两端的软骨中央。

22. E

［解析］骨单位位于内外环骨板之间，数量多，是密质骨的主要结构单位。

23. C

［解析］由于基质富含水分，通透性强，来自周围组织的营养物质可通过渗透进入软骨组织深部。

24. E

［解析］由于胶原原纤维纤细，且其折光率与基质的折光率相近，在光镜下难易分辨。

25. C

［解析］在骨基质中，胶原纤维规律地成排排列，且与骨盐晶体和基质紧密结合，构成的结构。

26. E

［解析］骨小梁也是板层骨，由几层平行排列的骨板和骨细胞构成，表层骨板的骨小管开口于骨髓腔，骨细胞从中获得营养并排出代谢产物。

27. A

［解析］骨细胞的胞体位于骨陷窝内，突起位于骨陷窝发出的细管骨小管内。

28. B

［解析］软骨细胞的胞质内含有丰富的粗面内质网和发达的高尔基复合体，线粒体较少，糖原和脂滴较多。

29. C

［解析］骨原细胞来源于胚胎时期的间充质干细胞分化而来，在骨形态发生蛋白等因子的刺激下活跃分裂，并形成成骨细胞。

30. C

［解析］穿通管内含有结缔组织、血管和神经。

31. E

［解析］透明软骨中的纤维是Ⅱ型胶原蛋白组成的胶原原纤维。

32. C

［解析］纤维软骨分布于椎间盘、关节盘、半月板、耻骨联合、肌腱和韧带。

33. B

［解析］在光镜下，软骨基质呈嗜碱性，软骨囊因含有硫酸软骨素较多，故嗜碱性较强，染色深。

34. D

［解析］软骨内成骨形成分为四个阶段，软骨雏形形成；骨领形成；初级骨化中心和骨髓腔形成；次级骨化中心的出现与骨骺的形成。

35. B

［解析］成骨细胞以细胞膜出芽方式向类骨质中释放一些膜包小泡，称为基质小泡。

36. A

［解析］骨细胞是一种多突起的细胞，单个分散于骨板之间或骨板之内。

37. C

［解析］纤维软骨分布于椎间盘、关节盘及耻骨联合等处。是有大量呈平行或交错排列的胶原纤维束，软骨细胞较小而少，常成行分布于纤维束之间。HE 染色切片中，胶原纤维染成红色，纤维束间的基质很少，呈弱嗜碱性，软骨囊则呈强嗜碱性。

38. E

［解析］同源细胞群是由一个软骨细胞分裂增殖形成的软骨细胞群，位于软骨组织的中部。每个同源细胞群有 2～8 个软骨细胞，包含在一个大的软骨陷窝内，后者又分成几个小的陷窝，各含一个软骨细胞。

39. A

［解析］骨单位呈圆筒状，又称哈弗斯系统，是长骨骨干的主要结构单位，位于内、外环骨板之间，数量多。骨单位的中轴为一条纵行的小管，称中央管，在中央管的周围有 10～20 层同心圆排列的骨板。

40. B

［解析］破骨细胞有 2～50 个紧密堆积的核，主要分布在骨质表面、骨内血管通道周围。由多个单核细胞融合而成的，胞质嗜碱性但随着细胞的老化，渐变为嗜酸性。

【B/型/题】

41. B　42. A

［解析］破骨细胞有 2～50 个紧密堆积的核，主要分布在骨质表面、骨内血管通道周围。由多个单核细胞融合而成的，胞质嗜碱性但随着细胞的老化，渐变为嗜酸性。骨细胞是骨组织内数量最多的一种细胞，多突起，单个分散于骨板之间或骨板之内。

43. B　44. C

［解析］透明软骨的基质内含有Ⅱ型胶原原纤维和聚集蛋白聚糖，而弹性软骨的基质内含有弹性纤维、Ⅱ型胶原原纤维和聚集蛋白聚糖。

【X/型/题】

45. ABCDE

［解析］骨单位（又称哈弗系统）的外表面有一层黏合质，它是一层骨盐较多而骨胶纤维较少的骨基质，在

横断的骨磨片上，这层黏合质呈现折光性强的骨单位轮廓线，称为黏合线。

46. ABCD

［解析］骨组织的坚硬程度主要是由骨基质的排列方式、大量的骨盐及胶原原纤维紧密结合造成的。

47. BDE

［解析］在皱褶缘区的周缘有一环形的胞质区，含多量微丝，但缺乏其他细胞器，称为亮区，此处的细胞膜平整并紧贴在骨质的表面。亮区犹如一道以胞质构成的围墙，将所包围的区域形成一个微环境。

48. BE

［解析］成骨细胞的基质小泡膜上含有钙结合蛋白、碱性磷酸酶、焦磷酸酶、ATP 酶等，小泡内含有羟磷灰石结晶、钙等。

49. AC

［解析］骨祖细胞来源于间充质干细胞，可以分化形成成骨细胞和成软骨细胞。

50. ABCDE

［解析］影响骨的生长除受遗传因素的控制外，也受到营养、维生素、激素、生物活性物质和应力等作用的影响。

51. ABC

［解析］密质骨内的骨板就包括了内环骨板、外环骨板、间骨板、哈弗斯骨板。

52. ABDE

［解析］软骨组织内无血管。

53. BDE

［解析］软骨基质内含有平行或交织排列的胶原纤维束，软骨细胞常成行排列在纤维之间。

54. ABCDE

［解析］透明软骨细胞均位于软骨陷窝内，近软骨膜的细胞体积小，单个分布，中央部的细胞体积大，同源细胞群明显，细胞质内含有粗面内质网和高尔基复合体，由于远离血流，软骨细胞主要以糖酵解方式获得能量。

55. DE

［解析］软骨细胞可以合成软骨组织的基质和纤维，在骨组织中，成骨细胞也具有此功能，分泌的类骨质包埋后就形成了骨细胞。

56. ACD

［解析］骨细胞夹在相邻两层骨板间或分散排列于骨板内。相邻骨细胞的突起之间有缝隙连接。在骨基质中，骨细胞胞体所占据的椭圆形小腔，称为骨陷窝，其突起所在的空间称骨小管。

57. AB

［解析］血管连同骨膜组织经穿通管进入骨密质，分支形成骨单位中央管内的小血管，穿通管和中央管相互连通。

二、名词解释

1. 由同一个幼稚的细胞分裂形成的 2～8 个成群分布圆形或椭圆形的软骨细胞群。
2. 在 HE 染色标本上，软骨陷窝周围的软骨基质，含硫酸软骨素较多呈强嗜碱性，染色很深，称软骨囊。
3. 又称骨基质，是骨组织中钙化的细胞外基质。
4. 最初形成的细胞外基质无骨盐沉积，称为类骨质。
5. 含有大量平行排列的胶原纤维，同一骨板内的纤维相互平行，而相邻骨板的纤维相互垂直。
6. 又称为哈弗斯系统，由多层同心圆排列的哈弗斯骨板围绕中央管构成，是长骨中起支持作用的主要结构。
7. 位于骨板和骨单位的一层黏合质，是骨盐较多而胶原纤维很少的骨质，在长骨横断面上呈折光较强的轮廓线，称为黏合线。
8. 膜内成骨过程中，在软骨组织表面形成薄层的原始骨组织称为骨领。
9. 骨组织内的骨细胞有多个细长突起，突起所在的腔隙称为骨小管。

三、填空题

1. 软骨细胞；软骨基质
2. 软骨陷窝
3. 透明软骨；纤维软骨；弹性软骨；纤维
4. 细胞；细胞外基质
5. 骨细胞；骨原（祖）细胞；成骨细胞；破骨细胞
6. 环骨板；骨单位；间骨板
7. 膜内成骨；软骨内成骨；骨组织的形成；骨组织的吸收

四、简答题

1. ①骨组织的形成：首先形成类骨质，骨祖（原）细胞增殖分化为成骨细胞，分泌类骨质并将其包埋后转变为骨细胞，然后类骨质钙化为骨质，从而形成了骨组织。②骨组织的吸收：骨组织形成的同时，原有骨组织的某些部位又可被吸收，即骨组织被侵蚀溶解，在此过程中破骨细胞起主要作用。骨组织的形成和吸收同时存在，处于动态平衡。
2. 透明软骨由软骨组织和软骨膜构成。①软骨组织中的软骨基质由软骨细胞分泌的无定型基质和胶原原纤维构成。软骨细胞包埋其中，所占腔隙称软骨陷窝，软骨陷窝周围的基质嗜碱性强，染色深，称为软骨囊。从软骨周边向深部，软骨细胞逐渐长大成熟，由单个分布逐渐成群分布，它们由一个软骨细胞分裂而来，称同源细胞群。②软骨膜内有起保护作用的较致密的胶原纤维；含骨祖（原）细胞，可分化为软骨细胞。

3. 软骨的生长有两种不同的方式：

①间质性生长：通过软骨细胞生长和分裂增殖，并不断产生软骨基质，使软骨从内部向周围增大。

②附加性生长：通过软骨膜内骨祖（原）细胞的分裂分化为成软骨细胞，向软骨组织表面添加新的软骨细胞，产生基质和纤维，使软骨从表面向外扩大。

4. 成骨细胞常排成一层分布在成骨活跃的骨组织表面。胞体呈立方形或矮柱状，具有细小突起，核圆，位于游离端，胞质嗜碱性。含大量的粗面内质网和发达的高尔基复合体。成骨细胞能分泌骨基质有机成分，称为类骨质，同时释放基质小泡。当成骨细胞被类基质包埋后，便成为骨细胞。

5. 密质骨骨板包括环骨板、骨单位和间骨板。

环骨板是环绕骨干内、外表面的骨板，分别称为内环骨板和外环骨板。外环骨板较厚，数层到十多层，整齐地环绕骨干排列；内环骨板较薄，仅几层，排列不甚规则。

骨单位数量最多，位于内、外环骨板之间，呈圆筒状，中轴有中央管，周围为 4～20 层同心圆排列的哈弗斯骨板。

间骨板是骨单位或环骨板在生长、改建过程中被吸收后残留的部分，呈不规则形，充填于骨单位之间或骨单位与环骨板之间的平行骨板。

（白生宾）

第六章　肌组织

【同步习题】

一、选择题

【A/型/题】

1. 骨骼肌细胞明暗交替的横纹是由于
   A. 各条肌原纤维的明暗横纹都相应地排列在同一平面上
   B. 明带和暗带内的肌红蛋白含量不同
   C. 明带和暗带内的线粒体数量不同
   D. 明带和暗带内的糖原含量不同
   E. 明带和暗带内的肌浆网含量不同
2. 肌节是指
   A. 两Z线之间的一段肌原纤维
   B. 两M线之间的一段肌原纤维
   C. 两Z线之间的一段肌丝
   D. 两M线之间的一段肌丝
   E. Z线与M线之间的一段肌原纤维
3. 每个肌节的组成是
   A. 1/2A带+I带+1/2A带
   B. 1/2A带+I带+1/2I带
   C. 1/2I带+A带+1/2I带
   D. 1/2I带+A带+1/2A带
   E. 1/2I带+1/2A带
4. 电镜下肌节既有粗肌丝又有细肌丝的部位是
   A. I带　　B. H带两侧的A带
   C. A带　　D. A带和H带
   E. I带和H带
5. 与粗肌丝头部相结合的位点位于
   A. 肌球蛋白上　　B. 肌动蛋白上
   C. 原肌球蛋白上　　D. 肌原蛋白上
   E. 肌红蛋白上
6. 肌球蛋白的横桥
   A. 朝向粗肌丝两端并露于表面
   B. 朝向粗肌丝两端不露于表面
   C. 朝向粗肌丝中间并露于表面
   D. 朝向粗肌丝中间不露于表面
   E. 朝向粗肌丝一端并露于表面
7. 细肌丝的组成成分是
   A. 肌球蛋白和肌红蛋白
   B. 肌动蛋白、原肌球蛋白和肌原蛋白
   C. 肌动蛋白和肌球蛋白
   D. 原肌球蛋白和肌动蛋白
   E. 原肌球蛋白和肌原蛋白
8. 与钙离子相结合的亚单位是
   A. 肌球蛋白分子头部　　B. 肌动蛋白单体
   C. TnT　　D. TnI
   E. TnC
9. 横桥位于
   A. 细肌丝　　B. 粗肌丝
   C. 横小管　　D. 肌浆网
   E. 三联体
10. 骨骼肌纤维的肌膜向内凹陷形成
    A. 小凹　　B. 纵小管
    C. 肌浆网　　D. 终池
    E. 横小管
11. 三联体是指
    A. 横小管与一侧的终池和纵小管
    B. 纵小管与两侧的终池
    C. 纵小管与两侧的横小管
    D. 终池与两侧的横小管
    E. 横小管与两侧的终池
12. 横纹肌内的钙离子贮存在
    A. 横小管内　　B. 肌钙蛋白上
    C. 肌浆内　　D. 肌浆网内
    E. 原肌球蛋白上
13. 骨骼肌纤维收缩时
    A. I带变窄、A带不变、H带渐窄甚至消失
    B. I带变窄、A带变宽、H带变宽
    C. I带、A带及H带均渐变窄
    D. I带变宽、A带变窄、H带渐窄甚至消失
    E. I带、A带变窄、H带不变
14. 人和哺乳动物的骨骼肌纤维的横小管位于
    A. Z线水平　　B. A带和I带交界处
    C. M线水平　　D. H带两侧
    E. M线两侧
15. 下列哪种蛋白质具有催化ATP分解的作用

A. 肌动蛋白　　B. 肌原蛋白
C. 原肌球蛋白　　D. 肌球蛋白
E. 肌红蛋白

16. 哺乳类及人骨骼肌的三联体位于
A. Z 线水平　　B. A 带和 I 带交界处
C. M 线水平　　D. H 带两侧
E. M 线两侧

17. 骨骼肌纤维收缩时，与肌球蛋白分子头部结合的是
A. 钙离子　　B. ATP
C. ATP 酶　　D. 肌动蛋白
E. 原肌球蛋白

18. 抑制肌动蛋白和肌球蛋白相互作用的亚单位是
A. 肌球蛋白亚单位
B. 原肌球蛋白亚单位
C. TnT
D. TnC
E. TnI

19. 骨骼肌纤维收缩时，引起肌钙蛋白构型改变的是
A. 钙离子　　B. 肌球蛋白
C. ATP　　D. ATP 酶
E. 肌动蛋白

20. 骨骼肌纤维的收缩机制是
A. 细肌丝缩短
B. 粗肌丝缩短
C. 粗细肌丝均缩短
D. 细肌丝向 M 线方向滑动
E. 粗肌丝向 M 线方向收缩

21. 心肌闰盘位于
A. Z 线水平　　B. A 带和 I 带交界处
C. M 线水平　　D. H 带两侧
E. M 线两侧

22. 在骨骼肌纤维未兴奋时，大量的钙离子储存在
A. 肌浆内　　B. 肌浆网内
C. 横小管内　　D. 细胞外
E. 肌膜内

23. 心肌细胞彼此相连形成功能整体是靠
A. T 小管　　B. 肌丝
C. 肌浆网　　D. 二联体
E. 闰盘

24. 平滑肌纤维肌丝单位的组成是
A. 细肌丝，粗肌丝和中间丝
B. 细肌丝和粗肌丝
C. 细肌丝和中间丝
D. 粗肌丝和中间丝
E. 只有中间丝

25. 平滑肌纤维的密体相当于横纹肌纤维的
A. M 线　　B. Z 线
C. 粗肌丝　　D. 细肌丝
E. 三联体

26. 平滑肌纤维的细肌丝固定在
A. 密体上
B. 密体和密斑上
C. 密斑上
D. 密体和中间丝上
E. 中间丝上

27. 平滑肌纤维内的中间丝
A. 一端附密体，一端游离于胞质中
B. 两端附于相邻的密体
C. 一端附于小凹，一端附于密体
D. 两端附于相邻的小凹
E. 一端附于小凹，一端游离于胞质

28. 平滑肌纤维的收缩单位是
A. 若干条粗肌丝，细肌丝和中间丝聚集形成的肌丝单位
B. 若干条细肌丝和中间丝聚集形成的肌丝单位
C. 若干条粗肌丝和细肌丝聚集形成的肌丝单位
D. 若干条粗肌丝和中间丝聚集形成的肌丝单位
E. 若干条粗肌丝聚集形成的肌丝单位

29. 下列哪种结构上含有丰富的钙泵
A. 横小管　　B. 肌浆网
C. 粗肌丝　　D. 细肌丝
E. 肌原纤维

30. 肌卫星细胞位于
A. 骨骼肌纤维的内膜与基膜之间
B. 骨骼肌纤维与基膜之间
C. 骨骼肌纤维的肌束膜与肌内膜之间
D. 骨骼肌纤维的基膜外侧
E. 骨骼肌纤维的肌内膜外侧

31. 收缩时，相邻的两行横桥摆动的方向相反的细胞是
A. 骨骼肌细胞
B. 心肌细胞
C. 心肌细胞和平滑肌细胞
D. 平滑肌细胞
E. 骨骼肌细胞和平滑肌细胞

32. 平滑肌的粗肌丝
A. 中央固定在 M 线上
B. 一端固定在密斑上
C. 一端固定在 M 线上

D. 没有固定在M线上

E. 一端固定在密体上

33. 患者，男，56岁，发作性胸痛3天，心前区疼痛3小时。劳累后心前区闷痛，休息后缓解，每日发作3～4次，每次持续3～10分钟不等，未就医。入院当日凌晨突感心前区剧烈压榨性疼痛，持续不缓解，向左肩、背部放射，伴大汗，无恶心、呕吐及上腹部疼痛，发病后3小时急诊入院，入院时发生晕厥2次。既往否认高血压及冠心病病史，否认消化道溃疡史，1个月前有颅脑外伤史。冠状动脉造影：右冠状动脉中段完全闭塞，左回旋支50%狭窄，心肌酶谱：CK－MB超过正常上限的2倍，肌钙蛋白明显增高。心电图Ⅱ、Ⅲ、aVF、V_{7-9}ST段抬高和病理性Q波。诊断为心肌梗死。请问心肌是通过什么结构达到同步收缩和舒张的

A. 横纹　　B. 粗肌丝

C. 细肌丝　　D. 闰盘

E. 横小管

34. 下图箭头所示的是什么结构

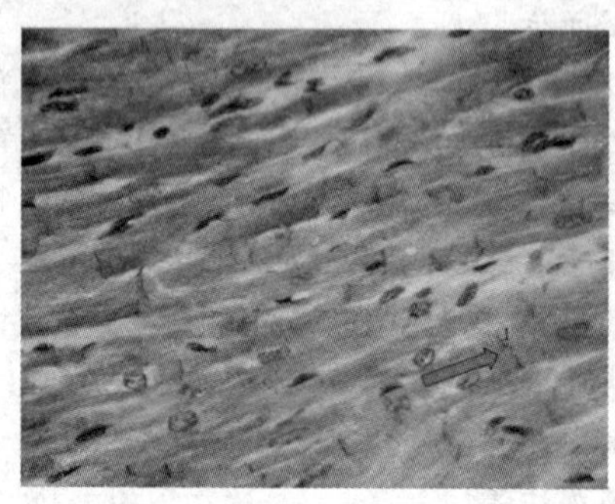

A. 横纹　　B. 闰盘

C. 横小管　　D. 三联体

E. 细胞膜

35. 下图箭头所示排列整齐的是什么结构

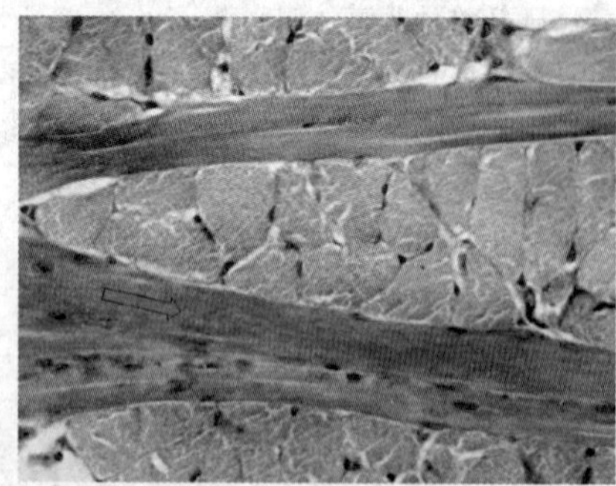

A. 横纹　　B. 闰盘

C. 横小管　　D. 三联体

E. 细胞膜

36. 下图箭头所示的是什么细胞

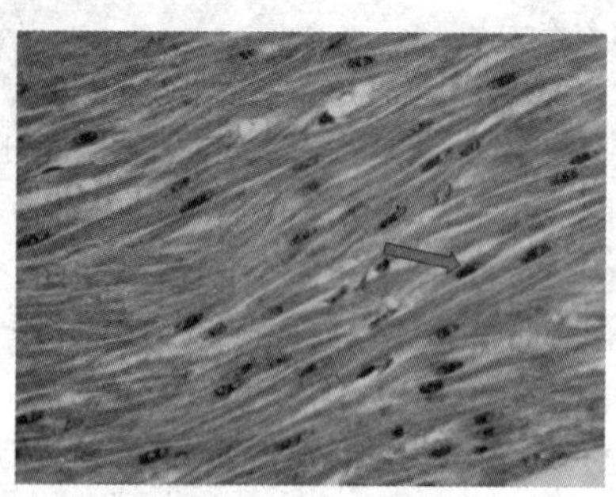

A. 骨骼肌细胞　　B. 心肌细胞

C. 平滑肌细胞　　D. 成纤维细胞

E. 巨噬细胞

【B/型/题】

A. 细胞器　　B. 细胞连接

C. 细胞膜　　D. 细胞间质

E. 以上均不是

37. Sarcolemma是

38. 肌浆网是

A. 粗肌丝　　B. 细肌丝

C. 两者均有　　D. 两者均无

39. 肌原纤维I带

40. 肌原纤维H带

【X/型/题】

41. 关于肌细胞的叙述，以下正确的是

A. 肌细胞称肌纤维

B. 细胞膜称肌膜

C. 细胞质称肌浆

D. 肌浆中含肌原纤维

E. 肌膜内陷形成T小管

42. 骨骼肌细胞

A. 呈长圆柱状，没有分支

B. 有几十至几百个细胞核位于肌膜下方

C. 有明暗交替的横纹

D. 肌浆内有大量的肌原纤维

E. 丰富的线粒体和肌质网

43. 闰盘的连接方式包括

A. 缝隙连接　　B. 桥粒

C. 中间连接　　D. 半桥粒

E. 紧密连接

44. 肌卫星细胞
A. 仅存于骨骼肌组织
B. 紧贴于肌纤维表面
C. 呈扁平多突起状
D. 位于肌膜与基膜之间
E. 可增殖分化形成肌纤维
45. 组成细肌丝的蛋白质是
A. 肌球蛋白 B. 肌动蛋白
C. 肌钙蛋白 D. 原肌球蛋白
E. 肌红蛋白
46. 粗肌丝
A. 由豆芽状肌球蛋白分子组成
B. 分子结构以M线为中轴，两侧对称排列
C. 露出表面的横桥朝向M线
D. 位于暗带内
E. 肌纤维收缩时变短
47. 细肌丝的分子结构
A. 肌动蛋白上有与肌球蛋白结合的位点
B. 肌动蛋白分子构成双螺旋
C. 原肌球蛋白嵌于肌动蛋白双股螺旋链的浅沟内
D. 原肌球蛋白附于肌动蛋白上
E. 肌原蛋白可与钙离子结合
48. 横纹肌纤维的肌浆网
A. 是特化的粗面内质网
B. 膜上有钙泵
C. 纵行于肌原纤维内
D. 两端膨大的扁囊称终池
E. 调节肌浆中钙离子浓度
49. 骨骼肌细胞收缩过程中
A. 肌膜的兴奋直接传向肌浆内
B. 大量的钙例子从肌浆转入肌浆网
C. 肌球蛋白头部ATP酶被激活
D. 细肌丝向A带内滑入
E. A带变窄
50. 与骨骼肌纤维相比，心肌细胞的特点是
A. 横小管较粗，位于Z线水平
B. 肌浆网发达
C. 二联体多，三联体少
D. 肌原纤维不明显
E. 有闰盘
51. 心肌纤维的二联体
A. 由一个T小管与一侧的终池组成
B. 横小管与肌内膜相连续
C. 将兴奋传到肌浆网
D. 光镜下可见
E. 终池是膨大的内吞小泡
52. 平滑肌纤维肌浆内含有
A. 肌丝 B. 密体
C. 中间丝 D. 密斑
E. 终池
53. 平滑肌纤维不同于心肌纤维的是
A. 无线粒体 B. 无横小管
C. 无纵小管 D. 无肌浆网
E. 有闰盘
54. 心肌纤维连接处存在
A. 紧密连接 B. 中间连接
C. 桥粒 D. 缝隙连接
E. 质膜内褶

二、名词解释

1. 肌纤维
2. 肌卫星细胞
3. 肌节
4. 横小管
5. 闰盘
6. 三联体
7. 二联体
8. 肌浆网

三、填空题

1. Muscle fiber contains much__________。
2. Myofibril's structural and functional unit is________。It lies between__________。
3. 骨骼肌纤维中的 triad 是__________和两侧的__________的合称。它位于__________。
4. 肌原纤维的 light band 内有__________肌丝，H 带内有__________肌丝，H 带以外的 dark band 内有__________肌丝和__________肌丝。
5. __________ is attached to skeletal muscle fiber's Z line。
6. Thick filament is composed of__________。Thin filament is composed of__________、__________ and__________。
7. Cardiac muscle fiber 的 diad 的位置相当于__________水平。
8. 光镜下 intercalated disk 是__________的互相连接部位。
9. Among smooth muscle fiber lies__________junction。

四、简答题

1. 简述骨骼肌纤维的 triad 的组成、位置与功能。

2. 简述 intercalated disk 的微细结构。
3. 简述 skeletal muscle fiber 的光镜结构。
4. 简述 cardiac muscle fiber 的光镜结构。
5. 简述骨骼肌肌原纤维的光镜结构、超微结构和分子结构。
6. 简述心肌纤维和骨骼肌纤维超微结构的差别。

【参考答案及解析】

一、选择题

【A/型/题】

1. A

[解析] 每条肌原纤维上都有明暗相间、重复排列的横纹，由于各条肌原纤维的明暗横纹都相应地排列在同一平面上，因此肌纤维呈现出规则的明暗交替的横纹。

2. A

[解析] 相邻的两条 Z 线之间的一段肌原纤维，称为肌节。

3. C

[解析] 相邻的两条两 Z 线之间的一段肌原纤维，称为肌节，肌节 = 1/2I 带 + A 带 + 1/2I 带。

4. B

[解析] A 带是由粗肌丝和细肌丝构成，但 H 带内只有粗肌丝，所以 H 带两侧的 A 带既有粗肌丝又有细肌丝。

5. B

[解析] 肌动蛋白分子单体为球形，许多单体相互接连成串珠状的纤维形，肌动蛋白就是由两条纤维形肌动蛋白缠绕形成的双股螺旋链。每个球骨骼肌形肌动蛋白单体上都有一个可以与肌球蛋白头部相结合的位点。

6. A

[解析] 肌球蛋白形如豆芽，分为头和杆两部分，头部如同两个豆瓣，杆部如同豆茎。在头和杆的连接点及杆上有两处类似关节，可以屈动。M 线两侧的肌球蛋白对称排列，杆部均朝向粗肌丝的中段，头部则朝向粗肌丝的两端的两端并露出表面，称为横桥。

7. B

[解析] 细肌丝由三种蛋白质分子组成，即肌动蛋白、原肌球蛋白和肌原蛋白。

8. E

[解析] 肌原蛋白借 TnT 而附于原肌球蛋白分子上，TnI 是抑制肌动蛋白和肌球蛋白相互作用的亚单位，TnC 则是能与 Ca^{2+}相结合的亚单位。

9. B

[解析] M 线两侧的肌球蛋白对称排列，杆部均朝向粗肌丝的中段，头部则朝向粗肌丝的两端的两端并露出表面，称为横桥。

10. E

[解析] 肌膜向肌浆内凹陷形成的小管网，由于它的走行方向与肌纤维长轴垂直，故称横小管。

11. E

[解析] 位于横小管两侧的肌浆网呈环行的扁囊，称终池，终池之间则是相互吻合的纵行小管网。每条横小管与其两侧的终池共同组成骨骼肌三联体。

12. D

[解析] 肌浆网是肌纤维内特化的滑面内质网，位于横小管之间，纵行包绕在每条肌原纤维周围，故又称纵小管。肌浆网的膜上有丰富的钙泵（一种 ATP 酶），有调节肌浆中 Ca^{2+}浓度的作用。

13. A

[解析] 当骨骼肌收缩时，I 带变窄、A 带不变、H 带渐窄甚至消失。

14. B

[解析] 人与哺乳动物的横小管位于 A 带与 I 带交界处，同一水平的横小管在细胞内分支吻合环绕在每条肌原纤维周围。

15. D

[解析] 只有当肌球蛋白分子头部与肌动蛋白接触时，ATP 酶才被激活，于是分解 ATP 放出能量，使横桥发生屈伸运动。

16. B

[解析] 人与哺乳动物的横小管位于 A 带与 I 带交界处，同一水平的横小管在细胞内分支吻合环绕在每条肌原纤维周围，三联体是由横小管和两侧的终池构成。

17. D

[解析] 肌动蛋白分子单体为球形，许多单体相互接连成串珠状的纤维形，肌动蛋白就是由两条纤维形肌动蛋白缠绕形成的双股螺旋链。每个球骨骼肌形肌动蛋白单体上都有一个可以与肌球蛋白头部相结合的位点。

18. E

[解析] 肌原蛋白借 TnT 而附于原肌球蛋白分子上，TnI 是抑制肌动蛋白和肌球蛋白相互作用的亚单位，

TnC 则是能与 Ca^{2+}相结合的亚单位。

19. A

［解析］TnC 则能与 Ca^{2+}相结合能够引起肌钙蛋白的构型发生变化。

20. D

［解析］由于肌球蛋白的头及杆发生屈曲转动，将肌动蛋白拉向 M 线，细肌丝向 A 带内滑入，I 带变窄，A 带长度不变，但 H 带因细肌丝的插入可消失，由于细肌丝在粗肌丝之间向 M 线滑动，肌节缩短，肌纤维收缩。

21. A

［解析］心肌细胞之间有闰盘结构。该处细胞膜凹凸相嵌，并特殊分化形成桥粒，彼此紧密连接，闰盘位于 Z 线水平。

22. B

［解析］肌浆网是肌纤维内特化的滑面内质网，位于横小管之间，纵行包绕在每条肌原纤维周围，故又称纵小管。肌浆网的膜上有丰富的钙泵（一种 ATP 酶），有调节肌浆中 Ca^{2+}浓度的作用。

23. E

［解析］心肌的闰盘有利于细胞间的兴奋传递，正常的心房肌或心室肌细胞虽然彼此分开，但几乎同时兴奋而作同步收缩，大大提高了心肌收缩的效能。

24. B

［解析］平滑肌纤维和横纹肌一样是以“肌丝滑动”原理进行收缩的。由于每个收缩单位是由粗肌丝（肌球蛋白）和细肌丝（肌动蛋白）组成，它们的一端借细肌丝附着于肌膜的内面，这些附着点呈螺旋形。

25. B

［解析］密体位于细胞质内，为梭形小体，排成长链，它是细肌丝和中间丝的共同附着点。一般认为密体相当于横纹肌的 Z 线。

26. B

［解析］密斑和密体都是电子致密的小体，但分布的部位不同。密斑位于肌膜的内面，主要是平滑肌细肌丝的附着点。

27. B

［解析］平滑肌内的中间丝其两端连于密斑或密体上，在平滑肌纤维内形成一定几何图形的细胞骨架。

28. C

［解析］平滑肌纤维和横纹肌一样是以“肌丝滑动”原理进行收缩的。由于每个收缩单位是由粗肌丝（肌球蛋白）和细肌丝（肌动蛋白）组成，它们的一端借细肌丝附着于肌膜的内面，这些附着点呈螺旋形。

29. B

［解析］肌浆网是肌纤维内特化的滑面内质网，肌浆网的膜上有丰富的钙泵（一种 ATP 酶），有调节肌浆中 Ca^{2+}浓度的作用。

30. B

［解析］在骨骼肌纤维与基膜之间有一种扁平有突起的细胞，称肌卫星细胞，排列在肌纤维的表面，当肌纤维受损伤后，此种细胞可分化形成肌纤维。

31. D

［解析］当平滑肌收缩时，由于肌丝单位在肌膜上的附着点呈螺旋形排布，且粗肌丝无 M 线，其中点两端的横桥向着相反方向摆动。

32. D

［解析］参见第 31 题解析。

33. D

［解析］心肌细胞相连处细胞膜特化，凹凸相连，形状呈阶梯状，称闰盘。闰盘由相邻两心肌纤维分支处伸出的短突相互嵌合而成，能使兴奋从一个细胞传播到另一个细胞，利于心肌纤维同步收缩。

34. B

［解析］心肌纤维呈短柱状，多数有分支，相互连接成网状。相邻两心肌纤维的连接处称闰盘，在 HE 染色的标本中呈着色较深的横形或阶梯状粗线。

35. A

［解析］肌细胞呈纤维状，不分支，有明显横纹，核很多，且都位于细胞膜下方，每一肌原纤维都有相间排列的明带（Ⅰ带）及暗带（A 带），构成横纹。

36. C

［解析］平滑肌是分布于内脏和血管壁，所以又叫内脏肌。平滑肌纤维呈长梭形，无横纹，细胞核位于肌纤维中央。纤维的长短不一，长者可达 200μm，短者仅 20μm，前者见于肠壁肌层，后者见于小血管壁。

【B/型/题】

37. C　38. A

［解析］Sarcolemma 是肌膜，肌纤维的细胞膜；而肌浆网是指一种特殊的滑面内质网。

39. B　40. A

［解析］横纹是由明带和暗带规律排列构成的，是由粗肌丝和细肌丝构成，明带（I 带）是由细肌丝构成，H 带在暗带的中央，由粗肌丝构成。

【X/型/题】

41. ABCDE

[解析] 肌细胞呈纤维状，不分支，有明显横纹，核很多，且都位于细胞膜下方，肌细胞称为肌纤维，细胞膜简称为肌膜，细胞质简称肌浆，胞质中含有肌原纤维。

42. ABCDE

[解析] 肌细胞呈长圆柱状状，不分支，有明显横纹，核很多，且都位于细胞膜下方，肌细胞称为肌纤维，细胞膜简称为肌膜，细胞质简称肌浆，胞质中含有肌原纤维及丰富的线粒体和肌浆网。

43. ABC

[解析] 闰盘的连接方式包括缝隙连接、中间连接和桥粒。

44. ABCDE

[解析] 在骨骼肌纤维与基膜之间有一种扁平有突起的细胞，称肌卫星细胞，排列在肌纤维的表面，当肌纤维受损伤后，此种细胞可分化形成肌纤维。仅骨骼肌存在，位于肌膜与基膜之间。

45. BCD

[解析] 细肌丝是由肌动蛋白、肌钙蛋白、原肌球蛋白组成。

46. ABD

[解析] 粗肌丝是由许多肌球蛋白分子有序排列组成的。形如豆芽，分为头和杆两部分，头部如同两个豆瓣，杆部如同豆茎。在头和杆的连接点及杆上有两处类似关节，可以屈动。M 线两侧的肌球蛋白对称排列，杆部均朝向粗肌丝的中段，头部则朝向粗肌丝的两端的两端并露出表面，称为横桥。M 线两侧的粗肌丝只有肌球蛋白杆部而没有头部，所以表面光滑。

47. ABCE

[解析] 细肌丝由三种蛋白质分子组成，即肌动蛋白、原肌球蛋白和肌原蛋白。肌动蛋白分子单体为球形，许多单体相互接连成串珠状的纤维形，肌动蛋白就是由两条纤维形肌动蛋白缠绕形成的双股螺旋链。每个球骨骼肌形肌动蛋白单体上都有一个可以与肌球蛋白头部相结合的位点。原肌球蛋白是由较短的双股螺旋多肽链组成，首尾相连，嵌于肌动蛋白双股螺旋链的浅沟内。肌原蛋白中 TnC 则是能与 Ca^{2+}相结合的亚单位。

48. BDE

[解析] 肌浆网是肌纤维内特化的滑面内质网，位于横小管之间，纵行包绕在每条肌原纤维周围，故又称纵小管。位于横小管两侧的肌浆网呈环行的扁囊，称终池。在横小管的肌膜和终池的肌浆网膜之间形成三联体连接，可将兴奋从肌膜传到肌浆网膜。肌浆网的膜上有丰富的钙泵（一种 ATP 酶），有调节肌浆中 Ca^{2+}浓度的作用。

49. ACD

[解析] 运动神经末梢将神经冲动传递给肌膜，肌膜的兴奋经横小管迅速传向终池，肌浆网膜上的钙泵活动，将大量 Ca^{2+}转运到肌浆内，肌原蛋白 TnC 与 Ca^{2+}结合后，发生构型改变，进而使原肌球蛋白位置也随之变化，原来被掩盖的肌动蛋白位点暴露，迅即与肌球蛋白头接触，肌球蛋白头 ATP 酶被激活，分解了 ATP 并释放能量，肌球蛋白的头及杆发生屈曲转动，将肌动蛋白拉向 M 线，细肌丝向 A 带内滑入，I 带变窄，A 带长度不变。

50. ACDE

[解析] 心肌细胞有闰盘，横小管位于 Z 线水平，多种哺乳动物均有纵轴向伸出，管径约 0.2μm。而骨骼肌的横小管位于 A－I 带交界处，无纵轴向伸出，管径较大，约 0.4μm。心肌细胞的肌质网丛状居中间，侧终池不多，与横小管不广泛相贴。

51. AC

[解析] 心肌细胞有闰盘，横小管位于 Z 线水平，一侧有终池。心肌细胞的肌质网丛状居中间，侧终池不多，与横小管不广泛相贴，将冲动传递到肌浆网。

52. ABCD

[解析] 平滑肌内含有密斑、密体以及粗肌丝、细肌丝和中间丝。

53. BC

[解析] 平滑肌内含有密斑、密体以及粗肌丝、细肌丝和中间丝，有少量的肌浆网和线粒体。

54. BCD

[解析] 闰盘的连接方式包括缝隙连接、中间连接和桥粒。

二、名词解释

1. 肌细胞因呈细长的纤维状，又称肌纤维。
2. 骨骼肌中有一种扁平有突起的细胞，附着在肌纤维表面具有干细胞性质，可增殖分化参与肌纤维的修复，称为肌卫星细胞。
3. 相邻的两条 Z 线之间的一段肌原纤维，称为肌节。
4. 是肌膜向肌浆凹陷形成的管状的结构，其走向与肌纤维长轴垂直。
5. 相邻两心肌纤维的连接处称闰盘，在 HE 染色的标本中呈着色较深的横形或阶梯状粗线。
6. 位于骨骼肌内，中间是横小管，两侧各有终池，构成三联体。

7. 位于心肌内，中间是横小管，一侧有终池，称为二联体。

8. 是肌纤维中特化的滑面内质网，位于横小管之间。

三、填空题

1. 肌丝
2. 肌节；Z 线
3. 横小管；终池；明、暗带交界
4. 细；粗；细；粗
5. 细肌丝
6. 肌球蛋白；原肌球蛋白；肌动蛋白；肌钙蛋白
7. Z 线
8. 心肌细胞
9. 缝隙

四、简答题

1. 骨骼肌纤维的肌膜向肌浆内凹陷形成横小管，肌浆内滑面内质网包绕每条肌原纤维形成纵小管，位于横小管两侧的纵小管扩大呈扁囊状，称为终池。每条横小管与其两侧的终池组成三联体。骨骼肌的三联体位于 A 带与 I 带的交界处。其作用是将兴奋从肌膜传到纵小管，通过调节肌浆中钙离子浓度，引起骨骼肌收缩或舒张。

2. 闰盘是心肌纤维之间特化的细胞连接，呈阶梯形。在电镜下，闰盘的横位部分位于 Z 线水平，有中间连接、桥粒连接；纵位上有缝隙连接。

3. 骨骼肌纤维呈细长的圆柱形，为多核细胞，一条肌纤维内含有几十个甚至几百个细胞核，位于肌膜下方。核呈扁椭圆形，染色浅。在肌浆中有沿肌纤维长轴平行排列的肌原纤维，其上都有周期性的横纹。肌纤维外包基膜，在肌膜和基膜之间可见肌卫星细胞。

4. 心肌纤维呈短柱状，有分支，并相互连接成网状。心肌细胞一般有一个核，少数可见双核，核呈卵圆形，位于细胞中央，肌浆丰富，细胞内亦含粗细不等，界限不明的肌原纤维，周期性横纹不如骨骼肌明显。在相邻细胞之间可见特化的细胞连接，呈阶梯状，称闰盘。

5. 肌原纤维在光镜下沿肌纤维长轴平行排列，每条纤维上都有明暗相间的带，暗带中央有一条浅色窄带，称 H 带，H 带中央有一条横行的 M 线。明带中央有一条深色的 Z 线。相邻两条 Z 线之间的一段肌原纤维称为肌节。在电镜下，肌原纤维由粗、细两种肌丝构成，沿肌原纤维长轴排列，粗肌丝位于肌节中部，两端游离，固定于 M 线。细肌丝位于肌节两侧，一端附着在 Z 线，另一端伸至粗肌丝之间，与之平行，末端游离，止于 H 带外侧。细肌丝长 1μm，直径 5nm，由肌动蛋白、原肌球蛋白和肌钙蛋白组成。肌动蛋白由两列球形肌动蛋白单体相互连接成串珠状，并形成双股螺旋链。原肌球蛋白是由两个多肽链缠绕形成的双股螺旋分子，嵌于肌动蛋白双股螺旋链浅沟内。肌钙蛋白由三个球形亚单位构成。粗肌丝长约 1.5μm，直径 15nm，由肌球蛋白分子组成，肌球蛋白分子形如豆芽状，分头和杆部。头和杆的连接点及杆上有两处类似关节的结构，可屈动。大量肌球蛋白分子集合成束，组成一条粗肌丝；分子尾朝 M 线，头朝 Z 线，并露于粗肌丝表面，称横桥。

6. 与骨骼肌比较，超微结构的差别主要表现在：心肌纤维内肌原纤维粗、细不等、界限不明显，线粒体更丰富。肌浆网不发达，终池也少而小，多见二联体。横小管较粗，位于 Z 线水平。

（白生宾）

第七章　神经组织

【同步习题】

一、选择题

【A/型/题】

1. 关于神经元结构的叙述，以下错误的是
   A. 细胞突起可分为树突和轴突
   B. 胞体和突起内含尼氏体和神经原纤维
   C. 核大而圆，异染色质少
   D. 核仁大而明显
   E. 细胞膜有多种受体
2. 关于假单极神经元，下述错误的是
   A. 胞体表面突触较多
   B. 胞体发出的突起内含嗜染质
   C. 突起内均有轴质流动
   D. 神经冲动由周围突直接传向中枢突
   E. 胞体是制造神经递质及结构蛋白的营养中心
3. 关于投射神经元的描述，下列哪项是错误的
   A. 位于中枢神经系统
   B. 细胞体大
   C. 轴突长
   D. 轴突不离开细胞体所在灰质区
   E. 其长轴突称投射纤维
4. 第一级传入神经元的胞体聚居在
   A. 脊髓灰质前角　B. 植物性神经节
   C. 脑神经节　D. 内脏器官的神经丛
   E. 丘脑核团
5. 躯体性传出神经元的轴突末梢分布至
   A. 腺细胞　B. 心肌
   C. 骨骼肌　D. 平滑肌
   E. 皮肤的表皮
6. 中枢神经系统内形成髓鞘的细胞
   A. 原浆性星形胶质细胞
   B. 纤维性星形胶质细胞
   C. 少突胶质细胞
   D. 卫星细胞（被囊细胞）
   E. 施万细胞
7. 哪一类细胞具有多个核
   A. 巨噬细胞　B. 骨骼肌细胞
   C. 骨原细胞　D. 神经元
   E. 心肌细胞
8. 构成尼氏体的结构包括
   A. 粗面内质网和游离核糖体
   B. 粗面内质网
   C. 粗面内质网和线粒体
   D. 游离核糖体
   E. 滑面内质网和游离核糖体
9. 构成神经原纤维的结构是
   A. 微丝和神经丝　B. 神经丝
   C. 微丝和微管　D. 滑面内质网
   E. 微管和神经丝
10. 树突棘内棘器的主要成分是
   A. 微管　B. 线粒体
   C. 滑面内质网　D. 粗面内质网
   E. 高尔基复合体
11. 关于轴突结构的叙述哪项是错误的
   A. 粗细均匀，分支较少
   B. 无尼氏体
   C. 神经丝和微管呈纵向平行排列
   D. 含滑面内质网和线粒体
   E. 有高尔基复合体
12. 轴突运输中起到重要作用的是
   A. 滑面内质网　B. 高尔基复合体
   C. 微管　D. 小泡
   E. 突触囊泡
13. 树突在结构上的特点是
   A. 细胞膜有受体，无高尔基复合体
   B. 无尼氏体，有高尔基复合体
   C. 含尼氏体，无高尔基复合体
   D. 含尼氏体和高尔基复合体，细胞膜有受体
   E. 含尼氏体和高尔基复合体，细胞膜无受体
14. 发生神经冲动的部位是
   A. 轴膜　B. 神经内膜
   C. 神经原纤维　D. 微管
   E. 突触囊泡
15. 关于神经胶质细胞的叙述，哪项是错误的
   A. 数量较神经细胞多

B. 分布于中枢和周围神经系统
C. 一般无分裂能力
D. 显示细胞整体形态要用特殊染色方法
E. 胞突无树突和轴突之分

16. 哪种胶质细胞具有吞噬功能
A. 星形胶质细胞　B. 少突胶质细胞
C. 卫星细胞　D. 小胶质细胞
E. 室管膜细胞

17. 无分裂能力的细胞是
A. 神经胶质细胞　B. 淋巴细胞
C. 晚幼粒细胞　D. 骨原细胞
E. 间充质细胞

18. 有髓神经纤维的组成是
A. 神经元的轴突和包在外表的神经胶质细胞
B. 神经细胞的长突起
C. 神经元的轴突和包在外表的少量结缔组织
D. 神经元的轴突和包在外表的神经胶质细胞及少量结缔组织
E. 神经细胞的长突起和包在外表的神经膜

19. 神经膜是
A. 神经外膜
B. 神经元细胞膜
C. 施万细胞最外层膜及基膜
D. 神经束
E. 神经内膜

20. 关于郎飞结的描述哪项是错误的
A. 位于两个接间体之间
B. 无髓神经纤维上少见
C. 此处轴膜裸露
D. 轴膜兴奋从此跳跃式传导
E. 光镜下清晰可见

21. 神经的组成是
A. 神经元
B. 神经元和结缔组织
C. 神经纤维和结缔组织
D. 神经纤维
E. 神经元和神经胶质细胞

22. 运动终板的结构属
A. 缝隙连接　B. 中间连接
C. 连接复合体　D. 突触
E. 以上均不是

23. 关于肌梭的叙述，哪项是错误的
A. 位于骨骼肌内，外有被囊
B. 梭内肌是细小的骨骼肌纤维
C. 梭内肌纤维的胞核排列成串
D. 感觉神经纤维包绕梭内肌
E. 是本体感受器，无运动神经末梢分布

24. 下列哪种不属于感受器
A. 触觉小体　B. 肌梭
C. 环层小体　D. 运动终板
E. 游离神经末梢

25. 患者，男性，67 岁，一周前上楼时摔跤导致左肱骨干骨折，患者述用力摸其左侧拇指背侧没有感觉，伸指伸腕障碍，临床诊断为桡神经损伤，请问感受精细触觉的感受器是
A. 游离神经末梢　B. 触觉小体
C. 环层小体　D. 肌梭
E. 运动终板

26. 女性患者，32 岁，一个月前驾驶车辆时与他人车辆相撞，导致右侧臂丛损伤，患者出现右臂和手部肌肉萎缩无力瘫痪。关于接受臂丛运动神经纤维控制的运动终板，下列哪项是错误的
A. 神经纤维接近肌纤维时髓鞘和施万细胞均消失
B. 轴突到达肌纤维之前反复分支，每一分支与一条骨骼肌纤维联系
C. 轴突终末和肌纤维相接处形成板状隆起
D. 轴突终末富含突触小泡和线粒体
E. 突触后膜（肌膜）下凹成许多细沟

27. 患者，男，17 岁，1 个月前与同学打篮球时不小心摔断了左手，左前臂有轻微骨折。经过了差不多一个月休养，现已拆石膏，但仍觉得手麻且转动前臂时感觉不顺，患者担心合并神经损伤。请问构成周围神经的被膜不包括
A. 神经内膜　B. 神经膜
C. 神经束膜　D. 神经外膜
E. 室管膜

28. 下图黑色箭头所指是何结构

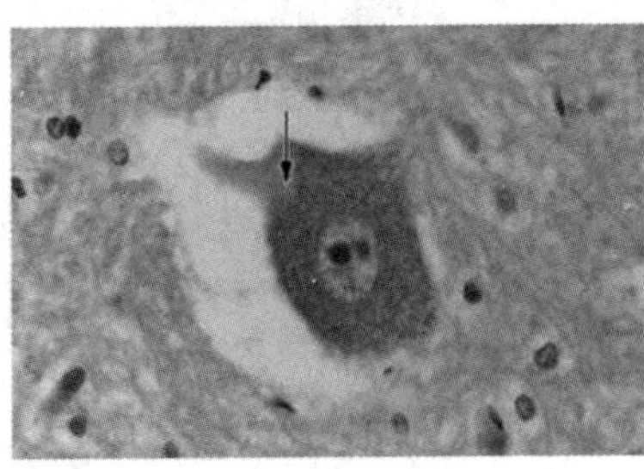

A. 突触　B. 轴突终扣
C. 轴丘　D. 树突
E. 神经元胞体

29. 下图箭头所指是何结构

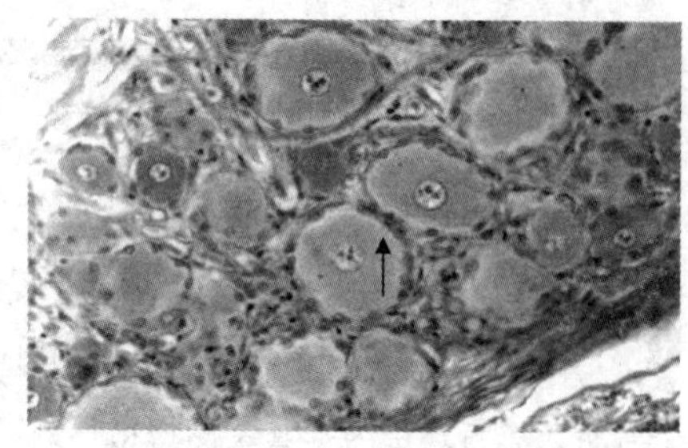

A. 少突胶质细胞　B. 神经元
C. 卫星细胞　D. 小胶质细胞
E. 颗粒细胞

30. 下图黑色箭头所指是何结构

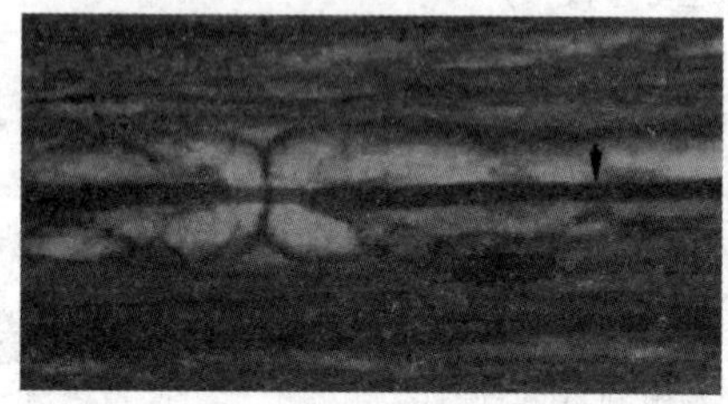

A. 微丝　B. 神经原纤维
C. 神经纤维　D. 轴突
E. 神经膜

【B/型/题】

A. 细胞　B. 细胞突起
C. 细胞器　D. 细胞内含物
E. 细胞间质

31. 胶原纤维是
32. 神经原纤维是
33. 肌原纤维是
34. 心肌纤维是
35. 张力原纤维（张力丝）是

【C/型/题】

A. 尼氏体　B. 神经原纤维
C. 两者均有　D. 两者均无

36. 神经元的胞体
37. 神经元的轴突
38. 神经元的树突

A. 粗面内质网和游离核糖体
B. 高尔基复合体
C. 两者均有
D. 两者均无

39. 神经元的胞体
40. 神经元的轴突
41. 神经元的树突

【X/型/题】

42. 神经元
A. 胞体差异较大
B. 突起长短不一
C. 中枢神经系统神经元胞体越大，轴突越长
D. 胞体均位于脑和脊髓内
E. 部分神经元具有内分泌功能

43. 神经元的轴突
A. 均很长
B. 没有分支
C. 不能合成蛋白质
D. 轴浆内无细胞器
E. 每个神经元只有一个

44. HE 染色切片中辨认神经元胞体的主要依据是
A. 胞体较大
B. 可见许多细长突起
C. 胞质内有尼氏体
D. 胞质内有神经原纤维
E. 核大而圆，染色浅，核仁明显

45. 突触终扣内超微结构哪些正确
A. 突触小泡　B. 线粒体
C. 滑面内质网　D. 微丝、微管
E. 神经递质、受体

46. 突触是指
A. 神经元与肌细胞之间特化的细胞连接
B. 神经元与腺细胞之间特化的细胞连接
C. 神经元之间特化的细胞连接
D. 神经元与少突胶质细胞之间特化的细胞连接
E. 神经元与星形胶质细胞之间特化的细胞连接

47. 关于化学性突触传导，哪些正确
A. 突触前膜的化学门控通道开放
B. 细胞外钙离子进入突触前成分
C. 突触小泡依附在突触前膜上
D. 突触小泡进入突触间隙
E. 突触后膜的电位门控通道开放

48. 室管膜细胞
A. 是一种神经胶质细胞
B. 分布于脑室和脊髓中央管腔面
C. 呈扁平状

D. 有吞噬作用

E. 参与构成脉络丛

49. 躯体神经分布于

A. 体表　　B. 骨骼肌

C. 内脏　　D. 心血管

E. 腺体

二、名词解释

1. 轴质
2. 神经原纤维
3. 星形胶质细胞
4. 有髓神经纤维
5. 环层小体
6. 触觉小体
7. 肌梭
8. 膨体

三、填空题

1. 神经组织由__________和__________构成。
2. 中枢神经系统胶质细胞包括________、________、________和__________；周围神经系统胶质细胞类型有__________和__________。
3. 神经元突起包括 __________和_________。
4. 神经元按突起数目可分为_________、_________和__________。
5. 神经纤维可分为__________ 和__________。
6. 神经元胞质内的嗜碱性物质，称为__________，电镜下它是由__________和_________组成。
7. 分别构成中枢和周围神经系统有髓神经纤维中的髓鞘是由__________和_________包绕轴突而形成的。
8. 突触包括__________、__________和_________三个部分。
9. 树突和轴突的主要功能分别是______和_______。
10. 神经胶质细胞的功能是对神经元起到________、_________、__________和_________等作用。
11. 感觉神经末梢中有被囊的是________、________、__________。
12. 神经元之间形成突触的主要部位是__________。

四、简答题

1. 简述神经胶质细胞的分布、形态结构与功能。
2. 请列举 10 种感受器的名称及主要功能。
3. 简述轴突与树突结构和功能的差别。

【参考答案及解析】

一、选择题

【A/型/题】

1. B

[解析] 神经元具有核大、圆、核仁大且明显的基本特点。神经元的特征性结构尼氏体及神经原纤维只存在于胞体及树突，轴突内无。

2. B

[解析] 假单极神经元首先符合神经元的一般特征，如胞体富含尼氏体（又称嗜染质）、突起内有轴质流动。从胞体发出的突起为轴突，缺乏尼氏体（又称嗜染质）。

3. D

[解析] 投射性神经元的特点是神经元发出的长轴突（即投射纤维）可以到达到神经元胞体所在灰质以外的区域，细胞胞体大。

4. C

[解析] 第一级感觉神经元位于外周的感觉神经节，如脊髓背根神经节以及脑神经节。脊髓灰质前角、丘脑核团都属于位于中枢神经系统的神经核，植物神经节属于外周的运动神经节，内脏器官的神经丛不属于外周神经元的胞体聚集，而是神经纤维在外周的聚集且交织成丛。

5. C

[解析] 躯体传出神经元控制的是骨骼肌。

6. C

[解析] 少突胶质细胞是中枢神经系统的髓鞘形成细胞，施万细胞是周围神经系统的髓鞘形成细胞。

7. B

[解析] 骨骼肌细胞具有多个到上百个细胞核，此外破骨细胞可以多达 3～50 个左右。巨噬细胞、骨原细胞、神经元及心肌细胞均为一个细胞核。

8. A

[解析] 尼氏体由发达的粗面内质网和游离核糖体构成。

9. E

[解析] 神经原纤维由神经丝和微管构成。

10. C

[解析] 树突棘是神经元之间形成突触的主要部位，电

镜下可见树突棘内有 2～3 层滑面内质网形成的板层，板层间有少量致密物质，称此为棘器。

11. E

［解析］轴突一般直径均一，少量侧支，无尼氏体，轴质内有大量神经丝和微管，还有滑面内质网、微丝、线粒体及小泡。轴突内无粗面内质网、游离核糖体以及高尔基复合体，故不能合成蛋白质。

12. C

［解析］轴突运输是轴突内的物质运输，可分为快速及慢速运输。快速运输离不开驱动蛋白，该蛋白具有一个杆部和两个呈球状的头部。杆部可连接被运输的细胞器，头部则构成横桥，有 ATP 酶活性，能与微管上的结合蛋白结合。当驱动蛋白一个头部结合于微管时，ATP 酶被激活，横桥分解 ATP 而获能，使驱动蛋白的颈部发生扭动，另一个头部即与微管上的下一个位点结合，不停地交替进行，细胞器即可沿着微管被输送到轴突末梢。慢速运输时，微管和微丝等结构的不断向前延伸，轴浆的其他可溶性成分也随之向前运输。

13. D

［解析］树突的结构与胞体类似，含有尼氏体、高尔基复合体，细胞膜上有神经递质等受体，可与来自轴突前膜释放的神经递质结合进而将信息传递下去。

14. A

［解析］神经冲动的电流传导在轴膜进行，有髓神经纤维的神经冲动呈跳跃式传导，即通过郎飞结处的轴膜传导，从一个郎飞结跳到下一个郎飞结，传导速度快。无髓神经纤维因无髓鞘和郎飞结，神经冲动只能沿着轴膜连续传导，传导速度慢。

15. C

［解析］神经胶质细胞数量是神经细胞的 10～50 倍，在中枢及周围神经系统中均有存在，其胞突没有树突轴突之分。当脑和脊髓损伤时，星形胶质细胞可增生形成胶质瘢痕。HE 染色一般很难对胶质细胞外观进行分辨，特殊染色如镀银法可以显示少突胶质细胞轮廓。

16. D

［解析］小胶质细胞在中枢神经系统受损时，可转变为巨噬细胞而具有吞噬功能。

17. C

［解析］神经胶质细胞在损伤时可增生形成胶质瘢痕，大淋巴细胞可进一步分裂产生中小型淋巴细胞，骨原细胞和间充质细胞都属于分裂活跃细胞，粒细胞的晚幼型已经达到成熟，无分裂能力。

18. A

［解析］神经纤维由神经元长轴突及包绕它的神经胶质细胞构成。

19. C

［解析］神经膜由细胞及其外围的基膜组成，呈薄膜状，包在有髓神经纤维的髓鞘外或连续地包在无髓神经纤维外，具有保护和再生的作用。

20. B

［解析］有髓神经纤维的髓鞘并非连续不断的，呈现有规则的节段（即结间体），节段之间细窄部分称为郎飞结。结间体外围部分即为一个细胞。郎飞结处无髓神经纤维轴突细，外包连续细胞，无髓鞘，无郎飞结。

21. C

［解析］神经是神经纤维在外周部的聚集，神经纤维由神经元长突起及其包绕它的神经胶质细胞构成，其表面的结缔组织称神经外膜。神经内含若干神经纤维束，覆盖在神经纤维束表面的神经束上皮以及束间的结缔组织共同构成神经束膜。而在神经纤维束内，每条神经纤维表面的薄层结缔组织称神经内膜。

22. D

［解析］运动终板又称神经肌连接。是指运动神经元发出的长轴突在抵达骨骼肌时失去髓鞘，其轴突反复分支形成葡萄状终末与骨骼肌纤维建立突触所形成的效应器，是将神经兴奋性传递到肌肉的重要部位。

23. E

［解析］肌梭是分布于骨骼肌内的梭形结构，表面有结缔组织被囊，其内含多条细小骨骼肌纤维形成的梭内肌纤维，属于本体感受器。梭内肌纤维的核成串排列。感觉神经纤维呈环状包绕梭内肌纤维中段的含核部分，运动纤维末梢则分布于肌纤维两端。

24. D

［解析］运动终板属于运动神经末梢。

25. B

［解析］游离神经末梢主要感受冷热、轻触觉和痛觉；触觉小体主要产生触觉；环层小体主要产生压觉和振动觉；肌梭感受的是本体感觉；运动终板属于躯体运动神经末梢。

26. B

［解析］运动神经纤维抵达骨骼肌时失去髓鞘，轴突反复分支，每一分支形成葡萄状终末，并与骨骼肌纤维建立突触连接，连接区域呈椭圆形板状隆起，即运动终板。一个运动神经元支配少者 1～2 条，多者可达上千条骨骼肌纤维。电镜下运动终板处的骨骼肌纤维表面凹陷呈浅槽，槽底肌膜即突触后膜，有许多皱褶以增大后膜面积。

轴突终末内有许多乙酰胆碱的圆形突触小泡。

27. E

［解析］神经是神经纤维在外周部的聚集。其中包裹在神经最外面的结缔组织是神经外膜，居于神经内的若干神经纤维束表面有神经束上皮，上皮和束间的结缔组织共同构成神经束膜。在神经纤维束内，每条神经纤维表面的薄层结缔组织称神经内膜。神经内膜的深面是由施万细胞及其基膜在轴突表面形成的神经膜。

28. C

［解析］该处靠近神经元胞体，没有尼氏体，故为轴丘，选 C，答案 B 相对 C 不够精确。

29. C

［解析］箭头所示细胞呈一层扁平状细胞，其核圆，染色质较深，围绕在神经元胞体周围，符合神经节细胞周围围绕卫星细胞的特征。

30. D

［解析］微丝位于神经元胞体、树突棘轴突内。神经原纤维是构成神经元的特征性结构，位于胞体、树突及轴突内，镀银染色显示为棕黑色细丝。神经纤维由神经元的轴突或树突、髓鞘和神经膜组成。形成髓鞘的为神经胶质细胞，由于髓鞘主要由类脂构成，HE 染色时髓鞘中的类脂被溶解，仅见少量残留的网状蛋白质，故图中空泡状的结构是髓鞘，二者之间缩窄处为郎飞结，据此，穿经郎飞结的线状结构是轴突，包绕形成髓鞘的胶质细胞核位于神经纤维之间。神经膜是胶质细胞包绕神经轴突最外层时，少量胞质与胞膜以及其外的基膜共同构成。

【B/型/题】

31. E　32. C　33. C　34. A　35. C

［解析］胶原纤维由成纤维细胞分泌至胞外，属于细胞间质；神经原纤维是构成神经元的特征性结构，镀银染色下呈棕黑色细丝且交错成网，并伸入树突和轴突内；肌原纤维是肌浆内沿肌纤维长轴平行排列呈细丝状的结构，每条肌原纤维上都有明暗相间的带；张力原纤维（张力丝）是中间纤维结合蛋白将中间纤维相互交联成束状的结构。细胞内含物是指在细胞质内由细胞生命代谢过程中形成的产物，如糖原、色素粒、脂肪滴等，故神经原纤维、肌原纤维及张力原纤维不属于细胞内含物，也不属于细胞或分泌至胞外的细胞间质，它们都是细胞器。心肌纤维属于多核细胞，一条肌纤维内含有几十个到上百个核。

【C/型/题】

36. C　37. B　38. C

［解析］神经元树突结构与神经元胞体相似，都含有神经元特征性的尼氏体及神经原纤维，而神经元轴突内则不含尼氏体，但含有神经原纤维。

39. C　40. D　41. C

［解析］神经元胞体内含有尼氏体，这是一种由发达的粗面内质网和游离核糖体构成的细胞器，提示与活跃的蛋白质合成有关。此外胞体内还含有高尔基复合体、线粒体等。神经元胞体与树突结构类似。轴突内不含尼氏体和高尔基复合体，但含有大量微丝微管、滑面内质网、线粒体和小泡。

【X/型/题】

42. ABCE

［解析］神经元可位于中枢和周围神经系统，数量多，形态大小各异，突起长短不一。一般而言，胞体越大的神经元，轴突越长。部分神经元（如下丘脑的部分神经细胞）具有内分泌功能

43. CE

［解析］通常神经元只有一根轴突，轴突长短不一，末端常有分支，轴浆内有大量神经丝和微管，还有滑面内质网、小泡、线粒体和微丝，但缺乏高尔基复合体、游离核糖体及粗面内质网，故不能合成蛋白质。

44. ACE

［解析］神经元胞体一般比较大，核大而圆，染色浅，核仁明显。胞体及树突内有尼氏体和神经原纤维，但神经原纤维需要镀银染色才能观察到。按突起数量多少可分为假单极、双极和多极神经元。

45. ABCD

［解析］突触终扣，即突触小体，是指神经元轴突末梢分枝末端的膨大部分所形成的小体。这些突触小体可以与多个神经元的细胞体或树突接触形成突触。在突触小体靠近前膜处有大量突触小泡，内含乙酰胆碱等不同神经递质。递质受体一般位于突触后结构，故 E 错。轴突内有大量神经丝和微管，此外还有滑面内质网、微丝、线粒体和小泡等。

46. ABC

［解析］突触是神经元与神经元之间，或神经元与效应器之间信息传递的部位。没有涉及神经胶质细胞，故 D、E 错误。

47. BC

［解析］当神经冲动传导至突触前成分时，突触前膜上的电压门控 Ca^{2+}通道开放，细胞外 Ca^{2+}进入突触前成分，突触小泡脱离细胞骨架与移动至突触前膜与之融合，小泡内容物释放到突触间隙，到达突触后膜并与后膜上的受体结合，突触后膜上的离子通道开放或关闭，突触后膜电位发生改变，从而改变突触后神经细

胞的兴奋性。突触后膜上没有电压门控通道，只有化学门控通道，化学门控通道的开放数量与其所结合的递质成正相关，因此不表现出全或无的特点。

48. ABE

［解析］室管膜细胞是一种分布于脑室和脊髓中央管腔面的胶质细胞，是具有分泌功能的脉络丛上皮，细胞呈立方或柱形，可产生脑脊液。

49. AB

［解析］躯体神经支配体表、骨骼肌、关节、韧带等。内脏平滑肌、心血管、腺体等接受内脏神经支配

二、名词解释

1. 即轴突内的胞质，除含有大量神经丝和微管外，尚有滑面内质网、线粒体、微丝和小泡等。
2. 是神经元胞质内的细丝状结构。镀银染色切片中，神经原纤维呈棕黑色细丝交错成网，并伸向树突和轴突内。电镜下神经原纤维由中间丝（称神经丝）和微管组成，故它属于神经元的细胞骨架结构。神经丝和微管还与胞质内的物质输送有关，尤其在轴突输送中起重要作用。
3. 星形胶质细胞是中枢神经系统中体积最大、数量最多的一种神经胶质细胞，胞体呈星形，核圆或卵圆形，较大。它除充填在神经元之间起支持、分隔等作用外，有些突起末端膨大呈脚板，附在毛细血管基膜上，或伸到脑和脊髓表面形成胶质界膜从而参与血–脑屏障形成。星形胶质细胞可进一步分为纤维性和原浆性胶质细胞。
4. 有髓神经纤维即有髓鞘包裹的神经纤维，由神经元轴突、髓鞘和细胞组成。髓鞘很厚，呈管状包绕着轴索，细胞呈圆筒状，套在髓鞘的外面，胞核长圆形，胞质很薄。
5. 是指广泛分布于皮下组织、腹膜、骨膜韧带、关节囊等处的感觉神经末梢。环层小体体积较大，卵圆形或环形，被囊由数十层同心圆排列的扁平细胞组成。有髓神经纤维进入小体时失去髓鞘，穿行于小体中央的圆柱体内，参与产生压觉和振动觉。
6. 通常位于皮肤的真皮乳头内，以手指掌侧皮肤内最多，数量随着年龄递减。

   小体呈卵圆形，长轴与垂直于皮肤表面，外包有结缔组织被囊，小体内有许多扁平横列的扁平细胞，有髓神经纤维失去髓鞘并进入小体，轴突分成细支盘绕在扁平细胞之间，参与产生触觉。
7. 肌梭是分布于骨骼肌中感受牵张刺激的本体感受器，形如梭状，外面有结缔组织膜包围，有感觉神经末梢缠绕，内中一般含有 2～12 条特化的细骨骼肌纤维，两端一般附着于肌腱或梭外肌纤维。感觉神经纤维有两种：一种较粗，为快传纤维，主要传导肌肉牵张的感觉信息；另一种较细，主要与本体感觉有关。梭内肌纤维受一些较细的传出神经纤维的支配。梭内肌处于收缩状态时，肌梭感觉神经末梢的灵敏度增强。
8. 即内脏运动神经末梢，内脏传出神经纤维终末呈串珠样膨大，内含突触小泡和线粒体，支配平滑肌、心肌收缩及腺体的分泌。

三、填空题

1. 神经细胞；神经胶质细胞
2. 星形胶质细胞；少突胶质细胞；小胶质细胞；室管膜细胞；细胞；卫星细胞
3. 树突；轴突
4. 多极神经元；双极神经元；假单极神经元
5. 有髓神经纤维；无髓神经纤维
6. 尼氏体；粗面内质网；游离核蛋白体
7. 少突胶质细胞；细胞
8. 突触前成分；突触间隙；突触后成分
9. 接受刺激；传导神经冲动
10. 绝缘；营养；支持；保护
11. 触觉小体；环层小体；肌梭
12. 轴–树

四、简答题

1. 分布于中枢神经系统的神经胶质细胞有：

   （1）星形胶质细胞：①纤维性星形胶质细胞：多分布在白质，细胞突起长而直，分支少。②原浆性星形胶质细胞：多分布在灰质，细胞突起短粗，分支多，可形成脚板和胶质界膜。星形胶质细胞具有维持内环境稳定；引导神经细胞迁移、分化；填充、修复受损神经组织；营养神经细胞的功能。

   （2）少突胶质细胞：分布在神经元胞体附近和神经纤维周围，是中枢神经系统的髓鞘形成细胞。

   （3）小胶质细胞：胞体细长，核小，呈扁平或三角形。当中枢神经系统损伤时，可转变为具有吞噬能力的巨噬细胞，吞噬死亡细胞碎屑和退化变性的髓鞘。

   （4）室管膜细胞：立方形或柱形。分布在脑室和脊髓中央管的腔面，形成室管膜。

   分布在周围神经系统的神经胶质细胞有：

   （1）细胞：是形成周围神经纤维髓鞘的细胞。正常或受损的外周神经，其细胞能产生一些神经营养因子。

   （2）卫星细胞：是神经节内包裹神经元胞体的一层扁平或立方形细胞，又称被囊细胞。
2. （1）游离神经末梢：感受痛、温觉；

（2）触觉小体：感受触觉；
（3）环层小体：感受压觉；
（4）肌梭：感受肌张力；
（5）Cortis 器：感受声觉；
（6）椭圆囊斑：感受位觉；
（7）壶腹嵴：感受位置觉；
（8）视网膜：感受视觉；
（9）味蕾：感受味觉；
（10）鼻黏膜嗅部：感受嗅觉。

3. **树突**：树突内的结构与核周质（胞质）基本相似，每个神经元有一至多个，在树突分支上有许多棘状突起，称树突棘，数量和分布因不同神经元而异。树突的主要功能是接受刺激。**轴突**：比树突细，每个神经元仅一个，直径均一，分支较少，分支呈直角分出，轴突末端的分支较多，形成轴突终末。胞体发出轴突的部位形成轴丘。轴丘和轴突胞质内无尼氏体和高尔基复合体。轴突的主要功能是传导神经冲动。

（蔡　艳）

第八章　神经系统

【同步习题】

一、选择题

【A/型/题】

1. 构成中枢神经系统白质的是
   A. 神经纤维和神经胶质
   B. 神经细胞胞体和神经胶质
   C. 神经细胞胞体和有髓神经纤维
   D. 神经细胞胞体和大量无髓神经纤维
   E. 大量神经胶质
2. 关于中枢神经系统的局部神经元，下列错误的是
   A. 细胞体小
   B. 轴突长，且离开其细胞体所在灰质区
   C. 参与构成反馈调节的微环路或局部环路
   D. 大脑皮质的局部神经元以颗粒细胞占多数
   E. 不发出投射纤维
3. 大脑皮质的主要投射性神经元是
   A. 颗粒细胞　　B. 锥体细胞
   C. 上行轴突细胞　　D. 篮状细胞
   E. 梨状细胞
4. 大脑皮质中的大锥体细胞主要位于
   A. 外颗粒层　　B. 内锥体细胞层
   C. 内颗粒层　　D. 外锥体细胞层
   E. 多形层
5. 皮质核束和皮质脊髓束主要由大脑皮质哪层细胞的投射纤维组成
   A. 第二层的小锥体细胞
   B. 第三层的小锥体细胞
   C. 第四层的颗粒细胞
   D. 第五层的大、中型锥体细胞
   E. 第六层的梭形细胞
6. 关于脊髓灰质形态结构的描述，下列哪项是错误的
   A. 灰质纵贯脊髓全长呈蝴蝶型柱
   B. 在胸髓与上腰髓，前后角之间有侧角
   C. 前角短粗，后角顶端有胶状质覆盖
   D. 后角内有交感神经细胞和闰绍细胞
   E. 灰质中央有中央管，管壁有室管膜
7. 脊髓灰质内的α神经元
   A. 躯体运动神经元
   B. 分布到骨骼肌的梭内肌
   C. 又称 renshaw 细胞
   D. 分布到平滑肌
   E. 是感觉神经元
8. 小脑皮质由浅入深依次分为
   A. 分子层、颗粒层、锥体层
   B. 颗粒层、分子层、锥体层
   C. 颗粒层、分子层、梨状细胞层
   D. 分子层、粒层、梨状细胞层
   E. 分子层、梨状细胞层、颗粒层
9. 小脑皮质中唯一的兴奋性神经元是
   A. 颗粒细胞　　B. 浦肯野细胞
   C. 星形细胞层　　D. 篮细胞
   E. 高尔基细胞
10. 小脑皮质唯一的传出神经纤维是
    A. 高尔基细胞的轴突
    B. 浦肯野细胞的轴突
    C. 颗粒细胞的轴突
    D. 篮细胞的轴突
    E. 星形细胞的轴突
11. 小脑髓质的纤维成分
    A. 只有攀缘纤维
    B. 只有苔藓纤维
    C. 只有浦肯野细胞的轴突
    D. 是颗粒细胞和高尔基细胞的树突和轴突
    E. 有浦肯野细胞的轴突，攀缘纤维和苔藓纤维
12. 关于中枢神经系统内营养供应的特点，下列哪项是错误的
    A. 血管丰富、密集成网
    B. 血管壁薄，静脉瓣无瓣膜
    C. 淋巴管丰富
    D. 血管周隙含脑脊液
    E. 血液与神经元之间有血–脑屏障
13. 环绕脑毛细血管形成胶质膜的细胞是
    A. 神经膜细胞　　B. 星形胶质细胞
    C. 小胶质细胞　　D. 少突胶质细胞
    E. 室管膜细胞

14. 参与构成脑－脑脊液屏障的是
  A. 室管膜细胞和星形胶质细胞
  B. 室管膜细胞和接触脑脊液神经元
  C. 星形胶质细胞
  D. 室管膜细胞
  E. 室管膜细胞和毛细血管内皮
15. 脑脊液的产生
  A. 由脑的毛细血管渗出
  B. 由脑膜的淋巴管渗出
  C. 由脑的细胞外液经室管膜上皮渗出
  D. 由星形胶质细胞分泌
  E. 由脉络丛上皮分泌
16. 脑屏障的含义是指
  A. 血－脑屏障
  B. 血－脑屏障、血－脑脊液屏障和脑脊液－脑屏障
  C. 血－脑屏障和血－脑脊液屏障
  D. 血－脑脊液屏障和脑脊液－脑屏障
  E. 血－脑脊液屏障
17. 患者，女性，43 岁，汉族，居住地为牧区。因反复阵发性头痛和反复发作短暂抽搐 4 年，伴右侧肢体无力 3 天入院。既往有肝包虫手术摘除病史。入院前 1 周出现偏瘫。体检发现言语欠流利有十分轻微的运动性失语，右上肢肌力 2 级，右下肢肌力 3 级，右侧肌张力增高，右侧腱反射高于左侧，右侧锥体束征阳性。定位诊断：左侧额叶中央前回附近，累及皮质和皮质下。请问中央前回发出锥体束的细胞主要位于哪一层
  A. 分子层　　B. 外颗粒层
  C. 外锥体层　　D. 内颗粒层
  E. 内锥体层
18. 男性中风患者，56 岁，因一侧肢体瘫痪 1 天入院，检查发现：右侧上、下肢痉挛性瘫痪，腱反射亢进，病理反射（+）；伸舌时舌尖偏向左侧，左侧舌肌萎缩；右侧躯干和上、下肢本体感觉和两点辨别觉消失；全身的痛温觉均存在。诊断为左侧延髓橄榄中部损伤。请问痛温觉最终投射进入大脑皮质的
  A. 分子层　　B. 外颗粒层
  C. 外锥体层　　D. 内颗粒层
  E. 内锥体层
19. 患者，男，22 岁，眩晕一周，恶心，影像学诊断为：小脑左叶血管畸形可能大。关于小脑皮质梨状神经元轴突组成的传出纤维终止于
  A. 脑桥核团
  B. 小脑深部齿状核和顶核核群
  C. 大脑皮质运动区
  D. 丘脑核团
  E. 脊髓前角
20. 下图是经高尔基染色的大脑皮质，所示细胞是

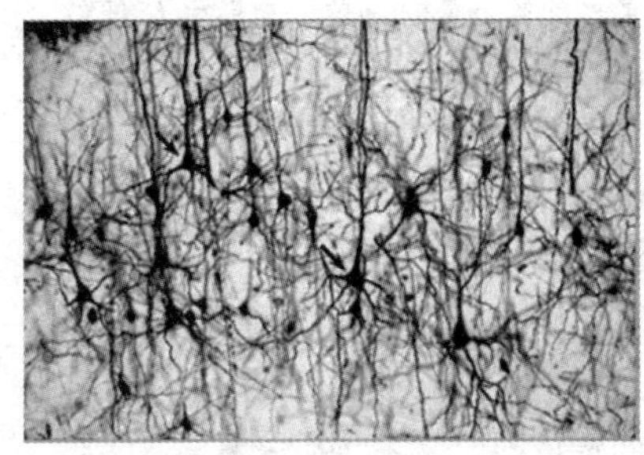

  A. 锥体细胞　　B. 颗粒细胞
  C. 小胶质细胞　　D. 梭形细胞
  E. 水平细胞
21. 下图所示是小脑的什么细胞

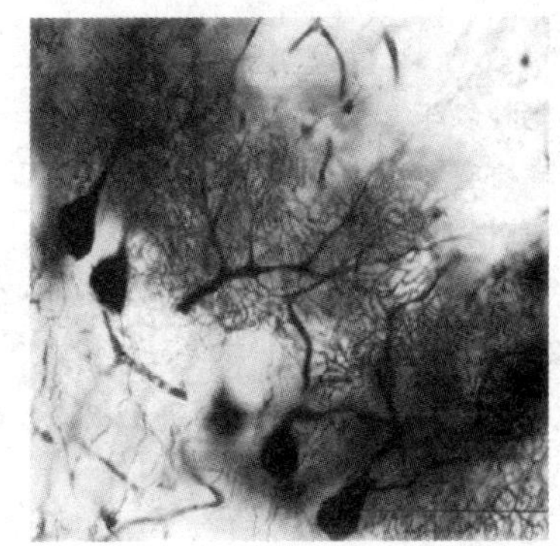

  A. 星形细胞　　B. 篮状细胞
  C. 浦肯野细胞　　D. 高尔基细胞
  E. 颗粒细胞
22. 下图数字 3 内的细胞类型主要是

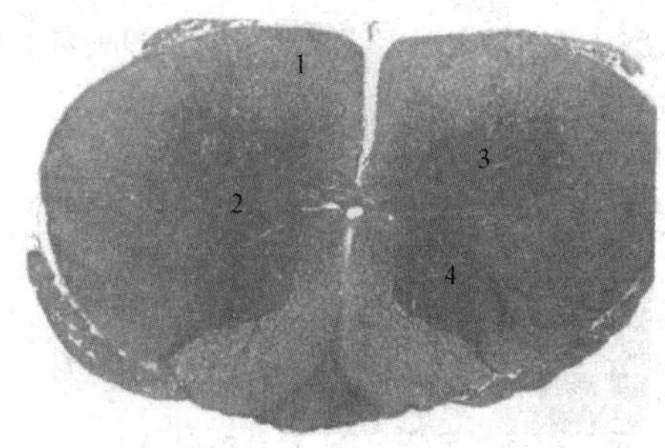

  A. 颗粒细胞
  B. 锥体细胞
  C. 少突胶质细胞
  D. 脊髓前角运动细胞

E. 梭形细胞

【B/型/题】

A. 星形细胞
B. 大量颗粒细胞和少量高尔基细胞
C. 星形细胞、篮状细胞和无髓神经纤维
D. 浦肯野细胞胞体
E. 浦肯野细胞、锥体细胞

23. 小脑皮质颗粒层的组成
24. 小脑皮质梨状细胞层组成
25. 小脑皮质分子层组成

A. 脊髓和脑干　　B. 延髓
C. 脑干网状结构　　D. 丘脑
E. 端脑

26. 小脑的攀缘纤维
27. 小脑的苔藓纤维

【C/型/题】

A. 感觉神经纤维　　B. 运动神经纤维
C. 两者均有　　D. 两者均无

28. 脊神经前根
29. 脊神经
30. 脊神经后根

【X/型/题】

31. 大脑皮质
A. 一般可分为六层
B. 第一至四层主要接受传入冲动
C. 投射纤维主要起自第五、六层的神经元
D. 第一层分子层内无神经元
E. 颗粒细胞是大脑皮质中间神经元

32. 大脑皮质内哪些神经元的轴突组成投射纤维或联合纤维
A. 水平细胞　　B. 大锥体细胞
C. 篮状细胞　　D. 大梭形细胞
E. 星形细胞

33. 与小脑浦肯野细胞形成突触连接的是
A. 星形细胞轴突　　B. 篮状细胞轴突
C. 颗粒细胞树突　　D. 颗粒细胞轴突
E. 攀缘纤维

34. 小脑蒲肯野细胞
A. 是小脑皮质中体积最大的细胞
B. 是小脑皮质中一种中间神经元
C. 胞体位于颗粒层
D. 树突伸至分子层内分支呈扁柏状
E. 树突表面有许多树突棘

35. 苔藓纤维起源于
A. 大脑皮质　　B. 脊髓
C. 延髓下橄榄核　　D. 脑干神经核团
E. 丘脑结节核

36. 背根神经节的节细胞
A. 是假单极神经元
B. 胞质内的尼氏体呈“虎斑状”
C. 从胞体发出的突起只有一个
D. 属感觉神经元
E. 卫星细胞只包绕其突起

37. 与脊神经节相比，自主神经节的特点是
A. 节细胞为双极神经元
B. 神经元胞体较小，散在分布
C. 神经元胞体周无卫星细胞
D. 节内多为无髓神经纤维
E. 神经元轴突终末形成内脏运动神经末梢

38. 多极神经元分布于
A. 大脑皮质　　B. 小脑皮质
C. 脊髓灰质　　D. 交感神经节
E. 脑内神经核团

39. 脑脊膜
A. 硬膜是致密结缔组织
B. 硬脊膜下隙内充满了大量脑脊液
C. 蛛网膜下隙内有少量液体
D. 软膜薄，富含血管
E. 软膜不随血管进入脑内

40. 脑脊液存在于
A. 硬膜下隙
B. 脑内动脉的血管周隙
C. 脑室
D. 脊髓中央管
E. 蛛网膜下隙

二、名词解释

1. 灰质
2. 皮质
3. 小脑小球
4. 蒲肯野细胞
5. 血–脑屏障

三、填空题

1. 神经系统分为__________和________两部分，前者包括________和________，后者由________、________

和____________组成。

2. 大脑皮质六层结构从浅入深分别是____________、________、_________、_________、___________和________。

3. 丘脑来的感觉传入纤维主要进入大脑皮质第______层，大脑皮质的投射纤维主要起自第_________层的_______细胞和第______层的_______细胞。

4. 小脑皮质传入纤维主要是__________、_________和___________。

5. 脊髓前角主要有_____________、___________和_________细胞。

6. 按形态分类，脊髓前角、侧角、后角内的神经元都是______________；按功能分类，前角神经元是__________，后角神经元是___________，侧角神经元是____________。

7. 神经节可分为______________、_____________和____________。

8. 脑膜之间形成的间隙有__________、___________和___________。

9. 血－脑屏障由________________、___________和___________构成。

四、简答题

1. 简述小脑皮质的分层及神经元种类。

2. 简述大脑皮质的结构分层及细胞类型。

【参考答案及解析】

一、选择题

【A/型/题】

1. A

［解析］白质是神经纤维在中枢神经系统聚集的统称，故不含神经细胞胞体。此外白质内尚有大量的神经胶质细胞。

2. B

［解析］中枢神经系统内的局部神经元多是树突野比较发达、轴突短、胞体小的中间神经元，由于轴突较短，仅在局部小范围内传递信息。大脑皮质中锥体细胞多发出长轴突形成投射纤维，颗粒细胞树突发达，主要是对各种感觉信息进行整合，是参与构成局部神经环路的主要细胞类型。

3. B

［解析］锥体细胞是大脑皮质主要的投射性神经元。

4. B

［解析］大型锥体细胞主要位于脑皮质深部的第五层，即内锥体细胞层。

5. D

［解析］皮质核束和皮质脊髓束主要是皮质第五层的锥体细胞轴突形成。

6. D

［解析］脊髓侧角主要见于胸腰段脊髓，是内脏运动神经元聚集之处。前角内多数是躯体运动神经元，如α运动神经元、γ运动神经元以及闰绍细胞。后角多为感觉性神经元。

7. A

［解析］α神经元属于脊髓前角的大型运动神经元，控制梭外骨骼肌的运动。

8. E

［解析］小脑皮质自浅入深可分为分子层、梨状细胞层及粒层三层结构。

9. A

［解析］小脑内有篮状细胞、星形细胞、颗粒细胞、浦肯野细胞及高尔基细胞共 5 种，其中除颗粒细胞外，其他都是抑制性神经元。

10. B

［解析］浦肯野细胞（又称为梨状细胞）发出的轴突是小脑唯一的传出纤维。

11. E

［解析］小脑髓质内有来自浦肯野细胞的轴突、来自小脑外的攀缘纤维及苔藓纤维。

12. C

［解析］中枢神经系统对血供要求高，故血供丰富且密集成网，脑内血管。软膜与血管之间的血管周隙与蛛网膜下隙相通，内含脑脊液。脑的毛细血管内皮细胞、基膜和神经胶质膜共同形成了介于血液与脑的神经组织之前的血－脑屏障。中枢神经系统目前关于存在淋巴管的证据仍不多。

13. B

［解析］星形胶质细胞胞突末端扩大形成脚板，贴附在毛细血管壁上构成血－脑屏障的神经胶质膜。

14. A

［解析］脑－脑脊液屏障是位于脑室与蛛网膜下隙内的脑脊液与脑及脊髓之间的神经细胞之间的屏障，由室管膜上皮、软脑膜及软膜下胶质膜共同构成。

15. E

[解析] 脑脊液由侧脑室脉络丛上皮不断分泌产生。

16. B

[解析] 脑屏障在结构上表现为血液与脑脊液中的物质在进入脑组织时受到一定程度的限制，由血-脑屏障、血-脑脊液屏障和脑脊液-脑屏障三部分构成。

17. E

[解析] 新皮质有六层结构，其中发出轴突向下形成投射纤维到脑干和脊髓等的神经元主要是第Ⅴ层内锥体细胞层以及Ⅵ层的多形层中的梭形细胞轴突。

18. D

[解析] 传导躯干四肢痛温觉的纤维最终经背侧丘脑腹后核向上传导进入中央后回及旁小叶后部皮质的第四层，即内颗粒细胞层。

19. B

[解析] 梨状神经元（即浦肯野细胞）是小脑唯一传出神经元，其轴突与小脑深部核团（如齿状核、顶核、球状核、栓状核），故选 B。

20. A

[解析] 此图显示的是大脑皮质内锥体细胞，数量多且密集，胞体呈锥形，有明显树突。

21. C

[解析] 此图显示小脑皮质，自浅入深可分辨出分子层、浦肯野细胞层及颗粒层。箭头所示细胞位于浦肯野细胞层，且胞体大，呈梨形，树突伸向分子层，符合浦肯野细胞特点。

22. D

[解析] 此图所示为脊髓横断面，一般前角扩大，后角缩窄，故判断 3 为脊髓前角，其内的主要细胞是脊髓前角运动细胞。

【B/型/题】

23. B 24. D 25. C

[解析] 小脑皮质颗粒层主要由颗粒细胞和高尔基细胞构成；小脑皮质梨状细胞层主要由单层的梨状细胞（即浦肯野细胞）构成；小脑皮质分子层内细胞少，含有少量的篮状细胞和星形细胞外，尚有来自星形细胞轴突、浦肯野细胞顶树突以及颗粒细胞的上行轴突形成的平行纤维。

26. B 27. A

[解析] 小脑的攀缘纤维主要由延髓的下橄榄核发出纤维形成，小脑的苔藓纤维则来自于脑干、脊髓的神经核。

【C/型/题】

28. B 29. C 30. A

[解析] 脊神经前根内主要是运动神经纤维，后根内主要是感觉神经纤维，前后根在椎间孔处形成脊神经，故脊神经里面含有感觉和运动神经纤维。

【X/型/题】

31. ABCE

[解析] 大脑皮质有六层结构，第一层为分子层，有少量神经元。第一至四层主要接受传入信息，第五到六层主要发出投射性纤维到皮质外结构。颗粒细胞树突也丰富，轴突较短，主要与各层细胞之间相互联系，构成局部神经环路，是皮质内的中间神经元。

32. BD

[解析] 参与构成投射或联合纤维的是位于皮质第五、六层的大锥体细胞和梭形细胞。

33. ABDE

[解析] 颗粒细胞轴突上行进入分子层后呈“T”形分支，与来自浦肯野细胞的扇形树突形成突触联系。分子层的星形细胞轴突较短，与浦肯野细胞树突形成突触，另一种篮状细胞轴突较长，其末端呈网状包裹浦肯野细胞胞体，并与之形成突触。攀缘纤维进入皮质后攀附在浦肯野细胞树突上形成突触，直接引起浦肯野细胞兴奋。苔藓纤维进入皮质后，末梢呈苔藓状分支，与许多颗粒细胞树突、高尔基细胞轴突或近端树突形成负责的小脑小球。苔藓纤维可兴奋多个颗粒细胞，通过颗粒细胞的平行纤维间接兴奋更多的浦肯野细胞。

34. ADE

[解析] 小脑浦肯野细胞是皮质中体积最大的细胞，是小脑五种类型细胞中的一种，胞体位于浦肯野细胞层，其深面是颗粒层。浦肯野细胞主树突呈扇形伸向分子层，树突表面有大量树突棘。

35. BD

[解析] 苔藓纤维属于兴奋性纤维，主要起源于脊髓、脑桥核和脑干网状结构核等处。延髓下橄榄核发出纤维组成攀缘纤维。

36. ACD

[解析] 背根神经节内是感觉性神经元胞体在外周的聚集之处，为假单极神经元，即胞体发出一个突起后分为周围及中枢两个突起，其胞体内的尼氏体呈细颗粒状。卫星细胞包裹在神经节内神经元的胞体。

37. BDE

[解析] 自主神经节内属于内脏运动神经元胞体聚集之处，运动神经元以多极神经元为主，假单极神经元以及双极神经元多为感觉神经元类型，故 A 错误。自主神经节内卫星细胞数量较少，包绕节细胞胞体和节后纤维，节细胞的轴突属于无髓神经纤维。

38. ABCDE

［解析］多极神经元在大脑皮质（如锥体细胞）、小脑皮质（如颗粒细胞）、脊髓灰质（如脊髓前角运动细胞）、交感神经节以及脑内很多神经核团内都有分布。

39. AD

［解析］硬膜是一层致密结缔组织形成的膜，其外为硬膜下隙，主要有静脉、脂肪等结构。软膜薄且富含血管，血管进入处，软膜与蛛网膜也随之进入脑内，但软膜并不紧包着血管。软膜与蛛网膜之间的蛛网膜下隙内有大量脑脊液。

40. BCDE

［解析］脑脊液主要分布于脑室各腔隙内，包括脑室、脊髓中央管、蛛网膜下隙以及脑内动脉血管周隙，但硬膜下隙、硬膜外隙都没有脑脊液在其内。

二、名词解释

1. 中枢神经系统内，神经元胞体集中的结构。
2. 位于大脑和小脑表面的灰质。
3. 苔藓纤维进入小脑皮质后末梢呈苔藓状分支，分支末端膨大，与许多颗粒细胞的树突、高尔基细胞的轴突或近端树突形成复杂的突触群，形似小球，故称小脑小球。
4. 是小脑皮质唯一的传出神经元类型，构成小脑皮质的蒲肯野细胞层。细胞胞体大，呈梨形，顶端发出 1～2 条形如扇形的粗树突，轴突自胞体底部发出，伸向小脑髓质并终止于小脑内部的核群。
5. 血－脑屏障是脑内毛细血管与神经组织之间的屏障结构，由连续毛细血管内皮（内皮细胞间有紧密连接）、基膜以及星形胶质细胞突起形成的胶质膜组成。血－脑屏障可阻止血液中某些物质进入脑组织，但能选择性让营养物质和代谢产生顺利通过，以维持脑组织内环境的相对稳定。

三、填空题

1. 中枢神经系统；周围神经系统；脑；脊髓；脑神经节和脑神经；脊神经节和脊神经；自主神经节和自主神经
2. 分子层；外颗粒层；外锥体细胞层；内颗粒层；内锥体细胞层；多形层
3. Ⅳ；Ⅴ；锥体细胞；Ⅵ；梭形细胞
4. 攀缘纤维；苔藓纤维；去甲肾上腺素能纤维
5. α 运动神经元；γ 运动神经元；闰绍细胞
6. 多极神经元；躯体运动神经元；感觉神经元；内脏运动神经元
7. 脊神经节；脑神经节；自主神经节
8. 硬膜外隙；硬膜下隙；蛛网膜下隙
9. 脑毛细血管内皮细胞；基膜；神经胶质细胞膜

四、简答题

1. 小脑皮质由外向内可分为分子层、蒲肯野细胞层和颗粒层。分子层主要有星形细胞和篮状细胞；蒲肯野细胞层由一层蒲肯野细胞组成；颗粒层由密集的颗粒细胞和高尔基细胞组成。
2. 大脑皮质内的细胞主要包括锥体细胞、颗粒细胞、梭形细胞、马氏细胞等，其中颗粒细胞还可分成星形细胞、蓝细胞和水平细胞等。这些神经元大致成六层分布，从浅到深依次如下：①分子层：主要为少量的水平细胞和星形细胞。②外颗粒层：含有许多颗粒细胞和少量小锥体细胞。③锥体细胞层：主要由中、小型锥体细胞组成。④内颗粒层：主要含有小型颗粒细胞。⑤内锥体细胞层：主要由大、中型锥体细胞组成。⑥多形细胞层：以梭形细胞为主，还有少量锥体细胞和颗粒细胞。

（蔡　艳）

第九章　眼和耳

【同步习题】

一、选择题

【A/型/题】

1. 视细胞是
   A. 感觉神经元　B. 联合神经元
   C. 运动神经元　D. 感觉上皮细胞
   E. 特化的感觉上皮细胞
2. 视网膜中央凹含有
   A. 视锥细胞　B. 视杆细胞
   C. 色素上皮　D. 色素上皮和视锥细胞
   E. 色素上皮和视杆细胞
3. 视神经乳头的结构特点是
   A. 无视细胞　B. 无视细胞和血管
   C. 视细胞少　D. 视细胞少，无血管
   E. 只有视杆细胞
4. 感强光和色觉的细胞是
   A. 视锥细胞　B. 视杆细胞
   C. 双极细胞　D. 节细胞
   E. 色素上皮细胞
5. 巩膜静脉窦内的液体是
   A. 血液　B. 外淋巴
   C. 内淋巴　D. 房水
   E. 脑脊液
6. 巩膜静脉窦位于
   A. 睫状体　B. 巩膜
   C. 角膜与巩膜交界处　D. 虹膜
   E. 虹膜与睫状体相连处
7. 角膜上皮感觉十分敏锐是因为
   A. 表层细胞的突起丰富
   B. 游离神经末梢丰富
   C. 神经细胞丰富
   D. 感觉细胞丰富
   E. 触觉小体丰富
8. 角膜基质
   A. 大量平行排列的胶原板层，含细胞，无血管
   B. 大量交错排列的胶原板层，含细胞，无血管
   C. 大量平行排列的胶原板层，含血管，无细胞
   D. 大量交错排列的胶原板层，含细胞和血管
   E. 大量交错排列的网状纤维层，含细胞，无血管
9. 视网膜最薄的部位是
   A. 视神经乳头　B. 黄斑
   C. 中央凹　D. 视网膜盲部
   E. 视网膜视部
10. 感弱光的细胞是
   A. 视锥细胞　B. 视杆细胞
   C. 双极细胞　D. 节细胞
   E. 色素上皮细胞
11. 视网膜的主要神经胶质细胞是
   A. 水平细胞　B. 米勒细胞
   C. 小胶质细胞　D. 少突胶质细胞
   E. 星形胶质细胞
12. 视网膜色素上皮的功能之一是
   A. 把合成的黑色素颗粒排入视细胞
   B. 贮存维生素 C
   C. 吞噬视细胞脱落的膜盘
   D. 合成视色素
   E. 感受颜色
13. 色素上皮细胞主要特点是
   A. 细胞之间的紧密连接分隔视细胞的内突与外突
   B. 为单层矮柱状
   C. 胞质内常见吞入的视锥细胞膜盘
   D. 胞质含大量粗大的黑素颗粒
   E. 细胞顶部有大量突起伸入视细胞胞体间
14. 视细胞的膜盘是
   A. 滑面内质网　B. 粗面内质网
   C. 高尔基复合体　D. 线粒体
   E. 向内凹陷的细胞膜
15. 视锥细胞与视杆细胞上的膜盘位于
   A. 外突　B. 外突外节
   C. 外突内节　D. 胞体
   E. 内突
16. 视锥细胞的膜盘含有
   A. 视色素　B. 黑色素
   C. 黄斑　D. 神经递质
   E. 视紫红质

17. 视杆细胞的膜盘含有
A. 视色素 B. 黑色素
C. 黄斑 D. 神经递质
E. 视紫红质

18. 夜盲症是因为
A. 视杆细胞减少
B. 色素上皮顶部突起增多
C. 视杆细胞膜盘不脱落
D. 视紫红质减少
E. 维生素 C 不足

19. 老年性白内障是
A. 晶状体浑浊 B. 角膜浑浊
C. 玻璃体浑浊 D. 房水浑浊
E. 视网膜血液供应减少

20. 视近物时，晶状体曲度增大是由于
A. 睫状肌收缩，睫状小带紧张
B. 睫状肌收缩，睫状小带松弛
C. 睫状肌舒张，睫状小带紧张
D. 睫状肌舒张，睫状小带松弛
E. 瞳孔括约肌收缩

21. 睫状小带是
A. 非胶原性管状微原纤维
B. 胶原纤维
C. 平滑肌纤维
D. 胶原原纤维
E. 网状纤维

22. 晶状体纤维是
A. 弹性纤维 B. 胶原纤维
C. 胶原原纤维 D. 非胶原性微原纤维
E. 上皮细胞

23. 晶状体囊由增厚的基膜与下列哪项组成
A. 胶原原纤维
B. 胶原纤维
C. 非胶原性微原纤维
D. 网状纤维
E. 弹性纤维

24. 视网膜剥离常发生在
A. 视细胞与双极细胞之间
B. 双极细胞与节细胞之间
C. 色素上皮层与视细胞之间
D. 视网膜与脉络膜之间
E. 视网膜与玻璃膜之间

25. 晶状体实质的构成是
A. 胶状液体 B. 胶原原纤维
C. 上皮细胞 D. 网状纤维
E. 纤维细胞

26. 视神经来自哪一层的轴突
A. 外核层 B. 节细胞层
C. 内网层 D. 外网层
E. 内核层

27. 光线射入眼内时，视网膜首先感受刺激的是
A. 内核层 B. 节细胞层
C. 外核层 D. 视细胞层
E. 色素上皮层

28. 角膜基质的主要成分是
A. 胶原原纤维 B. 胶原纤维
C. 糖胺多糖 D. 弹性纤维
E. 透明质酸

29. 从感光的角度，中央凹与视神经乳头的最重要的区别是
A. 中央凹较薄 B. 视神经乳头有血管
C. 颜色明显不同 D. 中央凹有视细胞
E. 视神经乳头较厚

30. 眼睑的睑板是
A. 疏松结缔组织 B. 致密结缔组织
C. 软骨组织 D. 平滑肌
E. 骨骼肌

31. 睑缘腺和睑板腺
A. 均为皮脂腺
B. 均为汗腺
C. 前者为皮脂腺，后者为汗腺
D. 前者为汗腺，后者为皮脂腺
E. 均为浆液腺

32. 睫腺与泪腺
A. 均为皮脂腺
B. 均为汗腺
C. 前者为皮脂腺，后者为汗腺
D. 前者为汗腺，后者为皮脂腺
E. 前者是汗腺，后者是浆液腺

33. 不同人种虹膜颜色差异主要取决于
A. 前缘层的厚薄
B. 虹膜基质中色素细胞的多少
C. 虹膜基质中血管的多少
D. 虹膜上皮层的细胞排列
E. 整个虹膜的厚薄

34. 血管膜分为
A. 睫状体和脉络膜
B. 睫状体和虹膜

C. 色素上皮，睫状体，脉络膜
D. 虹膜基质，睫状体基质，脉络膜
E. 虹膜，睫状体，脉络膜

35. 屈光介质包括
A. 房水、晶状体
B. 瞳孔、晶状体
C. 角膜、晶状体
D. 角膜、晶状体，玻璃体
E. 角膜、房水、晶状体、玻璃体

36. 分泌房水的是
A. 睫状体上皮内层 B. 睫状体上皮外层
C. 晶状体上皮 D. 角膜后上皮
E. 虹膜上皮

37. 鼓室的上皮是
A. 单层柱状上皮
B. 单层立方上皮
C. 假复层纤毛柱状上皮
D. 复层鳞状上皮
E. 单层扁平上皮

38. 覆盖听小骨黏膜的上皮是
A. 单层柱状上皮
B. 单层立方上皮
C. 假复层纤毛柱状上皮
D. 复层鳞状上皮
E. 单层扁平上皮

39. 神经杯包裹
A. 支持细胞 B. 毛细胞
C. 指细胞 D. 柱细胞
E. 杯状细胞

40. 内耳螺旋器位于
A. 膜半规管 B. 膜前庭
C. 膜蜗管 D. 前庭阶
E. 鼓室阶

41. 具有动纤毛的细胞是
A. 螺旋器毛细胞 B. 壶腹嵴毛细胞
C. 螺旋器指细胞 D. 螺旋器柱细胞
E. 双极细胞

42. 静纤毛是
A. 微绒毛 B. 质膜内褶
C. 静止的纤毛 D. 绒毛
E. 皱襞

43. 动纤毛的胞质内主要含
A. 微管 B. 微丝
C. 胶原纤维 D. 胶原原纤维
E. 微原纤维

44. 位觉感受器位于
A. 膜前庭 B. 膜半规管壶腹
C. 鼓室阶 D. 膜蜗管
E. 前庭阶

45. 壶腹嵴位于
A. 膜前庭
B. 膜半规管与膜前庭相连膨大处
C. 鼓室阶
D. 膜蜗管
E. 前庭阶

46. 分泌形成内耳螺旋器盖膜的是
A. 毛细胞 B. 指细胞
C. 柱细胞 D. 螺旋缘上皮细胞
E. 血管纹上皮细胞

47. 壶腹帽和位砂膜的形成由
A. 毛细胞分泌
B. 支持细胞分泌
C. 内淋巴液沉淀
D. 毛细胞和支持细胞共同分泌
E. 柱状细胞分泌

48. 分泌内淋巴的是
A. 血管纹 B. 前庭膜
C. 壶腹嵴 D. 位觉斑
E. 螺旋缘

49. 螺旋韧带是
A. 骨膜 B. 含毛细血管的上皮
C. 弹性膜 D. 骨板
E. 平滑肌组织

50. 分隔内、外柱细胞的是
A. 前庭膜 B. 卵圆窗膜
C. 内隧道 D. 基底膜
E. 鼓膜

51. 与外毛细胞相比，内毛细胞更靠近如下哪项
A. 螺旋韧带 B. 血管纹
C. 指细胞 D. 内隧道
E. 蜗轴

52. 螺旋器中的内隧道的管壁是
A. 指细胞 B. 毛细胞
C. 柱细胞 D. 内皮细胞
E. 淋巴细胞

53. 鼓室阶在耳蜗顶部
A. 与前庭阶相通 B. 与膜蜗管相通
C. 与内隧道相通 D. 与半规管相通

E. 是盲端

54. 前庭阶的外淋巴振动从何处传递到鼓室阶

A. 圆窗　　B. 卵圆窗

C. 蜗孔　　D. 内隧道

E. 半规管

55. 鼓室阶的外淋巴振动可直接引起何处振动

A. 基底膜　　B. 血管纹

C. 盖膜　　D. 壶腹帽

E. 位砂膜

56. 膜蜗管在耳蜗顶部

A. 与前庭阶相通　　B. 与鼓室阶相通

C. 与内隧道相通　　D. 与蜗小管相通

E. 是盲端

57. 前庭膜的上皮是

A. 单层柱状上皮

B. 单层立方上皮

C. 假复层纤毛柱状上皮

D. 复层鳞状上皮

E. 单层扁平上皮

58. 螺旋缘是

A. 骨膜

B. 含毛细血管的上皮

C. 弹性膜

D. 骨板

E. 平滑肌组织

59. 膜螺旋板是

A. 基底膜　　B. 含毛细血管的上皮

C. 弹性膜　　D. 骨板

E. 前庭膜

60. 含突触小泡的细胞是

A. 毛细胞　　B. 支持细胞

C. 巨噬细胞　　D. 施万细胞

E. 骨骼肌纤维

61. 听弦的长度从蜗底到蜗顶的变化规律是

A. 底短顶长

B. 底长顶短

C. 底、顶一样长

D. 底短，中间变长，顶短

E. 底长，中间变短，顶长

62. 听弦是

A. 放射状排列的胶原样细丝

B. 放射状排列的胶原纤维

C. 平行排列的胶原样细丝

D. 放射状排列的神经纤维

E. 平行排列的弹性纤维

63. 关于视网膜色素上皮的叙述，以下错误的是

A. 位于视网膜最外层

B. 单层立方状，无突起

C. 含大量黑色素颗粒和溶酶体

D. 对视细胞有保护和营养作用

E. 储存维生素 A

64. 关于角膜透明的原因，以下错误的是

A. 角膜上皮无色素细胞

B. 胶原纤维排列规则

C. 血管较少

D. 基质含适量水分和硫酸软骨素

E. 前上皮不角化

65. 不属于神经胶质细胞的是

A. 肾上腺嗜铬细胞

B. 视网膜的苗勒细胞

C. 垂体细胞

D. 神经节卫星细胞

E. 室管膜细胞

66. 关于维持角膜透明度的主要因素，以下错误的是

A. 上皮无色素

B. 胶原纤维排列规律，直径一致

C. 角膜基质无血管

D. 角膜内含适量的水分

E. 角膜内含丰富的透明质酸酶

67. 关于角膜的叙述，以下错误的是

A. 从前至后共分 5 层

B. 为透明圆盘状，无血管

C. 角膜上皮与球结膜上皮相延续

D. 前界层较厚，有再生能力

E. 后界层较薄，随年龄增长而增厚

68. 关于巩膜的结构，以下错误的是

A. 呈淡黄色

B. 质地坚硬

C. 由大量粗大的胶原纤维交织而成

D. 内含成纤维细胞及色素细胞

E. 内含少量血管、神经

69. 关于视杆细胞外突的结构和功能，以下错误的是

A. 外节的膜盘与胞膜分离

B. 膜盘上镶嵌视紫红质

C. 感受弱光

D. 感光物质在内节合成

E. 内节含丰富的线粒体与溶酶体

70. 关于视锥细胞的外突结构和功能，以下错误的是

A. 外突分为外节和内节
B. 外节顶部膜盘不脱落
C. 膜盘上嵌有视色素
D. 感光物质在膜盘上合成
E. 感受强光和色觉

71. 关于玻璃体的叙述，以下错误的是
A. 为无色透明的胶状物
B. 位于晶状体和视网膜之间
C. 中央有一个贯穿前后的透明管
D. 有屈光与运输视网膜代谢物的作用
E. 损伤流失后可以再生

72. 关于视网膜的叙述，以下错误的是
A. 为眼球壁的最内层
B. 可认为是脑的外延部分
C. 有神经胶质细胞
D. 盲部包括睫状体上皮和虹膜上皮
E. 视部指视细胞层

73. 关于视神经乳头的叙述，以下错误的是
A. 中心略凹，视觉敏锐
B. 视神经穿出眼球的部位
C. 视网膜中央动、静脉由此进出眼球
D. 位于黄斑鼻侧
E. 直径约 1.5mm

74. 关于黄斑的叙述，以下错误的是
A. 视网膜后极一浅黄色区域
B. 缺乏视细胞
C. 中央有一小凹，称中央凹
D. 中央凹是视网膜最薄处
E. 位于视神经乳头颞侧

75. 关于睫状肌的叙述，以下错误的是
A. 为平滑肌　　B. 均起于巩膜距
C. 收缩使瞳孔缩小　D. 分布于血管膜
E. 舒缩牵拉晶状体

76. 关于小梁网的叙述，以下错误的是
A. 位于角膜缘内侧
B. 由角膜基质纤维向后扩展而成
C. 小梁轴心为弹性纤维，表面覆以内皮
D. 小梁间隙充满房水
E. 小梁网覆盖于巩膜静脉窦内侧，附于巩膜距

77. 关于膜蜗管的基底膜的叙述，以下错误的是
A. 与骨螺旋板共同构成膜蜗管底壁
B. 含有听弦
C. 无血管和神经纤维
D. 可发生振动
E. 膜蜗管面有螺旋器

78. 关于血管纹的叙述，以下错误的是
A. 为膜蜗管的外侧壁上皮
B. 为复层柱状上皮
C. 含有血管
D. 上皮基膜分基板与网板
E. 分泌内淋巴

79. 关于位觉斑的叙述，以下错误的是
A. 呈圆斑状隆起
B. 毛细胞顶端有许多动纤毛
C. 毛细胞夹在支持细胞之间
D. 位砂膜上有位砂沉着
E. 感受直线运动起止刺激和头部静止时的位觉

80. 关于位听感受器的叙述，以下错误的是
A. 均有毛细胞　　B. 均有感觉神经元
C. 均有支持细胞　　D. 均有感觉神经末梢
E. 表面均有胶状物

81. 患者，女，56 岁，主诉右眼红、胀痛一天，伴同侧头痛，视力明显下降，口服索米痛片不见好转来诊，有重度哮喘病史。查体：视力右眼 0.1，左眼 1.0，睫状充血明显，角膜高度水肿，前房变浅，瞳孔光反射消失，中度散大，眼底窥不清。怀疑右眼急性闭角性青光眼。青光眼是房水回流障碍所致的眼内压升高。下列哪项是房水回流的通路
A. 晶状体　　B. 玻璃体
C. 色素上皮　　D. 小梁网
E. 巩膜距

82. 曾某，女，68 岁，右眼无痛性视力逐渐下降 3 年。体检：视力右眼 0.2，左眼 0.6，矫正效果差。裂隙灯检查：双眼角膜透明、前房常深，瞳孔等大正圆，光反射（+），双眼晶状体核呈黄色、右眼后囊下浑浊（+），右眼眼底略朦胧，左眼底正常。
最有可能的诊断为：老年性白内障。请问晶状体核的构成是
A. 透明质酸
B. 透明质酸酶
C. 含核的晶状体纤维
D. 无细胞核的晶状体纤维
E. 弹性纤维

83. 龙患，女，19 岁，自幼白天视力差，畏光。查体：一般情况正常。眼科检查：右眼视力 0.04，左眼 0.05，均不能戴镜矫正。双眼前节及眼底均无异常，全色盲。视网膜电流图（ERG）检查：明视 ERGb 波降低，暗视 ERG 正常，EOG 正常。视野呈环形

暗区。眼底荧光素血管造影示背景荧光增强。请问该患者的全色盲是视网膜上的哪种细胞病变所致

A. 双极细胞　　B. 节细胞
C. 视杆细胞　　D. 视锥细胞
E. 米勒细胞

84. 辛患，女，21 岁，右耳反复流脓 8 年，1 周前加重入院。检查：体温：37℃，脉搏：89 次/分，呼吸：20 次/分，血压：13/9kPa，神清，左耳鼓膜紧张部后上区穿孔约 2mm×3mm，外耳道及鼓室内有豆渣样物，伴恶臭，听力检查为重度传导性耳聋；右耳检查未见异常。最可能的诊断：慢性化脓性中耳炎胆脂瘤型。传导性耳聋是外界声波传入内耳的途径出现障碍。请问下列哪项不属于声波传入所经过的结构

A. 鼓膜　　B. 卵圆窗
C. 听小骨　　D. 螺旋神经节
E. 基底膜

85. 患者，女，2 个月，因腹泻在当地肌肉注射阿米卡星 500mg/次，每日 2 次，共用 1 天，3 天后家长发现患儿对声音反应敏感性减弱，1 周后明显下降，急到我院就诊。ABR 测试，阈值右耳 80dB、左耳 90dB，声阻抗检查正常，诊断为药物中毒性神经性耳聋。试分析药物中毒的可能位点是

A. 鼓膜　　B. 卵圆窗
C. 听小骨　　D. 毛细胞
E. 基底膜

86. 患者，男，12 岁，因眩晕、恶心呕吐 4 小时。无腹痛及进食不洁食物史。检查：腹软无压痛和反跳痛，未见神经系统定位体征，急查头颅 CT 未见异常，血常规正常。予以甘露醇降颅压，喜炎平清热解毒，奥美拉唑对症治疗，无好转。请耳鼻喉科会诊，仔细询问病史，患儿诉向左侧转头即出现天旋地转，有恶心呕吐感，无耳鸣、耳闷及听力下降。发病前无上呼吸道感染病史，自诉临近期末考试，学习紧张。以李氏快速手法复位 2 次，复位时患儿恶心明显，复位 3 小时后精神好转，能进食下床活动，次日复诊患儿正常，诉无眩晕发作，至今电话随访半年，无复发。请问其病变的部位在

A. 鼓膜　　B. 壶腹嵴
C. 螺旋器　　D. 螺旋缘
E. 螺旋韧带

87. 下图箭头所指是

A. 角膜　　B. 视网膜
C. 巩膜　　D. 虹膜
E. 脉络膜

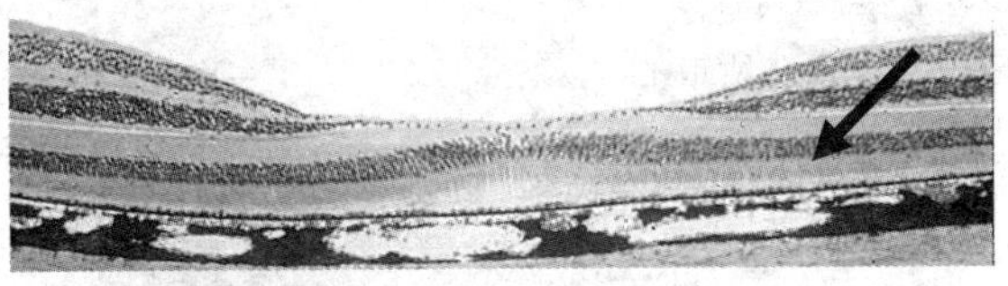

88. 下图箭头所指是

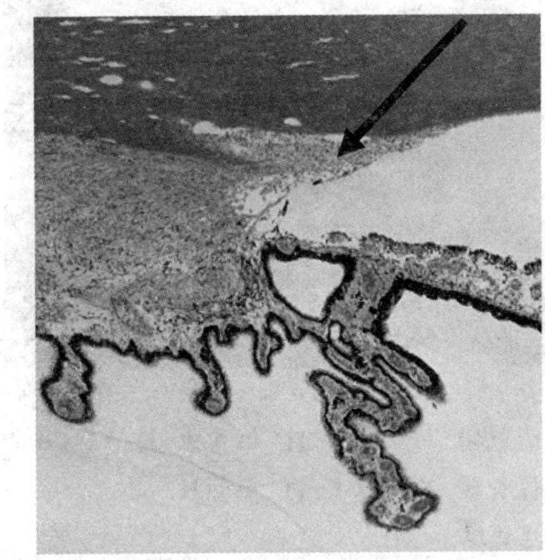

A. 睫状突　　B. 小梁网
C. 血管纹　　D. 巩膜静脉窦
E. 虹膜基质

89. 下图箭头所指是

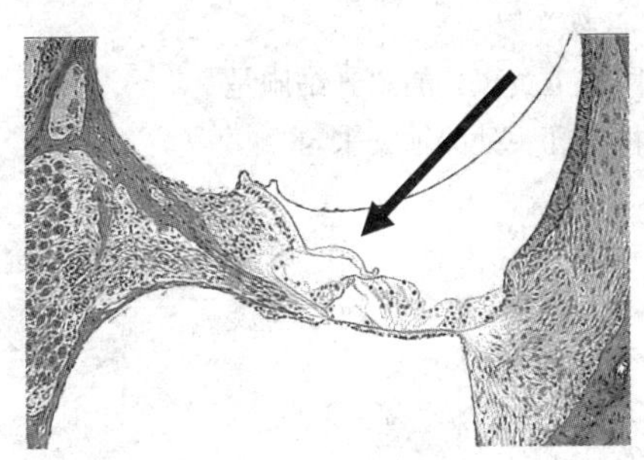

A. 壶腹嵴　　B. 位觉斑
C. 螺旋器　　D. 血管纹
E. 螺旋缘

90. 下图箭头所指是

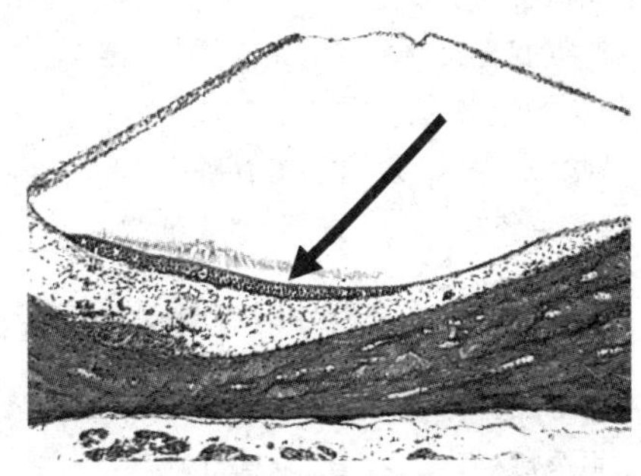

A. 壶腹嵴　　B. 位觉斑
C. 螺旋器　　D. 血管纹
E. 螺旋缘

91. 下图箭头所指是

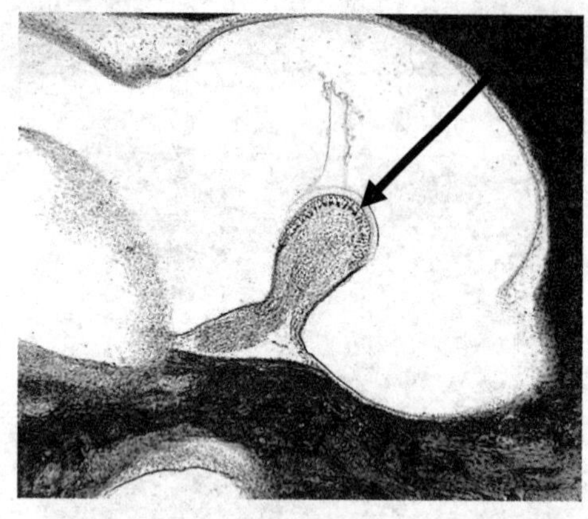

A. 壶腹嵴　　B. 位觉斑
C. 螺旋器　　D. 血管纹
E. 螺旋缘

【B/型/题】

A. 视细胞　　B. 色素上皮细胞
C. 节细胞　　D. 米勒细胞
E. 双极细胞

92. 视网膜上黄斑处的感光细胞是
93. 视神经乳头处的轴突来自

A. 晶状体　　B. 睫状体
C. 玻璃体　　D. 角膜
E. 视网膜

94. 含有神经元的胞体在
95. 含成纤维细胞，无血管的是

A. 螺旋缘　　B. 螺旋韧带
C. 血管纹　　D. 盖膜
E. 螺旋器

96. 含毛细血管的上皮是
97. 其内的细胞含突触小泡的是

A. 位觉斑　　B. 壶腹嵴
C. 螺旋神经节　　D. 骨螺旋板
E. 螺旋器

98. 感受声音的是
99. 感受头部旋转运动开始和终止时的刺激的是

A. 前庭阶　　B. 鼓室阶
C. 膜蜗管　　D. 球囊
E. 半规管壶腹

100. 螺旋器位于
101. 位觉斑位于

【C/型/题】

A. 视杆细胞　　B. 视锥细胞
C. 两者均有　　D. 两者均无

102. 含感光物质的是
103. 与色盲有关的是
104. 与夜盲有关的是

A. 螺旋器　　B. 壶腹嵴
C. 两者均有　　D. 两者均无

105. 毛细胞可见于
106. 柱细胞可见于
107. 位砂膜可见于

【X/型/题】

108. 下列哪些器官毛细血管丰富
A. 甲状旁腺　　B. 肾上腺
C. 神经垂体　　D. 心脏
E. 透明软骨

109. 角膜透明的重要因素是
A. 无色素细胞
B. 上皮细胞排列整齐，基部平坦
C. 角膜基质胶原纤维直径一致且排列平行
D. 基层含适量的糖胺多糖和水分
E. 无血管

110. 视网膜色素上皮的功能是
A. 吞噬膜盘　　B. 保护视细胞
C. 起屏障作用　　D. 参与视紫红质形成
E. 参与视色素形成

111. 视杆细胞
A. 为双极神经元
B. 外突呈杆状
C. 膜盘与质膜不连续
D. 膜盘上嵌有感光物质
E. 感受强光与色觉

112. 视锥细胞
A. 数量较视杆细胞多
B. 有3种视锥细胞，分别含红敏色素、蓝敏色素和绿敏色素
C. 内节不断合成补充视色素

D. 感受弱光
E. 膜盘与胞质不连续，并不断脱落

113. 房水由
A. 巩膜静脉窦分泌
B. 虹膜上皮细胞分泌
C. 睫状体非色素细胞分泌
D. 睫状体血管内血液渗透
E. 虹膜血管内血液渗透

114. 与调节晶状体位置和曲度有关的是
A. 巩膜距　B. 瞳孔括约肌
C. 睫状肌　D. 睫状小带
E. 瞳孔开大肌

115. 角膜的营养来自
A. 角膜基质血管　B. 房水
C. 角膜缘的血管　D. 巩膜血管
E. 巩膜与睫状体的血管

116. 外耳的叙述，正确的是
A. 外耳道外侧段为软骨部，内侧段为骨部
B. 外耳道表面覆以薄层皮肤
C. 大汗腺的分泌物称耵聍
D. 外耳道的皮下组织很厚，深部与软骨、骨紧密相贴
E. 鼓膜半透明，外表面为复层扁平上皮

117. 咽鼓管的上皮包括
A. 单层柱状上皮
B. 单层立方上皮
C. 假复层纤毛柱状上皮
D. 复层鳞状上皮
E. 单层扁平上皮

118. 关于内耳的叙述，正确的是
A. 骨迷路与膜迷路为两套套叠的管道
B. 骨迷路与膜迷路表面均覆盖上皮
C. 含内、外淋巴，互不相通
D. 膜迷路里的内淋巴通过蜗孔相通
E. 感受器均为膜迷路黏膜上皮的局部隆起

119. 位觉斑的细胞包括
A. 毛细胞　B. 支持细胞
C. 基质细胞　D. 位觉细胞
E. 螺旋神经节细胞

120. 壶腹嵴的细胞包括
A. 毛细胞　B. 支持细胞
C. 基质细胞　D. 双极细胞
E. 壶腹细胞

121. 与基底膜相连的是
A. 骨螺旋板　B. 螺旋韧带
C. 螺旋缘　D. 前庭膜
E. 蜗轴

122. 螺旋器的细胞包括
A. 毛细胞　B. 支持细胞
C. 指细胞　D. 柱细胞
E. 螺旋细胞

123. 具有静纤毛的细胞是
A. 螺旋器毛细胞　B. 壶腹嵴毛细胞
C. 螺旋器指细胞　D. 螺旋器柱细胞
E. 位觉斑毛细胞

二、名词解释

1. 角膜基质
2. 角膜缘
3. 巩膜距
4. 睫状突
5. 瞳孔括约肌
6. 膜盘
7. 中央凹
8. 视盘
9. 感光色素
10. 晶状体纤维
11. 睑板腺
12. 静纤毛
13. 基底膜
14. 听弦
15. 血管纹
16. 内隧道
17. 动纤毛
18. Corti 器
19. 壶腹帽
20. 位砂膜
21. 内淋巴
22. 外淋巴
23. 神经杯
24. 盖膜

三、填空题

1. 眼球壁的构成，由外向内依次为__________、__________和__________。
2. Corneal epithelium 是__________。
3. 巩膜与角膜交界的移行处称__________。
4. 睫状体由__________、__________和__________组成。
5. Ciliary processes 与晶状体通过__________相连。

6. 屈光系统包括__________、__________、__________和__________。
7. Retina 为__________组织，主要由__________、__________、__________和__________构成。
8. Visual cell 分__________细胞和__________细胞两种。
9. 视网膜 photoreceptor cell 即__________细胞，细胞分为__________、__________和__________三部分。
10. Sclera 主要由大量粗大的__________交织而成。
11. 眼睑分为五层，自外向内依次为__________、__________、__________、__________和__________。
12. 内耳由__________和__________构成。
13. Osseous labyrinth 从前至后由：__________、__________和__________三个部分组成。
14. Membranous labyrinth 由相互通连的__________、__________和__________。
15. Membranous labyrinth 与 osseous labyrinth 之间的腔隙内充满__________，Membranous labyrinth 内充满__________。
16. 感受头部旋转变速运动起、止时刺激的感受器是__________，它的上皮由__________细胞和__________细胞构成。
17. Corti organ 是__________，位于膜蜗管下壁__________上方，由__________细胞与__________细胞构成。
18. 膜蜗管上壁为__________，外侧壁上皮为__________，下壁由外侧的__________和内侧的__________构成。
19. 感受身体的直线变速运动和头部处于静止状态的位置觉的感受器是__________，位于__________囊和__________囊，其上皮由__________细胞和__________细胞构成。

四、简答题

1. 简述 cornea 的结构及其透明因素。
2. 简述房水的产生和排出途径。
3. 简述视网膜的细胞类型。
4. 列表比较视细胞的结构与功能的关系。
5. 简述螺旋器的结构。
6. 简述声音传导的途径。
7. 简述位觉斑的结构。
8. 简述壶腹嵴的结构。

【参考答案及解析】

【A/型/题】

1. A

[解析] 视细胞是感受光线的感觉神经元，又称感光细胞。

2. D

[解析] 视网膜黄斑的中央有一小凹称中央凹，是视网膜最薄的部分，只有色素上皮和视锥细胞。

3. A

[解析] 视神经乳头是视网膜全部节细胞的轴突在眼球后端汇集的区域，此处无感光细胞（视细胞）。

4. A

[解析] 视锥细胞的膜盘上镶嵌着视色素，能感受强光刺激和分辨颜色。

5. D

[解析] 巩膜静脉窦是一环形管道，管壁由内皮、不连续的基膜和薄层结缔组织构成，腔内充满房水。

6. C

[解析] 角膜缘为巩膜与角膜的移行处，是环绕角膜的带状区域，此处内侧部有巩膜静脉窦和小梁网。

7. B

[解析] 角膜上皮内有丰富的游离神经末梢，感觉十分敏锐。

8. A

[解析] 角膜基质由大量与表面平行的胶原板层组成。板层之间有细长突起的成纤维细胞，不含血管。

9. C

[解析] 中央凹是视网膜最薄的部分，只有色素上皮和视锥细胞，且无血管。

10. B

[解析] 视杆细胞膜盘的膜内含视紫红质，能感受弱光或暗光刺激。

11. B

[解析] 视网膜的神经胶质细胞主要是放射状胶质细胞，又称米勒细胞。

12. C

[解析] 色素上皮具有吞噬功能，能吞噬视细胞脱落的膜盘和视网膜的代谢产物，与膜盘的新生保持动态平衡。

13. D

[解析] 色素上皮细胞的主要特点是胞质内含大量粗大的黑素颗粒和吞噬体。细胞之间的紧密连接并不分布在视细胞之间。吞噬体内为视杆细胞的膜盘，视锥细胞的膜盘不脱落。细胞形态为单层立方，而不是矮柱状。其突起伸在视细胞的外突之间而不是在胞体之间。视色素存在于视锥细胞。

14. E

[解析] 膜盘是由外节基部一侧的胞膜向胞质内陷而形成。

15. B

[解析] 视细胞的外突的外节有大量平行排列的扁圆形膜盘。

16. A

[解析] 视锥细胞的膜盘上镶嵌的感光色素为视色素。

17. E

[解析] 视杆细胞的膜盘内镶嵌的感光色素称视紫红质。

18. D

[解析] 维生素 A 缺乏时，视紫红质合成减少，对弱光的敏感度降低，产生夜盲症。

19. A

[解析] 老年人晶状体的弹性减弱，透明度往往降低，甚至浑浊，形成老年性白内障。

20. B

[解析] 睫状肌收缩时，睫状小带松弛，晶状体弹性回缩，曲度增大。

21. A

[解析] 睫状小带是由许多管状微原纤维借蛋白多糖黏合、包被而成。

22. E

[解析] 晶状体上皮细胞进行有丝分裂并向后迁移到赤道部，逐渐变为细长棱柱状的晶状体纤维。

23. A

[解析] 晶状体囊，由增厚的基膜及胶原原纤维组成。

24. C

[解析] 视网膜剥离是指视网膜的感觉层和色素层分离。

25. C

[解析] 晶状体是一个具有弹性的双凸透明体，主要由上皮细胞构成。

26. B

[解析] 视网膜全部节细胞的轴突在眼球后端汇集，穿出巩膜筛板，成为视神经。

27. D

[解析] 视细胞层，视细胞（visual cell）是感受光线的感觉神经元，具体感受光线的位置在视细胞外突的外节膜盘上。

28. A

[解析] 角膜基质由大量与表面平行的胶原板层组成，每一板层含大量平行排列的胶原原纤维。

29. D

[解析] 从感光的角度，有视锥细胞的中央凹感受颜色和强光，没有视细胞的视神经乳头是盲点。

30. B

[解析] 睑板由致密结缔组织构成。

31. A

[解析] 睑板内有许多平行排列的分支管泡状皮脂腺，称睑板腺，睫毛根部的皮脂腺称睑缘腺，故均为皮脂腺。

32. E

[解析] 睑缘处还有一种腺腔较大的汗腺称睫腺，泪腺是浆液性复管状腺。

33. B

[解析] 黑色素细胞的密度以及色素颗粒的数量与形状是决定虹膜颜色的主要因素。

34. D

[解析] 血管膜是含大量血管和色素细胞的疏松结缔组织，由前向后分为虹膜基质、睫状体基质和脉络膜。而属于虹膜的上皮层、属于睫状体的上皮层，参与视网膜盲部的构成，并不参与血管膜的构成，故选项“虹膜，睫状体，脉络膜”（有些教材则是如此表述）不确切。

35. E

[解析] 眼球内容物包括房水、晶状体和玻璃体，均为无色透明，与角膜共同组成眼的屈光系统。

36. A

[解析] 房水是由睫状体血管内的血液渗透及非色素上皮细胞（内层）分泌而成。

37. B

[解析] 鼓室腔面覆盖有薄层黏膜，由单层立方上皮和薄层结缔组织组成。

38. B

[解析] 听小骨表面覆盖有薄层黏膜，由单层立方上皮和薄层结缔组织组成。

39. B

[解析] 前庭神经末梢包裹 I 型毛细胞，仅露出细胞顶部，似酒杯，故称神经杯。

40. C
[解析] 螺旋器坐落在膜蜗管的基底膜上。
41. B
[解析] 壶腹嵴的毛细胞以及位觉斑的毛细胞具有动纤毛，螺旋器毛细胞只有静纤毛。其他选项细胞无纤毛。
42. A
[解析] 静纤毛内含微丝，故属于一种微绒毛。
43. A
[解析] 动纤毛是真正的纤毛，像纤毛一样，胞质内含微管。
44. A
[解析] 膜前庭由椭圆囊与球囊组成，椭圆囊的外侧壁和球囊的前壁各有一黏膜增厚区，分别称椭圆囊斑和球囊斑，均为位觉感受器，故又合称位觉斑。
45. B
[解析] 膜半规管与膜前庭相连膨大处即壶腹，每个膜半规管壶腹一侧黏膜局部增厚呈嵴状，称为壶腹嵴。
46. D
[解析] 盖膜由螺旋缘表面的细胞分泌形成。
47. B
[解析] 壶腹嵴的支持细胞分泌的糖蛋白形成胶状物，成为壶腹帽。位觉斑的支持细胞分泌含糖蛋白的胶状物覆盖于位觉斑上面，称位砂膜。
48. A
[解析] 内淋巴由膜蜗管的血管纹产生。
49. A
[解析] 血管纹的深面为增厚的骨膜，称螺旋韧带。
50. C
[解析] 柱细胞排列为内、外两行，分别为内柱细胞和外柱细胞，细胞的基部较宽，两细胞底部的侧面以桥粒连接，并列于基底膜上；胞体中部细而长，彼此分离围成一个三角形的内隧道。因此内隧道分隔着内、外柱细胞。
51. E
[解析] 蜗轴在耳蜗的中轴，内毛细胞比外毛细胞更靠近中轴。螺旋韧带与血管纹在耳蜗的周边，内毛细胞比外毛细胞离外周更远。指细胞在毛细胞下方，内隧道在内、外毛细胞之间，也就无所谓远近了。
52. C
[解析] 柱细胞排列为内、外两行，分别为内柱细胞和外柱细胞，细胞的基部较宽，两细胞底部的侧面以桥粒连接，并列于基底膜上；胞体中部细而长，彼此分离围成一个三角形的内隧道。
53. A
[解析] 鼓室阶与前庭阶在蜗顶处经蜗孔相通。
54. C
[解析] 前庭阶外淋巴的振动又可经蜗孔传到鼓室阶。
55. A
[解析] 基底膜一面是膜蜗管，另一面是鼓室阶，因此，鼓室阶内的外淋巴振动将直接引起基底膜振动。
56. E
[解析] 膜蜗管为盲管，含内淋巴。
57. E
[解析] 前庭膜的两面均覆盖单层扁平上皮。
58. A
[解析] 骨螺旋板是蜗轴骨组织向外侧延伸而成，其起始部骨膜增厚并突入膜蜗管形成螺旋缘。
59. A
[解析] 膜螺旋板又称基底膜，内侧与骨螺旋板相连，外侧与螺旋韧带相连。
60. A
[解析] 毛细胞的基部含突触小泡，与前庭神经或耳蜗神经构成突触联系。
61. A
[解析] 蜗顶的听弦较细长，蜗底的听弦则较短。
62. A
[解析] 听弦由密集的胶原样细丝束组成，呈放射状排列。
63. B
[解析] 色素上皮细胞顶部有许多微绒毛，即突起。
64. C
[解析] 尽管角膜基质是含成纤维细胞的结缔组织，但角膜内并无血管。
65. A
[解析] 肾上腺嗜铬细胞属于内分泌细胞。其余各项均是神经胶质细胞。
66. E
[解析] 角膜基质内含透明质酸，而不是透明质酸酶。
67. D
[解析] 前界层为不含细胞的、透明的均质薄膜，主要由胶原原纤维和基质组成，受损后不能再生。
68. A
[解析] 巩膜为致密结缔组织，血管极少，故显示为白色。而不是黄色。
69. E
[解析] 内节含粗面内质网、高尔基复合体和丰富的线粒体等。其他各项正确。

70. D

［解析］感光物质在内节合成。

71. E

［解析］老年人或眼外伤、出血等可使玻璃体液化，即由凝胶状变为溶胶状，液化流失，不能再生，以房水充填。

72. E

［解析］视网膜视部由神经层和色素上皮层组成，其神经层包括视细胞层。

73. A

［解析］中心略凹，视觉敏锐——如此描述的是黄斑中央凹。

74. B

［解析］黄斑处有视锥细胞。

75. C

［解析］瞳孔的缩小受虹膜上的瞳孔括约肌控制。

76. C

［解析］小梁轴心为胶原纤维。

77. C

［解析］基底膜由 2 层上皮夹一层基膜构成，基膜含有血管、神经纤维和听弦。

78. D

［解析］上皮无基膜。

79. B

［解析］毛细胞顶端只有一根动纤毛，更多的是静纤毛（约 50 根）。

80. B

［解析］位听感受器是感觉上皮细胞，不是神经元。

81. D

［解析］小梁网在前房角，其小梁间隙内的房水来自前房，排入巩膜静脉窦。

82. D

［解析］晶状体中央部位的纤维（即晶状体细胞）渐老化，形成晶状体核，纤维排列致密而不规则，纤维内充满均质状的晶体蛋白，含水量减少，细胞核消失。

83. D

［解析］视锥细胞能感受强光刺激和分辨颜色，视锥细胞病变，缺乏辨别颜色的能力，称为色盲。

84. D

［解析］由螺旋器的毛细胞到螺旋神经节的信号传递不是声波传导，而是电信号传导。

85. D

［解析］毛细胞把声波机械信号转为电信号通过耳蜗神经传导至听觉中枢，是神经性耳聋的起点。其他各项是传导性耳聋的位点。

86. B

［解析］壶腹嵴感受头部旋转运动开始和终止时的刺激，如果有脱落的位砂（又称耳石）黏附于壶腹帽（耳石症），则可刺激毛细胞，感觉天旋地转。

87. B

［解析］视网膜位于脉络膜的内面，由一层色素上皮和三层神经元构成。此处中央为黄斑，视网膜的神经层变薄。

88. D

［解析］在角膜缘的内侧有巩膜静脉窦（许氏管），为一狭长腔隙，腔面被覆内皮。

89. C

［解析］膜蜗管下壁外侧部的基底膜，其上方有由支持细胞和毛细胞组成的螺旋器。其支持细胞分柱细胞与指细胞。柱细胞分内、外柱细胞，两者之间的细胞间隙为内隧道。指细胞分内、外指细胞，内指细胞通常为 1 行，外指细胞 3～4 行，内、外毛细胞在相应的内、外指细胞上。

90. B

［解析］位觉斑是由椭圆囊和球状囊一侧的黏膜增厚隆起而形成，较壶腹嵴平坦。此处上皮较周边厚，上皮表面有位砂膜。

91. A

［解析］壶腹嵴是由壶腹的一侧黏膜（包括上皮和其下的结缔组织）增厚呈山嵴状突向腔内而形成，较位觉斑更明显。上皮表面可见不甚规则的壶腹帽。上皮下的固有层由较厚的结缔组织组成。

【B/型/题】

92. A　93. C

［解析］视细胞是视网膜上的感光细胞，黄斑是视网膜的一个部分。节细胞的轴突在视神经乳头处汇集，穿出巩膜筛板形成视神经。

94. E　95. D

［解析］视网膜上的视细胞、双极细胞和节细胞都是神经元，其胞体在视网膜内。角膜有神经末梢，即神经元的突起分布，但其神经元的胞体不在角膜。角膜基质内含成纤维细胞，无血管。

96. C　97. D

［解析］血管纹的上皮内含毛细血管。螺旋器的毛细胞含突触小泡，与耳蜗神经形成突触联系。

98. E　99. B

［解析］螺旋器的毛细胞是感受声音的上皮细胞，传递给螺旋神经节的双极神经元。壶腹嵴的毛细胞感受头

部旋转运动开始和终止时的刺激，传递给前庭神经。

100. C 101. D

［解析］螺旋器位于膜蜗管的底壁基底膜上。位觉斑位于膜前庭的球囊（前壁）和椭圆囊（外侧壁）内。

【C/型/题】

102. C 103. B 104. A

［解析］感光物质包括视色素与视紫红质，视锥细胞含视色素，视杆细胞含视紫红质。某种视色素缺乏将导致色盲，因此与视锥细胞有关。视杆细胞感弱光，如果其功能障碍，将导致弱光环境下的感光不佳，表现为夜盲。

105. C 106. A 107. D

［解析］螺旋器的细胞包括毛细胞、柱细胞和指细胞，壶腹嵴的细胞包括毛细胞与支持细胞，故二者均有毛细胞。只有螺旋器有柱细胞。位砂膜是位觉斑上的结构，而螺旋器与壶腹嵴两者均没有位砂膜。

【X/型/题】

108. ABCD

［解析］软骨组织内无血管。

109. ABCDE

［解析］各项均正确。

110. ABCD

［解析］不参与视色素的形成。

111. ABCD

［解析］感受弱光而不感受颜色与强光。

112. BC

［解析］人的一只眼球内约有 12000 万个视杆细胞和 700 万个视锥细胞。视锥细胞感受颜色与强光，膜盘与胞质不分离。有 3 种视锥细胞，分别含红敏色素、蓝敏色素和绿敏色素。视色素由内节合成。

113. CD

［解析］房水是由睫状体血管内的血液渗透及非色素上皮细胞分泌而成。

114. CD

［解析］睫状肌的收缩通过睫状小带使晶状体的位置和曲度发生改变。

115. BC

［解析］角膜基质不含血管，其营养由房水和角膜缘的血管供应。

116. ABCE

［解析］外耳道的皮下组织很少。

117. AC

［解析］咽鼓管是连接鼓室和鼻咽部的管道，近鼓室段的黏膜上皮为单层柱状上皮；近鼻咽段的上皮为假复层纤毛柱状上皮。

118. ACDE

［解析］骨迷路上并无上皮覆盖。

119. AB

［解析］位觉斑较壶腹嵴平坦，表面上皮的组成与壶腹嵴相似，亦由支持细胞和毛细胞组成。

120. AB

［解析］壶腹嵴其表面覆以高柱状上皮，由支持细胞和毛细胞组成。

121. AB

［解析］膜螺旋板又称基底膜，内侧与骨螺旋板相连，外侧与螺旋韧带相连。

122. ABCD

［解析］支持细胞包括指细胞与柱细胞。

123. ABE

［解析］螺旋器、壶腹嵴和位觉斑的毛细胞均有静纤毛。其他选项细胞无纤毛。

二、名词解释

1. 角膜的主要部分，由大量与表面平行的胶原板层组成，板层之间有细长突起的成纤维细胞，不含血管。
2. 为巩膜与角膜的移行处，含角膜缘干细胞。内侧部有环形巩膜静脉窦。
3. 角膜缘的内侧，巩膜向前内侧稍凸起，形成一环形嵴状突起，称巩膜距。
4. 睫状体的前段肥厚并伸出放射状的睫状突，借睫状小带与晶状体相连。
5. 虹膜在近瞳孔缘处平滑肌细胞聚集形成环形的肌束，称瞳孔括约肌。受副交感神经支配，收缩时使瞳孔缩小。
6. 视细胞的外节有大量平行排列的扁圆形膜盘，它们由外节基部一侧的胞膜向胞质内陷而形成，膜上有能感光的镶嵌蛋白（感光色素）。
7. 视网膜后极部有一浅黄色区域，其中央有一小凹称中央凹，是视网膜最薄的部分，只有色素上皮和视锥细胞，且无血管。
8. 又称视神经乳头，位于黄斑鼻侧，呈圆盘状，外侧略为高起，中央轻度凹陷。该处是视网膜全部节细胞的轴突在眼球后端汇集的区域。
9. 膜盘上镶嵌的蛋白质，在视杆细胞为视紫红质，在视锥细胞为视色素（分红敏色素、蓝敏色素和绿敏色素）。
10. 立方形的晶状体上皮细胞进行有丝分裂，迁移到晶状体赤道部，逐渐变为细长棱柱状的晶状体纤维。
11. 睑板内有许多平行排列的分支管泡状皮脂腺，称睑板腺。由于睑板腺导管阻塞使腺内发生慢性炎症，称睑板腺囊肿或霰粒肿。

12. 壶腹嵴、位觉斑与螺旋器的毛细胞顶部有细长突起的微绒毛，称静纤毛。
13. 膜螺旋板又称基底膜，在膜蜗管底壁的外侧。基底膜的内侧与骨螺旋板相连，外侧与螺旋韧带相连。基底膜分三层，中间为非常薄的纤维层，两侧为上皮。
14. 基底膜纤维层内的胶原样细丝束，细丝直径为8～10μm，呈放射状排列，自蜗底向蜗顶逐渐增宽，听弦也逐渐加长。
15. 膜蜗管的外侧壁黏膜上皮为复层上皮，因上皮中含有毛细血管，故称血管纹。
16. 螺旋器的柱细胞排列为内、外两行，分别为内柱细胞和外柱细胞，细胞的基部较宽，两细胞底部的侧面以桥粒连接，并列于基底膜上；胞体中部细而长，彼此分离围成一个三角形的内隧道。
17. 壶腹嵴与位觉斑的毛细胞，每个毛细胞的顶部形成细长的突起中，有1根是动纤毛，其胞质内含微管。
18. 位于膜蜗管的底壁上，主要由支持细胞和毛细胞组成，支持细胞分柱细胞与指细胞。其功能是感受声音。
19. 覆盖在壶腹嵴上皮表面的糖蛋白胶状物，由支持细胞分泌。毛细胞的动、静纤毛伸入帽内。
20. 覆盖在位觉斑上皮表面的糖蛋白胶状物，由支持细胞分泌。毛细胞的动、静纤毛伸入膜内，表面有位砂。
21. 膜迷路腔内充满的液体称内淋巴，内淋巴由膜蜗管的血管纹产生，成分似细胞内液。
22. 膜迷路与骨迷路之间的腔隙充满外淋巴，外淋巴的成分似脑脊液。
23. 位觉斑与壶腹嵴的Ⅰ型毛细胞，其胞体大部分被前庭神经末梢包裹，仅露出细胞顶部。神经末梢形似酒杯，故称神经杯。
24. 在螺旋器的上方有一板状的胶质性盖膜覆盖，盖膜由螺旋缘表面的细胞分泌，由胶样基质与细丝构成。

三、填空题

1. 纤维膜；血管膜；视网膜
2. 未角化的复层扁平上皮
3. 角膜缘
4. 睫状肌；基质；睫状体上皮
5. 睫状小带
6. 角膜；房水；晶状体；玻璃体
7. 神经；色素上皮层；视细胞层；双极细胞层；节细胞层
8. 视锥；视杆
9. 视；胞体；外突；内突
10. 胶原纤维
11. 皮肤；皮下组织；肌层；睑板；睑结膜
12. 骨迷路；膜迷路
13. 耳蜗；前庭；半规管
14. 膜蜗管；膜前庭；膜半规管
15. 外淋巴；内淋巴
16. 壶腹嵴；毛；支持
17. 听觉感受器；基底膜；支持；毛
18. 前庭膜；血管纹；基底膜；骨螺旋板
19. 位觉斑；椭圆；球；毛；支持

四、简答题

1. 角膜从前至后分五层：①角膜上皮层；②前界层；③角膜基质；④后界层；⑤角膜内皮。
   透明的因素是：角膜上皮薄，排列整齐，基部平坦；角膜基质胶原原纤维排列平行呈板状，每条纤维直径一致，其间含适量糖胺多糖保持水分，角膜各层无血管。
2. 房水的产生：睫状突内毛细血管的渗出及睫状体非色素上皮细胞分泌。
   排出途径：后房→瞳孔→前房→前房角→小梁网→巩膜静脉窦→睫状前静脉。
3. 色素上皮，视细胞包括视锥细胞与视杆细胞，双极细胞，节细胞，神经胶质细胞如米勒细胞等。
4.

视细胞	胞体	外突（树突）		内突（轴突）	功能
		内节	外节		
视杆细胞	核小，色深	含线粒体，粗面内质网	细长，呈杆状，形成平行独立膜盘，膜上镶嵌视紫红质	末端膨大，呈小球状	感弱光
视锥细胞	核较大，色浅	高尔基复合体丰富，合成蛋白质，补充外节需要	粗壮，呈锥形，膜盘与胞膜不分离，膜上镶嵌视色素	末端膨大，呈足状	感强光，颜色

5. 螺旋器又称Corti器，坐落在膜蜗管的基底膜上。螺旋器主要由支持细胞和毛细胞组成。支持细胞主要有柱细胞和指细胞。柱细胞排列为内、外两行，其细胞间隙为内隧道；指细胞也分内指细胞和外指细胞。内指细胞有一列，外指细胞有3～5列，支托相

应的内毛细胞和外毛细胞。

6. 声波由外耳道传入引起鼓膜振动，并经听小骨传至卵圆窗，引起前庭阶外淋巴振动，再经前庭膜使膜蜗管的内淋巴发生振动。同时前庭阶外淋巴的振动又可经蜗孔传到鼓室阶，从而引起膜蜗管基底膜振动，结果除基底膜内的听弦发生共振外，毛细胞静纤毛与盖膜之间发生相切运动，使静纤毛弯曲，引起毛细胞兴奋，神经冲动经耳蜗神经传至中枢，产生听觉。

7. 位觉斑是椭圆囊的外侧壁和球囊的前壁各有一黏膜增厚区，表面上皮由支持细胞和毛细胞组成。支持细胞呈高柱状，分泌含糖蛋白的胶状物覆盖于位觉斑上面，称位砂膜。位砂膜表面有碳酸钙结晶、黏多糖和蛋白质组成的位砂。支持细胞之间的毛细胞呈烧瓶状或柱状。

8. 每个膜半规管壶腹一侧黏膜局部增厚呈嵴状，称为壶腹嵴，其表面覆以高柱状上皮，由支持细胞和毛细胞组成。支持细胞分泌的糖蛋白形成胶状物，成为壶腹帽。支持细胞之间的毛细胞呈烧瓶状或柱状。

（伍赶球）

第十章 循环系统

【同步习题】

一、选择题

【A/型/题】

1. capillary 管壁的构成是
   A. 内膜、中膜和外膜
   B. 内皮、基膜和 1～2 个平滑肌细胞
   C. 内皮和少量结缔组织
   D. 内皮和基膜
   E. 内皮、基膜、少量平滑肌细胞
2. At what level of the vascular tree does gas exchange occur
   A. capillary　　B. arteriole
   C. venule　　D. elastic artery
   E. muscular artery
3. 周细胞存在于
   A. 小动脉内皮与基膜间
   B. 微动脉内皮和基膜间
   C. 毛细血管内皮和基膜间
   D. 毛细血管基膜外
   E. 毛细血管内皮内
4. Which one of the following is a pluripotential cell that is prevalent around post capillary venules
   A. fibroblast　　B. endothelial cell
   C. pericyte　　D. histiocyte
   E. macrophage
5. 内皮细胞的特征性结构是
   A. 发达的高尔基复合体
   B. 细胞间有 10～20nm 的间隙
   C. 丰富的紧密连接
   D. W–P 小体
   E. 丰富的质膜小泡
6. continuous capillary 的超微结构特点除内皮连续外，还包括
   A. 有紧密连接，基膜完整
   B. 有紧密连接，基膜完整、胞质含许多吞饮小泡
   C. 细胞间隙窄，基膜完整
   D. 基膜不完整
   E. 内皮有孔，基膜完整
7. 下列哪种血管在电镜可见清晰内皮孔
   A. continuous capillaries
   B. fenestrated capillaries
   C. sinusoidal capillaries
   D. AV anastomoses
   E. venous sinus
8. capillary 中具有增殖、分化潜能的细胞是
   A. 内皮细胞　　B. 周细胞
   C. 成纤维细胞　　D. 平滑肌细胞
   E. 以上都不是
9. 毛细血管管壁的主要构成是
   A. 内膜、中膜、外膜
   B. 内皮、基膜和 1～2 层平滑肌
   C. 内皮和基膜
   D. 内皮、基膜和少量周细胞
   E. 内皮、基膜、结缔组织和少量周细胞
10. Endothelia cell 的特征性结构是
    A. 发达的高尔基体
    B. W-P 小体
    C. 丰富的质膜小泡
    D. 内皮突起
    E. 丰富的紧密连接
11. 血窦不存在于
    A. 肝　　B. 脾
    C. 肾血管球　　D. 红骨髓
    E. 某些内分泌腺
12. 有孔毛细血管分布于
    A. 肌组织　　B. 中枢神经系统
    C. 结缔组织　　D. 胃肠黏膜
    E. 肺
13. Which structure contains pores
    A. continuous capillaries
    B. fenestrated capillaries
    C. sinusoidal capillaries
    D. AV anastomoses
    E. venous sinus
14. 内皮细胞的吞饮小泡的功能是

A. 吞噬异物　B. 传递信息
C. 转运物质　D. 贮存物质
E. 止血凝血

15. 血管内皮下层不含有
A. 平滑肌纤维
B. 营养血管
C. 胶原纤维
D. 弹性纤维
E. 细胞外基质

16. 关于 W-P 小体的结构和功能，哪项除外
A. 多条平行细管，有膜包裹
B. 合成和贮存凝血因子
C. 内皮细胞特殊的细胞器
D. 合成和贮存 vWF
E. 与止血凝血有关

17. 大动脉最主要的特点是
A. 管径粗　B. 管壁厚
C. 有弹性　D. 营养血管多
E. 神经末

18. 称为弹性动脉的血管是
A. 大动脉　B. 中动脉
C. 小动脉　D. 微动脉
E. 过渡型动脉

19. 大动脉的中膜主要由下列哪些成分组成
A. 大量胶原纤维束
B. 大量平滑肌
C. 大量弹性膜及少量平滑肌
D. 大量网状纤维
E. 大量基膜

20. 与大动脉功能密切相关的结构成分是
A. 内弹性膜　B. 外弹性膜
C. 胶原纤维　D. 平滑肌
E. 中膜的弹性膜

21. 与相伴行的动脉比较，关于静脉结构的描述，下列错误的是
A. 管径较粗　B. 管腔较大
C. 管壁较薄　D. 三层膜界限清楚
E. 管壁易塌陷

22. 与动脉相比，静脉的特点以下哪一项是错误的
A. 内、外弹性膜明显
B. 血容量比动脉大
C. 管径较粗，管壁较薄
D. 血液回流主要靠管道内的压力差
E. 弹性较小

23. large artery 管壁的主要结构特点，除弹性纤维多之外，还含有
A. 大量平滑肌纤维
B. 丰富的网状纤维
C. 胶原纤维多
D. 多层弹性膜
E. 少量弹性膜和多层平滑肌纤维

24. 肌性动脉 tunica media 内能分泌基质和纤维的细胞是
A. 成纤维细胞　B. 间充质细胞
C. 内皮细胞　D. 平滑肌细胞
E. 以上都不是

25. 以下有关中动脉的描述不正确的是
A. 内弹性膜明显
B. 外弹性膜明显
C. 外膜中有营养血管
D. 又称肌性动脉
E. 中膜内有大量弹性膜

26. 动脉中膜内不含有
A. 成纤维细胞　B. 平滑肌
C. 胶原纤维　D. 弹性纤维
E. 弹性膜

27. 作为心脏辅助，在心脏舒张期将血液继续向前推进的血管是
A. 大动脉　B. 中动脉
C. 大静脉　D. 中静脉
E. 毛细血管

28. 调节分配到身体各部和各器官的血流量的血管是
A. 大动脉　B. 中动脉
C. 小动脉　D. 微动脉
E. 毛细血管

29. 起控制微循环的总闸门作用的血管是
A. 小动脉　B. 小静脉
C. 微动脉　D. 微静脉
E. 毛细血管

30. 大动脉外膜中的细胞主要是
A. 内皮细胞　B. 平滑肌细胞
C. 成纤维细胞　D. 肥大细胞
E. 周细胞

31. 与动脉相比，以下关于静脉的特点，错误的是
A. 三层膜分界明显
B. 血容量比动脉大
C. 管壁较薄，弹性较小
D. 管壁结构差异较大

E. 管腔内有静脉瓣

32. What is a direct route between arteries and veins called
A. continuous capillaries
B. fenestrated capillaries
C. sinusoidal capillaries
D. AV anastomoses
E. venous sinus

33. 关于 myocardium 的叙述，以下错误的是
A. 心肌纤维呈螺旋状排列
B. 毛细血管丰富
C. 心房肌与心室肌连续
D. 心房肌纤维比心室肌纤维短而细
E. 心室心肌膜内有浦肯野纤维

34. epicardium 的组成是
A. 结缔组织 B. 间皮
C. 脂肪组织 D. 间皮与结缔组织
E. 间皮与脂肪组织

35. 心瓣膜的组成是
A. 表面覆有内皮，中间为致密结缔组织
B. 表面覆有内皮，中间为心肌
C. 表面覆有间皮，中间为心肌
D. 表面覆有间皮，中间为致密结缔组织
E. 表面覆有内皮，中间为心肌和结缔组织

36. 关于浦肯野纤维，以下错误的是
A. 是心肌纤维 B. 闰盘不发达
C. 与房室结相连 D. 含肌原纤维较少
E. 比一般心肌纤维大

37. 心脏房室束及其分支位于
A. 内皮下层 B. 心肌层浅部
C. 心外膜 D. 心内膜下层
E. 心肌层深部

38. 窦房结位于右心房
A. 内皮下层 B. 心内膜下层
C. 心外膜深部 D. 心肌膜
E. 心瓣膜

39. 关于起搏细胞，下列哪项描述是错误的
A. 位于窦房结和房室结的中心部位
B. 有少量肌原纤维
C. 呈梭形或多边形
D. 起传导冲动的作用
E. 较普通心肌纤维小

40. 心脏房室束及其分支位于
A. 内皮下层 B. 心内膜下层
C. 心肌层浅部 D. 心肌层深部
E. 心瓣膜

41. 关于浦肯野纤维，哪项错误
A. 是心肌纤维
B. 缝隙连接不发达
C. 比一般心肌纤维短而粗
D. 含肌原纤维较少
E. 有发达的闰盘

42. 心脏传导系统的细胞实际上是
A. 感觉上皮细胞 B. 特殊的心肌细胞
C. 特殊的神经细胞 D. 特殊的运动神经元
E. 特殊的感觉神经元

43. Which layer of the heart is composed of cardiac muscle
A. epicardium B. pericardium
C. myocardium D. endocardium
E. endomysium

44. 患者，男性，48 岁。因阵发性胸骨后疼痛 2 年，加重 20 天伴晕厥 1 次入院。心电图检查 V_1～V_4 导联呈 QS 波，ST 段弓背向上抬高约 0.1～0.2mV，T 波倒置。心肌损伤标志物提示肌钙蛋白升高。既往史高血压病史 8 年，血压最高达 145/110mmHg。诊断为冠心病–稳定型心绞痛。
该患者下列哪种血管最有可能发生动脉粥样硬化？
A. 肺动脉 B. 脾动脉
C. 冠状动脉 D. 肾动脉
E. 尺动脉和桡动脉

45. 患儿，男，15 岁，血尿、蛋白尿 4 年 3 个月余。查体：身高 153cm，体重 50kg，体温 36.5℃，血压 106/64mmHg，无明显浮肿，心率 85 次/分。辅助检查：血白蛋白 24.9g/L，丙氨酸转氨酶 33IU/ml，尿蛋白+++，尿红细胞 80～90/HP，24 小时尿蛋白定量 3.55g/d，补体 C3 0.13g/L。诊断为“肾病综合征（EnPGN）、低补体 C3 血症”，后因补体持续低，查 H 因子 1164.3μg/ml，H 因子抗体阴性，C3 基因检测有单核苷酸多肽（SNP）（R304R、T612T、V807V、A915A、P1632P），诊断为“C3 肾小球肾炎”，综合诊断为“毛细血管内增生性肾炎转变为膜增生性肾炎”。对该患儿肾脏穿刺的标本进行电镜观察，试问其毛细血管可见下列哪种景象
A. 管腔大而不规则 B. 内皮细胞间隙小
C. 内皮细胞多有孔 D. 基膜不连续或无
E. 有一层环形平滑肌

46. 下图箭头所指是何器官

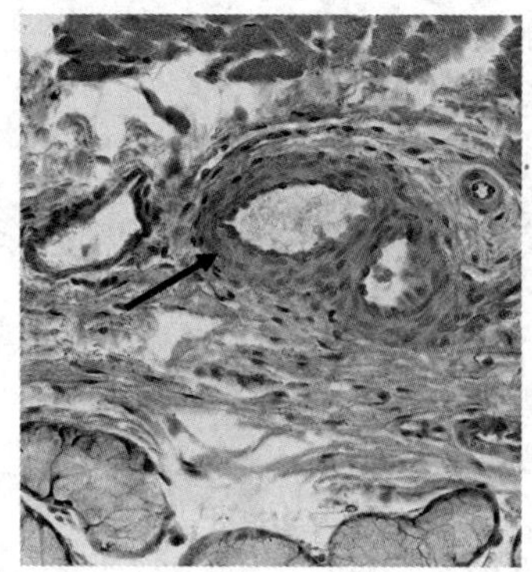

A. 小动脉　　B. 汗腺
C. 导管　　D. 小静脉
E. 神经纤维束

47. 下图箭头所指是何结构

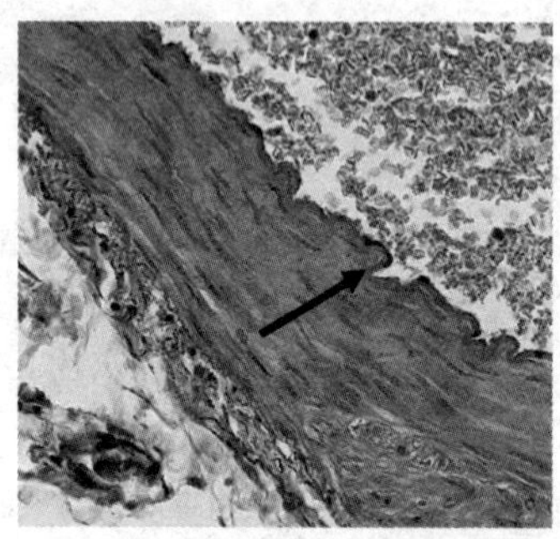

A. 内弹性膜　　B. 外弹性膜
C. 平滑肌纤维　　D. 立毛肌
E. 瓣膜

48. 下图箭头所指是何细胞

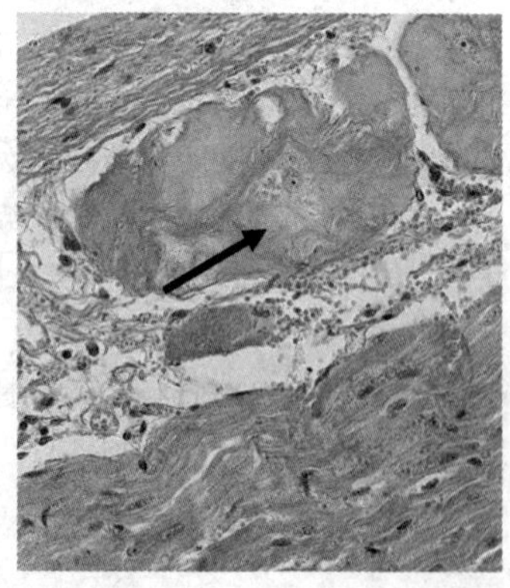

A. 心肌细胞　　B. 束细胞
C. 成纤维细胞　　D. 皮质腺细胞
E. 单泡脂肪细胞

【B/型/题】

A. 中动脉　　B. 小动脉
C. 两者均是　　D. 两者均不是

49. muscular artery
50. elastic artery
51. 外周阻力血管

A. P cell　　B. transitional cell
C. 两者均有　　D. 两者均无

52. 窦房结内
53. 房室结内

【X/型/题】

54. 内皮细胞的特征结构是
A. 发达的粗面内质网
B. 沿血管壁横向排列
C. 丰富的紧密连接
D. W–P 小体
E. 丰富的吞饮小泡

55. 血窦分布于
A. 肝　　B. 红骨髓
C. 脾　　D. 肾上腺
E. 肾脏

56. 可以引起毛细血管内皮收缩的物质是
A. 5–羟色胺　　B. 组织胺
C. 缓激肽　　D. 肾上腺素
E. 血管紧张素原

57. 血窦结构特点
A. 管腔大而不规则　　B. 内皮细胞间隙小
C. 内皮细胞多有孔　　D. 基膜不连续或无
E. 有一层环形平滑肌

58. fenestrated capillary 存在于
A. 胃肠黏膜　　B. 肺
C. 肾血管球　　D. 心脏
E. 甲状腺

59. 毛细血管壁内含有
A. 内皮细胞　　B. 基膜
C. 少量结缔组织　　D. 周细胞
E. 平滑肌细胞

60. 微动脉
A. 是小动脉的分支
B. 可见内弹性膜
C. 中膜有 1～2 层平滑肌
D. 可见外弹性膜
E. 是微循环的起始

61. 弹性动脉的中膜有
A. 弹性膜　　B. 胶原纤维

C. 基质　　D. 平滑肌细胞
E. 成纤维细胞

62. atrial natriuretic peptide 的作用
A. 利尿、排钠　　B. 扩张血管
C. 降血压　　D. 促进心肌细胞生长
E. 增强心肌收缩力

63. 心房心肌纤维的结构特点
A. 较心室肌纤维细、短
B. 横小管很少
C. 含膜包裹的特殊颗粒
D. 缝隙连接多
E. 三联体较多

64. 组成心脏传导系统的细胞
A. 起搏细胞　　B. 移行细胞
C. 浦肯野纤维　　D. 心肌细胞
E. 神经细胞

65. 浦肯野纤维分布于
A. 心外膜　　B. 心房的心肌膜
C. 心室的心肌膜　　D. 心内膜下层
E. 心室乳头肌平面

66. 心壁的结构特点是
A. 心外膜表面是单层扁平上皮
B. 心房、心室肌相连为一体
C. 心内膜、心外膜均为浆膜
D. 三层内均有 Purkinje 纤维
E. 心肌纤维间的毛细血管丰富

二、名词解释

1. 血窦
2. 心内膜下层
3. 浦肯野纤维
4. 连续毛细血管
5. 肌性动脉
6. 有孔毛细血管
7. 周细胞
8. 内弹性膜

三、填空题

1. 中动脉又称________动脉，其中膜主要由________组成；大动脉又称________动脉，其中膜主要由________组成。
2. 毛细血管壁主要由________和________组成，在电镜下可分为________、________、和________三型。
3. 束细胞位于心脏的________，它是一种________。
4. 心传导系统由________、________和________三种细胞组成。
5. 心脏内膜由内向外分为________、________和________三层。
6. circulatory system 所有器官内表面衬贴着________。
7. Blood vessel 壁从内向外依次分为三层：________、________和________。
8. Medium-sized artery 管壁主要由________构成。故又称为________。small artery 管壁主要由________构成，属________artery。Large artery 管壁的结构特点是有大量的________和________，故又称________artery。
9. Vein 与相伴行的 artery 相比，vein 管壁的结构特点是管腔________，管壁________；主要成分是________组织。
10. Microcirculation 是指________到________之间的血液循环。
11. 管径在________以下的动脉，称 arteriole。
12. 构成 cardiac conduction system 的 cell 可分为三型：________cell、________cell 和________cell。

四、简答题

1. 以中动脉为例说明动脉管壁的一般结构，并联系功能比较大动脉、中动脉和小动脉在结构上的主要不同点。
2. 试述心脏传导系统的组成、分布和意义。
3. 毛细血管的一般结构有哪几层？电镜下可分为哪三种类型？它们的主要结构特征是什么？
4. 论述大、中、小动脉、毛细血管的结构特点及其与功能的关系。

【参考答案及解析】

【A/型/题】

1. D

［解析］capillary 为毛细血管，管壁结构简单，仅由一层内皮细胞、基膜和周细胞组成。周细胞间隔存在，结合选项，答案为 D。

2. A

［解析］毛细血管管壁薄通透性强，是血液与周围组织进行物质交换的场所。

3. C

［解析］毛细血管，管壁结构简单，由一层内皮细胞、基膜和周细胞组成，周细胞位于内皮与基膜间。

4. C

［解析］毛细血管管壁内皮与基膜间的周细胞具有在血管壁细胞受损时增生修复的功能，所以可以理解为这个部分的多能细胞。

5. D

［解析］内皮细胞胞质内含丰富吞饮小泡及长杆状小体 W-P 小体为特征结构，可贮存 vWF 因子（血管性血友病因子），与止血、凝血相关。

6. B

［解析］答案 A 不完全，D、E 为有孔毛细血管及血窦特点，C 为干扰项。

7. B

［解析］本题为熟悉循环系统各种器官术语题。

8. B

［解析］对周细胞功能的进一步诠释。

9. C

［解析］进一步了解毛细血管基本结构。

10. B

［解析］熟悉内皮细胞英文术语及特征结构 W–P 小体。

11. C

［解析］毛细血管的疏密程度与各器官组织代谢率密切相关，肝、脾、骨髓和某些内分泌腺多为血窦，而肾血管球为有孔毛细血管。

12. D

［解析］其他几种组织均为连续毛细血管。

13. B

［解析］熟悉毛细血管各种英文术语。

14. C

［解析］毛细血管与物质交换相关的结构，大分子物质主要通过吞饮小泡；较大分子物质及液体通过内皮孔，内皮细胞间隙；小分子及脂溶性物质则直接经细胞扩散。

15. B

［解析］营养血管只有外膜和中膜有，其余均为血管内皮下层结构。

16. B

［解析］W–P 小体没有合成凝血因子的功能。

17. C

［解析］大动脉又称为弹性动脉。

18. A

［解析］大动脉又称为弹性动脉。

19. C

［解析］本题考察大动脉基本组织学结构特点。

20. E

［解析］本题考察大动脉基本组织学结构特点，大动脉又称弹性动脉。

21. D

［解析］其余均为静脉组织结构特点。

22. A

［解析］静脉三层结构不清晰，故内、外弹性膜不明显。

23. D

［解析］弹性膜及弹性纤维是大动脉的重要组织学结构特点。

24. D

［解析］熟悉血管三层机构英文术语，中动脉中膜无成纤维细胞，充满平滑肌细胞，基质和纤维来源于肌细胞。

25. E

［解析］E 项为大动脉的结构特点。

26. A

［解析］外膜中含有成纤维细胞。

27. A

［解析］心脏舒张时，大动脉管壁回缩，弹性回缩力使得血液进一步被推向血管远侧，心脏有节律的间断性射血变为连续不断的血流。

28. B

［解析］中动脉平滑肌的紧张程度改变管腔大小，可调节分配到机体各组织、器官的血流量。

29. C

［解析］微动脉管壁平滑肌的收缩可调控微循环血流量，是微循环“总闸门”。

30. C

［解析］外膜为结缔组织，成纤维细胞是结缔组织的主要成分。

31. A

［解析］静脉内弹性膜不发达或不明显，无外弹性膜，故管壁三层结构分界不明显。

32. D

［解析］熟悉微循环中的相关术语。

33. C

［解析］其余选项均为心肌组织结构特点，而心房肌与心室肌是独立分开的。

34. D

[解析] 心外膜为外覆单层扁平上皮（此处称为间皮）的结缔组织。

35. A

[解析] 心瓣膜是由心内膜局部向心腔内折叠而成，表面被覆内皮，内部为致密结缔组织，可阻止血液逆流。

36. B

[解析] 浦肯野纤维位于心室的心内膜下层，较普通心肌纤维短而粗，形状常不规则，染色浅，有 1～2 个细胞核，胞质中有丰富的线粒体和糖原，肌原纤维较少，细胞间有发达的闰盘。

37. D

[解析] 心脏房室束及其分支属于心脏传导系统，位于心内膜下层。

38. C

[解析] 窦房结位于右心房上腔静脉入口处的心外膜深部，是心脏起搏点。

39. A

[解析] 起搏细胞简称 P 细胞是心肌兴奋的起搏点；移行细胞位于窦房结和房室结周边及房室束，可传导冲动。

40. B

[解析] 除窦房结外，心脏传导系统其余部分位于心内膜下层。

41. B

[解析] 浦肯野纤维有发达的闰盘，内含大量缝隙连接。

42. B

[解析] 心脏传导系统是具有自动节律性的特殊心肌细胞。

43. C

[解析] 熟悉心脏壁各层术语。

44. C

[解析] 大、中动脉内膜出现含胆固醇、类脂肪等的黄色物质，多由脂肪代谢紊乱，神经血管功能失调引起。常导致血栓形成、供血障碍等，也叫粥样硬化。机体中除主动脉、肺动脉、颈总动脉、锁骨下动脉、髂总动脉等，一般有名称的动脉均为中动脉，结合病史及诊断，本题最有可能的答案为冠状动脉。

45. C

[解析] 肾脏中血管球中的毛细血管为有孔毛细血管，故电子显微镜下可见内皮上有孔，其他管腔大而不规则、基膜不连续或无为血窦特点，内皮细胞间隙小为连续毛细血管特点。

46. A

[解析] 管腔面可见内皮，中膜平滑肌纤维较厚，管腔较规则。

47. A

[解析] 靠近管腔面（扁平的内皮覆盖面），亮红色均质波浪状。

48. B

[解析] 浦肯野纤维（束细胞）位于心内膜下层，直径较心肌纤维粗，胞质丰富，染色浅，核居中央，有 1～2 个，横纹不明显。

【B/型/题】

49. C　50. D　51. B　52. C　53. C

【X/型/题】

54. CDE

[解析] 内皮为位于腔面的单层扁平上皮，细胞长轴多与血液流动方向一致；电镜下可见游离面胞质突起，相邻细胞间紧密连接、缝隙连接等。胞质内含丰富吞饮小泡及长杆状小体 W–P 小体，是内皮细胞特征结构，可贮存 vWF 因子（血管性血友病因子），与止血、凝血相关。

55. ABCD

[解析] 管腔大、不规则。内皮细胞有窗孔，无隔膜。基膜不完整或缺如，细胞间有较大间隙；主要分布于肝、脾、骨髓和某些内分泌腺。

56. ABCD

[解析] 血管紧张素原需转化为血管紧张素方起作用。

57. ACD

[解析] 管腔大、不规则。内皮细胞有窗孔，无隔膜。基膜不完整或缺如，细胞间有较大间隙。

58. ACE

[解析] 内皮细胞有许多贯穿细胞内外的窗孔，窗孔可有或无隔膜覆盖，主要通过内皮细胞窗孔完成物质交换。主要分布于胃肠黏膜、内分泌腺和肾血管球等处。

59. ABD

[解析] 考查毛细血管基本结构。

60. ACE

[解析] 小动脉下一层即为微动脉，管壁平滑肌的收缩可调控微循环血流量，是微循环“总闸门”。

61. ABCD

[解析] 成纤维细胞为外膜结构。

62. ABC

[解析] 电镜下可见部分心房肌纤维内含电子致密颗粒，即为 atrial natriuretic peptide（心房利尿钠肽），具有强利尿、排钠（水钠一般同时排出）、扩血管降血压作用。

63. ABCD

［解析］含膜包裹的特殊颗粒即为心房利尿钠肽，心肌中三联体很少，二联体为主。

64. ABC

［解析］心脏传导系统的细胞组成包括起搏细胞、移行细胞与浦肯野纤维。

65. DE

［解析］浦肯野纤维位于心室的心内膜下层。

66. AE

［解析］心外膜表面是单层扁平上皮称为间皮，故外膜称为浆膜，内膜面也有单层扁平上皮覆盖，但不称为浆膜；心肌纤维间的毛细血管丰富。心房、心室肌不相连，Purkinje 纤维也仅位于心室的心内膜下层。

二、名词解释

1. 主要分布在肝、脾和红骨髓的一种毛细血管。结构特点：内皮细胞有孔，孔上无隔膜；细胞之间有较大的间隙；基膜完整或不完整，甚至缺如。血窦为通透性最大的一种毛细血管。
2. 位于心脏壁的内膜层。主要由较疏松的结缔组织组成，含小血管与神经。在心室的心内膜下层还有心脏传导系统分支，将冲动传至心室各处。
3. 又称束细胞，组成房室束及其分支，广泛分布于心内膜下层。细胞较心肌纤维大，有1～2个细胞核，胞质中有丰富的线粒体和糖原，肌丝较少，多位于细胞周边，细胞间有较发达的闰盘。浦肯野纤维与心肌纤维相连续，将冲动传至心室各处。
4. 内皮细胞完整，胞质中有许多吞饮小泡；细胞连接处有紧密连接、缝隙连接或桥粒；基膜完整。连续毛细血管通透性较小，见于结缔组织、肌肉组织、外分泌腺、肺和中枢神经系统。
5. 即中动脉。其管壁结构分为内膜、中膜和外膜三层，其中中膜层最厚，主要由10～40层环形排列的平滑肌纤维组成，故称肌性动脉。肌纤维之间有少量弹性纤维和胶原纤维。肌性动脉对机体内各器官的血流量分配起调节作用。
6. 内皮细胞不含核的部分有许多贯穿细胞全层的小孔，孔上可有隔膜封闭，基膜完整。分布于肾血管球、胃肠黏膜和某些内分泌腺。
7. 位于毛细血管内皮细胞与基膜之间，形态扁平多突起。胞质内含肌动蛋白丝、肌球蛋白等。具有收缩功能，在毛细血管受到损伤时可增殖分化为内皮细胞和成纤维细胞，参与组织再生。
8. 位于中动脉内膜与中膜交界处的弹性蛋白。光镜下呈波浪状红色条纹。是中动脉内膜与中膜分界线。

三、填空题

1. 肌性；平滑肌；弹性；弹性膜
2. 内皮；基膜；连续毛细血管；有孔毛细血管；血窦
3. 内膜下层；特殊的心肌纤维
4. 起搏细胞；移行细胞；束细胞
5. 内皮；内皮下层；内膜下层
6. 内皮
7. 内膜，中膜，外膜
8. 平滑肌；肌性动脉；平滑肌；肌性；弹性膜；弹性纤维；弹性
9. 大；薄；结缔
10. 微动脉；微静脉
11. 0.3mm
12. 起搏；移行；束

四、简答题

1. 中动脉管壁分为内膜、中膜和外膜三层。内膜层又分为内皮、内皮下层、内弹性膜三层。内皮游离面光滑，内皮下层为薄层结缔组织，内皮下层外侧有发达的弹性膜，使得内膜、中膜分界明显。中膜较厚，主要由10～40层环形排列的平滑肌纤维组成，故称肌性动脉，对机体内各器官的血流量分配起调节作用。肌纤维之间有少量弹性纤维和胶原纤维。外膜由较疏松的结缔组织构成，含有营养血管和神经，近中膜处外弹性膜发达。

   大动脉、中动脉和小动脉在结构上的主要差别在中膜层。大动脉中膜主要为弹性膜，又称弹性动脉，其较大的弹性使心脏有节律的间断性射血变为连续不断的血流，保持血液持续地向前流动。中动脉中膜主要由10～40层环形排列的平滑肌纤维组成，称肌性动脉，对机体内各器官的血流量分配起调节作用。肌纤维之间有少量弹性纤维和胶原纤维。小动脉中膜层也主要由平滑肌组成，其平滑肌层由9层渐减至3层，外弹性膜不明显。小动脉和微动脉的舒缩，能调节器官和组织的血流量，影响外周血流的阻力。
2. 心传导系统组成细胞包括：起搏细胞、移行细胞和束细胞。是特殊的心肌纤维，构成窦房结、房室结和房室束，除窦房结位于右心房的心外膜，其余的部分均分布在心内膜下层，最后穿入肌层与心肌相连。它们与心肌纤维相连续，将冲动传至心室各处。
3. 毛细血管一般结构由内皮、基膜以及紧贴管壁的周细胞及少量结缔组织组成。电镜下可分连续毛细血管、有孔毛细血管和血窦三类。它们的结构特点如下：

连续毛细血管：内皮细胞完整，胞质中有许多吞饮小泡；细胞连接处有紧密连接、缝隙连接或桥粒；基膜完整。

有孔毛细血管：内皮细胞有许多贯通细胞全厚的小孔，小孔上可有或无很薄的隔膜封闭；细胞之间亦有细胞连接；基膜完整。

血窦：内皮细胞有孔，孔上无隔膜；细胞之间有较大的间隙；基膜完整或不完整，甚至缺如。

4. 大动脉管壁三层结构中，中膜最厚，有40～70层环行排列的弹性膜，弹性膜由弹性蛋白构成。膜上有许多窗孔，各层由弹性纤维连接，其间还有少量的胶原纤维和环行平滑肌，故又称为弹性动脉。其主要的功能是在心脏射血时发生弹性扩张积累强大能量，当心脏处于舒张期即发生弹性回缩，释放能量推动血液在血管内形成持续性的不间断的血流。

中动脉管壁亦是中膜最发达，由10～40层平滑肌形成，其间还有少量的弹性纤维、胶原纤维。故又称为肌性动脉，其内、外弹性膜都很明显。其主要功能是通过管壁平滑肌的舒缩调节管腔的大小，从而调节分配到身体各部分和各器官的血流量。

小动脉管壁渐薄，内弹性膜明显，中膜相对厚，由3～9层平滑肌构成，也属于肌性动脉。其主要作用是和微动脉一起通过管壁平滑肌舒缩，调节管腔大小从而调节分配到组织局部血流量。小动脉和微动脉也是影响外周阻力的主要血管。

毛细血管数量多，分布广，管壁极薄，仅由一层内皮细胞和基膜构成。管腔小，一般为6～8μm。其主要功能是进行血管内外气体、营养物质、代谢产物等的交换。

（王　晖）

第十一章　皮　肤

【同步习题】

一、选择题

【A/型/题】

1. 皮肤表皮中，具有强分裂增生能力的细胞常见于
   A. 基底层　B. 棘层
   C. 颗粒层　D. 透明层
   E. 角质层
2. epidermis 的 stem cell 位于
   A. 基底层　B. 棘层
   C. 颗粒层　D. 基底层和棘层
   E. 基底层和真皮乳头层
3. 表皮中的透明角质颗粒是
   A. 颗粒层内无膜包被的强嗜碱性颗粒
   B. 颗粒层内有膜包被的圆形颗粒
   C. 棘层内的无膜包被颗粒
   D. 角质层的膜被颗粒
   E. 以上都不是
4. 表皮棘层细胞之间有丰富的细胞连接主要是
   A. 缝隙连接　B. 中间连接
   C. 桥粒　D. 紧密连接
   E. 以上都不是
5. 表皮主要由下列哪两类细胞组成
   A. 角质细胞和非角质形成细胞
   B. 上皮细胞和树突状细胞
   C. 角质形成细胞的黑素细胞
   D. 角质形成细胞和非角质形成细胞
   E. 以上都不对
6. 角质细胞的特征是
   A. 细胞呈立方形，细胞核与细胞器消失，胞质嗜酸性
   B. 细胞界限不清，细胞核大而圆，胞质嗜碱性
   C. 细胞界限不清，细胞核与细胞器消失，胞质嗜酸性
   D. 细胞呈扁平状，细胞核弱嗜碱性，细胞器发达，胞质嗜酸性
   E. 细胞呈梭形，细胞核圆形，核蛋白体丰富，胞质嗜碱性
7. 什么细胞的细胞质内完全无细胞核和细胞器
   A. 角质细胞　B. 基底细胞
   C. 朗格汉斯细胞　D. 梅克尔细胞
   E. 棘细胞
8. 朗格汉斯细胞所特有的结构是
   A. 黑素体　B. 透明角质颗粒
   C. 黑素颗粒　D. 板层颗粒
   E. 伯贝克颗粒
9. Which cell is a macrophage found in the skin
   A. kupffer cells　B. histiocyte
   C. dust cell　D. langerhans cell
   E. Microglia
10. 对皮肤颜色具有决定作用的结构是
    A. 黑素体　B. 透明角质颗粒
    C. 黑素颗粒　D. 板层颗粒
    E. 伯贝克颗粒
11. 下列哪一项不是皮肤表皮的衍生物
    A. 毛囊　B. 汗腺
    C. 皮脂腺　D. Meissner 小体
    E. 指（趾）甲
12. 下列哪种纤维是真皮的主要成分
    A. 网状纤维
    B. 张力原纤维和胶原纤维
    C. 胶原纤维和弹性纤维
    D. 弹性纤维和网状纤维
    E. 胶原纤维、弹性纤维和网状纤维
13. 真皮网织层含有丰富的
    A. 疏松结缔组织
    B. 肥大细胞
    C. 规则的致密结缔组织
    D. 网状纤维
    E. 不规则的致密结缔组织
14. A new miracle skin cream recently hit the beauty counters which is supposed to stimulate collagen production.Which cell is it supposedly stimulating
    A. langerhans cell　B. keratinocyte
    C. melanocyte　D. merkel cell
    E. fibroblast
15. 下列哪种物质不是角质形成细胞产生的

A. 张力原纤维 B. 黑素体
C. 膜被颗粒 D. 透明角质颗粒
E. 张力细丝

16. 汗腺导管的上皮一般为
A. 层纤毛柱状上皮 B. 复层扁平上皮
C. 单层扁平上皮 D. 复层立方上皮
E. 假复层柱状上皮

17. 汗腺的分泌部主要分布于
A. 真皮 B. 皮下组织
C. 表皮内 D. 生发层内
E. 以上都不是

18. 按分泌部的形态，汗腺属于
A. 单泡状腺 B. 单管状腺
C. 分支泡状腺 D. 分支管状腺
E. 分支管泡状腺

19. 根据腺细胞分泌物的排出方式，皮脂腺属于
A. 局泌腺 B. 顶泌腺
C. 全泌腺 D. 内分泌腺
E. 以上都不是

20. 毛干和毛根的细胞构成是
A. 上皮细胞
B. 上皮细胞和结缔组织
C. 角化上皮细胞
D. 角化上皮细胞和结缔组织细胞
E. 上皮细胞和黑素细胞

21. Where can hair be found
A. palms of hand B. soles of feet
C. urogenital openings D. lips
E. eyelid

22. 下图箭头所指是何结构

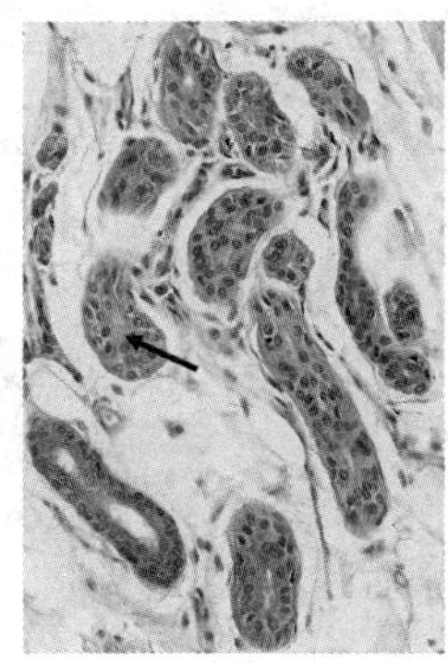

A. 汗腺 B. 皮脂腺
C. 血管 D. 立毛肌
E. 神经纤维束

23. 下图箭头所指是何结构

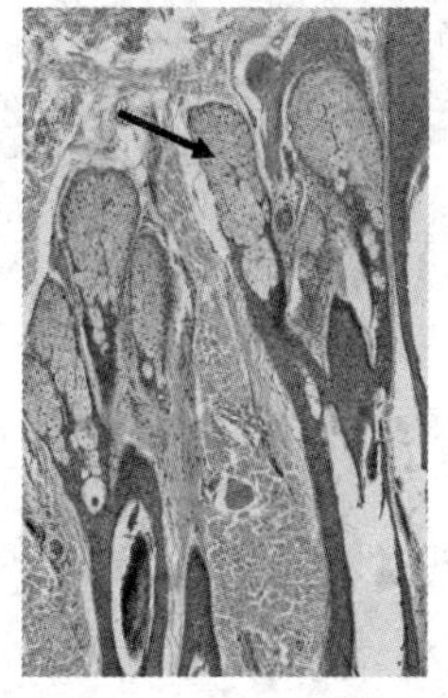

A. 汗腺 B. 皮脂腺
C. 血管 D. 立毛肌
E. 神经纤维束

24. 下图箭头所指是何结构？

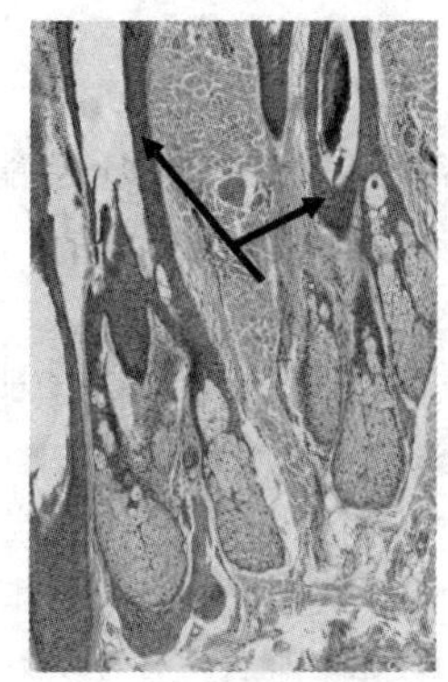

A. 汗腺 B. 皮脂腺
C. 血管 D. 立毛肌
E. 毛囊

【X/型/题】

25. 表皮棘层细胞内含
A. 透明角质颗粒 B. 板层颗粒
C. 游离核糖体 D. 张力丝
E. 角蛋白

26. 关于毛球，正确的是
A. 是毛根和毛囊下端合并形成的膨大
B. 毛球的上皮细胞又称为毛母质细胞，是毛和毛囊的生长点
C. 无黑素细胞
D. 毛球底面内凹，形成富含血管和神经的毛乳头
E. 毛乳头对毛的生长无诱导作用

27. 关于汗腺的特点，以下正确的是
A. 属单曲管状腺
B. 腺细胞与基膜之间有肌上皮细胞
C. 分泌部为单层锥形细胞

D. 导管为两层立方细胞围成

E. 导管上皮细胞较分泌部上皮细胞染色深

二、名词解释

1. 棘层

2. 梅克尔细胞

3. 黑素体

三、填空题

1. 厚的 epidermis 可分为五层，从基底到表面依次为__________、__________、__________、__________、和__________。

2. Dermis 分为两层，浅层称__________层，由__________组织构成；深层称__________层。由__________组织构成。

3. 皮肤 nonkeratinocyte 包括__________细胞、__________细胞和__________细胞。

4. 皮肤的附属器包括__________、__________、__________和__________。

四、简答题

1. 试述表皮的角质形成细胞特点及角化过程。

2. 叙述表皮角质形成过程中细胞的形态结构的改变规律。

【参考答案及解析】

【A/型/题】

1. A

[解析] 基底层细胞具很强的分裂增生能力，分化成表皮其他各层细胞。

2. A

[解析] 基底层细胞具很强的分裂增生能力，是具有分化成表皮其他各层细胞的干细胞。

3. A

[解析] 颗粒层由 3～5 层较扁的梭形细胞组成。细胞核与细胞器逐渐退化，胞质内有许多大小不一、形状不规则的，无膜包被的嗜碱性透明角质颗粒。

4. C

[解析] 棘层由数层至十多层多边形细胞组成，细胞四周伸出许多细短的棘状突起，故称棘细胞，相邻细胞的突起连接成细胞间桥，为桥粒。

5. D

[解析] 表皮由角化的复层扁平上皮构成，细胞分为两类，多数为角质形成细胞，少数为非角质形成细胞，散在分布于角质形成细胞之间。

6. C

[解析] 角质层为已完全角化死亡的细胞层，称为角质细胞。光镜下呈均质状，胞核胞器完全消失，胞内充满角蛋白，嗜酸性。

7. A

[解析] 同第 6 题解析。

8. E

[解析] 朗格汉斯细胞来源于血液单核细胞，散在分布于棘层细胞间，HE 染色标本中不易辨认，电镜下，可见胞质内有特征性伯贝克颗粒，参与处理抗原。

9. D

[解析] 单核–吞噬细胞系统在不同组织中的巨噬细胞有不同名称，如肝脏中为库普弗细胞、结缔组织中为巨噬细胞、肺里的尘细胞、神经组织中的小胶质细胞及皮肤里的朗格汉斯细胞。

10. C

[解析] 黑素体内充满黑色素后，改称为黑素颗粒，从细胞的突起脱落，进入邻近角质形成细胞内。黑色素是决定皮肤颜色的重要因素。

11. D

[解析] 其余 4 项均为表皮衍生物。

12. C

[解析] 真皮为结缔组织，富含大量胶原纤维和弹性纤维。

13. E

[解析] 真皮分为乳头层和网织层，前者为疏松结缔组织，后者为致密结缔组织。

14. E

[解析] 前四种细胞均为表皮中的细胞，而成纤维细胞则为真皮结缔组织中的主要细胞，负责产生胶原蛋白、弹性蛋白等。

15. B

[解析] 黑素体为非角质形成细胞黑色素细胞所产生。

16. D

[解析] 汗腺导管上皮细胞由两层较小的立方形细胞围成，即为复层立方上皮。

17. B

[解析] 汗腺分泌主要分布于真皮深层和皮下组织内。

18. B

[解析] 外泌汗腺，为单曲管状腺。

19. C

[解析] 皮脂为腺细胞解体排出分泌物，为全浆分泌。

20. C

[解析] 毛由角化的上皮组成，伸在皮肤外的称毛干，埋于皮肤内的称毛根。

21. E

[解析] 毛发遍布于全省各处，但手掌、足底、泌尿生殖道开口处及嘴唇没有。

22. A

[解析] 汗腺是单管腺，由分泌部和导管组成。成群存在。分泌部腺细胞染色较浅。导管染色深。

23. B

[解析] 皮脂腺位于毛囊与立毛肌之间，是泡状腺。分泌部为实心的细胞团，胞质充满了小脂滴，染色浅；核固缩或消失。

24. E

[解析] 毛囊包裹着毛根（毛根脱落则为一空洞），毛囊分为两层，内层由数层上皮细胞构成，称为上皮根鞘，外层由致密结缔组织构成，称为结缔组织鞘，与周围无明显分界。

【X/型/题】

25. BCD

[解析] 棘层细胞在基底层细胞之上，暂未形成透明角质颗粒与角蛋白。

26. ABD

[解析] 毛球中的细胞含有数量不等的黑素颗粒；毛球底部凹陷，由结缔组织突入其中形成毛乳头，对毛发生长起诱导作用。

27. ABCDE

[解析] 以上均为汗腺特点。

二、名词解释

1. 位于皮肤表皮基底层上方，由 4～10 层多边形、体积较大的棘细胞组成。
2. 位于基底层，呈扁平形，有短指状突起伸入角质形成细胞之间，可能为接受机械刺激的感觉细胞。
3. 位于黑色素细胞内，由高尔基复合体形成，内含酪氨酸酶，能将酪氨酸转化为黑色素。

三、填空题

1. 基底层；棘层；颗粒层；透明层；角质层
2. 乳头；疏松结缔组织；网织；致密结缔组织
3. 朗格汉斯；黑素；梅克尔
4. 毛；汗腺；皮脂腺；指（趾）甲

四、简答题

1. 表皮的角质形成细胞可分为五层：

（1）基底层：为单层矮柱状细胞，有分裂增生能力，增生的细胞不断地向上迁移，分化成表皮其他各层细胞。

（2）棘层　由数层至十多层多边形细胞组成，细胞四周伸出许多细短的棘状突起，故称棘细胞。电镜下，突起间多桥粒，胞质内有卵圆形的膜被颗粒，成束的角蛋白丝组成光镜下可见的张力原纤维。

（3）颗粒层　3～5 层较扁的梭形细胞组成。细胞核与细胞器逐渐退化，胞质内有许多大小不一、形状不规则的嗜碱性透明角质颗粒。膜被颗粒增多，并常与细胞膜相连，颗粒中的糖脂释放到细胞间隙中，封闭间隙，构成阻止物质通过表皮的主要屏障。

（4）透明层　几层扁平已角化的细胞，境界不清。

（5）角质层　为已完全角化死亡的细胞层，呈均质状，电镜下，胞质中充满角质丝，胞膜附有不溶性蛋白质，表层细胞连接松散，脱落成皮屑。角质层具有坚固耐磨，防腐性作用。

2. 表皮主要由角质形成细胞构成。基底层附于基膜，为一层矮柱状基底细胞，胞质因富含游离核糖体，呈嗜碱性，有散在或成束的角蛋白丝；相邻细胞间有桥粒相连，基底细胞是表皮的干细胞。棘层为基底细胞不断分裂，增殖迁移而来，此层较厚，约 4～10 层，细胞多边形，核圆形，细胞表面有许多短小棘状突起，并以大量桥粒相连，游离核糖体多，细胞弱嗜碱性，合成功能旺盛，胞质内角蛋白丝束增多、增粗，从核周放射状延伸至桥粒内侧；外皮蛋白沉积于细胞膜内侧，使其增厚；胞质内还形成板层颗粒并将脂质分泌物释放至细胞间隙。棘层细胞不断角化向表面推移，形成颗粒层，细胞渐成扁平状，约 3～5 层，细胞核与细胞器退化，胞质内板层颗粒渐多，并出现来源不明的透明角质颗粒，形状不规则，强嗜碱性；浅表透明层、角质层细胞已完全角化，细胞间桥粒消失，呈嗜酸性均质状，松散脱落形成皮屑。

表皮由基底层到角质层经历了分裂增殖、分化、迁移、脱落过程，即角质形成过程，细胞形态从矮柱状到扁平，伴随着角蛋白与其他成分量与质的变化，胞质嗜色性从嗜碱性演变为强嗜酸性。

（王　晖）

第十二章 免疫系统

【同步习题】

一、选择题

【A/型/题】

1. 构成免疫系统的核心成分是
   A. 巨噬细胞 B. 单核细胞
   C. 淋巴细胞 D. 浆细胞
   E. 肥大细胞
2. 能分泌抗体的细胞是
   A. B淋巴细胞 B. 细胞毒性T细胞
   C. 巨噬细胞 D. 浆细胞
   E. 交错突细胞
3. 进行细胞免疫应答的主要成分是
   A. 巨噬细胞 B. 辅助性T细胞
   C. 细胞毒性T细胞 D. B淋巴细胞
   E. 大颗粒淋巴细胞
4. 进行体液免疫应答的主要成分是
   A. B淋巴细胞 B. T淋巴细胞
   C. 巨噬细胞 D. 杀伤细胞
   E. 自然杀伤细胞
5. 胸腺皮质内何种细胞最多
   A. 被膜下上皮细胞 B. 星形上皮细胞
   C. 巨噬细胞 D. 胸腺细胞
   E. 成熟的淋巴细胞
6. 胸腺髓质内何种细胞最多
   A. 髓质上皮细胞 B. 胸腺细胞
   C. 胸腺小体上皮细胞 D. 交错突细胞
   E. 成熟的淋巴细胞
7. 胸腺毛细血管后微静脉分布于
   A. 被膜内 B. 小叶间隔内
   C. 皮质内 D. 髓质内
   E. 皮质和髓质交界处
8. 胎儿时期，最早形成B淋巴细胞的是
   A. 红骨髓 B. 黄骨髓
   C. 脾脏 D. 肝脏
   E. 胸腺
9. 分泌胸腺激素的主要细胞是
   A. 被膜下上皮细胞 B. 星形上皮细胞
   C. 胸腺细胞 D. 髓质上皮细胞
   E. 胸腺小体上皮细胞
10. 脾脏的胸腺依赖区是
    A. 淋巴小结 B. 动脉周围淋巴鞘
    C. 边缘区 D. 脾索
    E. 脾窦
11. 脾脏内清除衰老红细胞的是
    A. T淋巴细胞 B. B淋巴细胞
    C. 杀伤细胞 D. 自然杀伤细胞
    E. 巨噬细胞
12. 淋巴结副皮质区的主要抗原呈递细胞是
    A. 巨噬细胞 B. 微皱褶细胞
    C. 滤泡树突细胞 D. 交错突细胞
    E. 朗格汉斯细胞
13. 脾脏内何种细胞最多
    A. T细胞 B. B细胞
    C. 杀伤细胞 D. 自然杀伤细胞
    E. 浆细胞
14. 脾脏内滤血的主要部位是
    A. 脾小体和脾索 B. 动脉周围淋巴鞘
    C. 脾小体和边缘区 D. 脾索和边缘区
    E. 脾窦和动脉周围淋巴鞘
15. 淋巴结内清除细菌的主要细胞是
    A. T淋巴细胞 B. B淋巴细胞
    C. 滤泡树突细胞 D. 巨噬细胞
    E. 浆细胞
16. 脾血窦内皮细胞是
    A. 单层扁皮上皮 B. 立方状内皮
    C. 长杆状内皮 D. 有孔型内皮
    E. 连续型内皮
17. 体液免疫应答的重要标志是
    A. 淋巴结增大 B. 淋巴结数量增多
    C. 副皮质区增厚 D. 淋巴小结增大增多
    E. 动脉周围淋巴鞘增厚
18. 何种方法可区分各种不同的淋巴细胞
    A. 瑞特氏染色 B. HE染色
    C. 细胞化学 D. 免疫细胞化学
    E. 同位素示踪术

19. 淋巴结髓索的主要成分是
A. 淋巴组织、B 细胞多
B. 淋巴组织、T 细胞多
C. 结缔组织和淋巴细胞
D. 结缔组织和 B 细胞
E. 淋巴组织和血细胞
20. 淋巴窦内的主要成分是
A. 淋巴细胞和巨噬细胞
B. 网状细胞和淋巴细胞
C. 网状细胞和网状纤维
D. 网状细胞、网状纤维和巨噬细胞
E. 淋巴细胞、巨噬细胞和星状内皮细胞
21. 脾实质的组成是
A. 白髓、红髓和边缘区
B. 白髓、红髓和脾窦
C. 白髓、红髓和脾索
D. 脾小结、红髓和边缘区
E. 红髓和白髓
22. 脾的边缘区是
A. 靠近被膜的淋巴组织
B. 白髓和红髓交界处
C. 脾小结的周围部分
D. 中央动脉周围的淋巴组织
E. 靠近脾窦的淋巴组织
23. 脾索的主要成分是
A. 淋巴组织
B. 结缔组织
C. 结缔组织和血细胞
D. 淋巴组织和血细胞
E. 淋巴组织和浆细胞
24. 艾滋病毒可破坏何种细胞，导致免疫瘫痪
A. 辅助性 T 细胞　B. 抑制性 T 细胞
C. 细胞毒性 T 细胞　D. B 淋巴细胞
E. 大颗粒淋巴细胞
25. 无须抗体存在，无须抗原刺激，即能杀伤某些靶细胞的是
A. 细胞毒性 T 细胞　B. 辅助性 T 细胞
C. B 淋巴细胞　D. 杀伤细胞
E. 自然杀伤细胞
26. 常在免疫应答后期增多的细胞是
A. 辅助性 T 细胞　B. 抑制性 T 细胞
C. 细胞毒性 T 细胞　D. 杀伤细胞
E. 自然杀伤细胞
27. 预防接种疫苗可使机体产生大量的
A. 辅助性 T 细胞　B. B 淋巴细胞
C. 处女型淋巴细胞　D. 记忆细胞
E. 效应细胞
28. T 淋巴细胞主要位于脾脏的
A. 脾小结明区　B. 脾小结暗区
C. 脾小结帽部　D. 动脉周围淋巴鞘
E. 边缘区
29. 淋巴细胞识别特异性抗原的物质基础是
A. 膜抗体　B. 膜抗原
C. 免疫球蛋白　D. 膜抗原受体
E. Fc 受体
30. 构成周围淋巴组织网状支架的结构是
A. 网状细胞，网状纤维
B. 网状细胞交织成网
C. 被膜结缔组织形成小梁
D. 交错突细胞突起连接成网
E. 上皮性网状细胞
31. 淋巴组织内毛细血管后微静的内皮是
A. 单层扁平上皮　B. 有孔内皮
C. 长杆状内皮　D. 高内皮
E. 连续型内皮
32. 能将大量抗原聚集于细胞突起表面的是
A. 巨噬细胞　B. 交错突细胞
C. 滤泡树突细胞　D. 朗格汉斯细胞
E. 微皱褶细胞
33. 出生前已发育完善的淋巴器官是
A. 淋巴结　B. 脾脏
C. 胸腺　D. 腭扁桃体
E. 咽扁桃体
34. 胸腺内哺育细胞是
A. 被膜下上皮细胞　B. 星形上皮细胞
C. 胸腺细胞　D. 髓质上皮细胞
E. 胸腺小体上皮细胞
35. 皮质血–胸腺屏障的血管周隙内存在
A. 周细胞　B. T 淋巴细胞
C. 巨噬细胞　D. 浆细胞
E. B 淋巴细胞
36. 处女型 B 淋巴细胞位于淋巴小结的
A. 小结帽　B. 明区顶部
C. 明区　D. 暗区
E. 明区基部与暗区交界处
37. 浆细胞前身位于淋巴结的
A. 生发中心　B. 小结帽
C. 明区顶部　D. 明区基部

E. 暗区

38. 滤泡树突细胞位于淋巴结的

A. 淋巴小结周边　B. 生发中心

C. 淋巴小结之间　D. 髓索

E. 深层皮质

39. 淋巴结的T淋巴细胞主要分布于

A. 淋巴小结周边

B. 髓索

C. 淋巴小结生发中心

D. 深层皮质单位中央区

E. 淋巴小结结间区

40. 交错突细胞位于淋巴结的

A. 淋巴小结　B. 髓索

C. 髓窦　D. 深层皮质单位中央区

E. 深层皮质单位周围区

41. 淋巴结的毛细血管后微静脉分布于

A. 浅层皮质

B. 生发中心

C. 深层皮质单位中央区

D. 深层皮质单位周围区

E. 淋巴小结

42. 淋巴结髓窦内滤过作用较强是由于

A. T淋巴细胞较多　B. B淋巴细胞较多

C. 巨噬细胞较多　D. 浆细胞较多

E. 网状细胞较多

43. 在淋巴滤过液中清除率最高的是

A. 病毒　B. 细菌

C. 肿瘤细胞　D. 异体细胞

E. 衰老的红细胞

44. 患儿，6个月，因左腋下肿块2个月，被诊断为急性淋巴结炎，予以抗感染治疗10天无好转，且肿块自行破溃并流脓，久治不愈。近半个月来出现乏力、呕吐和发热等症状，1天前出现惊厥2次。体格检查发现：体温39.6℃，发育迟缓，营养差，浅昏迷，呼吸不规则，左上臂溃疡红肿，左腋下淋巴结肿大并形成窦道，肌张力增高，CT检查发现胸腺缺如。诊断胸腺缺如。请问胸腺的主要功能是什么

A. 形成初始T细胞　B. 形成B细胞

C. 形成巨噬细胞　D. 成纤维细胞

E. 肥大细胞

45. 下图黑色五角星所示是什么结构

A. 髓窦　B. 被膜下窦

C. 小梁周窦　D. 血窦

E. 脾窦

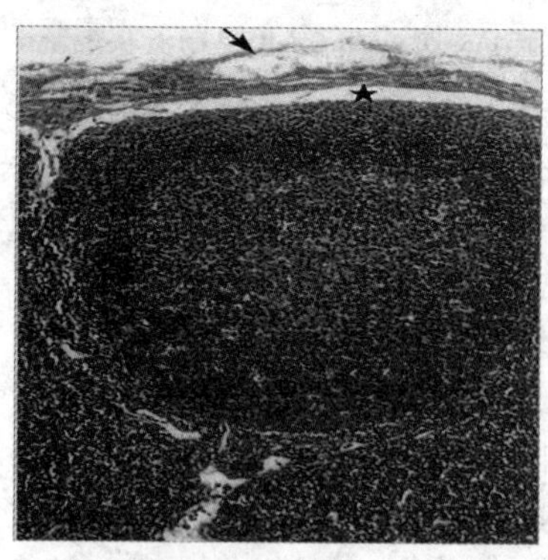

46. 下图三角形所示是什么结构

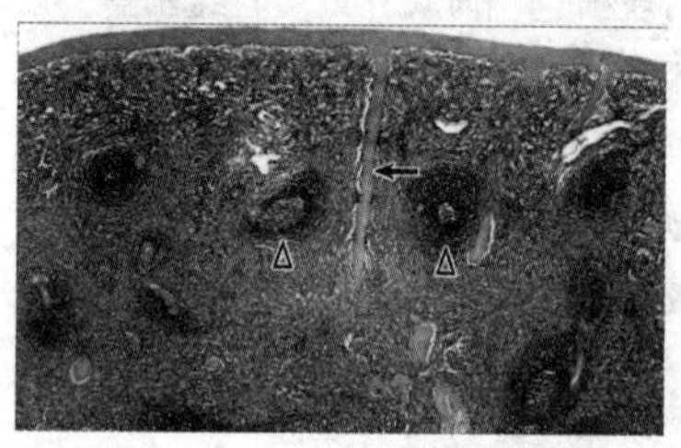

A. 淋巴结　B. 弥散淋巴组织

C. 脾小体　D. 红髓

E. 脾窦

47. 下图箭头所示是什么结构

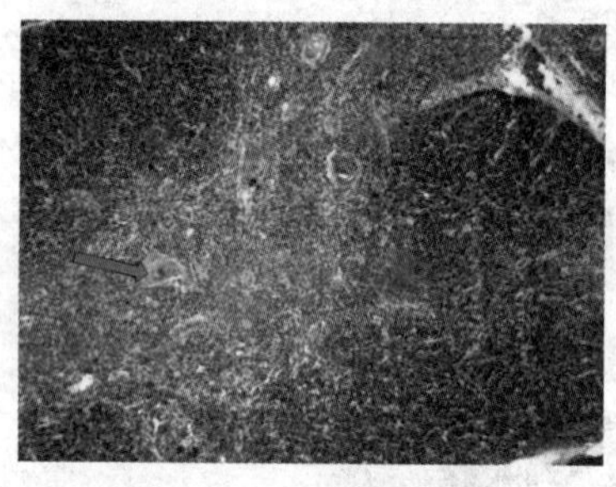

A. 淋巴小结　B. 胸腺小体

C. 脾小体　D. 红髓

E. 脾窦

【B/型/题】

A. T cell　B. B cell

C. NK cell　D. macrophage

E. plasma cell

48. 参与构成血–胸腺屏障的是

49. 淋巴小结内最多的是

A. high endothelial venule

B. lymphatic sinus

C. 两者均有

D. 两者均无

50. 淋巴结
51. 脾

【X/型/题】

52. 单核吞噬细胞系统的细胞包括
A. 破骨细胞　B. 巨噬细胞
C. 库普弗细胞　D. 尘细胞
E. 交错突细胞
53. 血–胸腺屏障包括
A. 连续毛细血管内皮　B. 基膜
C. 血管周隙　D. 巨噬细胞
E. 胸腺上皮细胞
54. 脾的白髓包括
A. 脾小体　B. 脾索
C. 边缘区　D. 动脉周围淋巴鞘
E. 脾窦
55. 免疫系统的主要组成
A. 淋巴器官　B. 淋巴组织
C. 抗原呈递细胞　D. 淋巴细胞
E. 神经内分泌细胞
56. 参与胸腺内微环境形成的分泌细胞
A. 被膜下上皮细胞　B. 星形上皮细胞
C. 胸腺细胞　D. 髓质上皮细胞
E. 巨噬细胞
57. 抗原呈递细胞包括
A. 巨噬细胞　B. 交错突细胞
C. 滤泡树突细胞　D. 朗格汉斯细胞
E. 微皱褶细胞
58. 血–胸屏障结构的组成是
A. 连续型毛细血管内皮
B. 内皮基膜
C. 血管周隙
D. 上皮基膜
E. 连续的上皮
59. 淋巴结内B淋巴细胞主要分布于
A. 淋巴小结
B. 皮质弥散淋巴组织
C. 皮质深层单位中央区
D. 皮质深层单位周围区
E. 髓质淋巴索

二、名词解释

1. 胸腺小体
2. 血–胸屏障
3. 中枢淋巴器官
4. 外周淋巴器官
5. 胸腺依赖区
6. 脾小体
7. MALT
8. 边缘区

三、填空题

1. Immune system 主要由__________器官、__________组织、__________细胞和__________分子等组成。
2. Lymphocyte 一般分为三类：__________细胞、__________细胞和__________细胞。
3. Central lymphoid organ 是__________和__________。Peripheral lymphoid organ 有__________、__________和__________。
4. 胸腺内 lymphoid tissue 主要由__________细胞和__________细胞构成。
5. Thymosin 和 thymopoietin 由胸腺的__________细胞分泌。
6. 淋巴结 cortex 由__________、__________和__________构成。medulla 由__________和__________构成。
7. 脾 white pulp 由__________和__________构成。脾 red pulp 由__________和__________构成。White pulp 与 red pulp 交界处称__________。
8. Lymphoid tissue 是含有大量__________细胞的网状组织，可分为__________和__________两种。
9. 抗原提呈细胞包括__________、__________、__________、__________和__________等。

四、简答题

1. 列表比较 central lymphoid organ、peripheral lymphoid organ 的区别。
2. 简述 blood-thymus barrier 的构成。
3. 简述 lymphoid nodule 结构。
4. 简述 spleen 的血液通路。

【参考答案及解析】

【A/型/题】

1. C
[解析] 免疫系统的核心细胞是淋巴细胞。
2. D

［解析］浆细胞具有合成、贮存抗体即免疫球蛋白的功能，参与体液免疫反应。

3. C

［解析］细胞毒性T细胞，也称杀伤性T细胞。是一种监控并在需要时杀死靶细胞的细胞，参与细胞免疫反应。

4. A

［解析］由于B细胞以分泌抗体这一可溶性的蛋白分子进入体液而执行免疫功能，参与体液免疫反应应答。

5. D

［解析］胸腺的皮质内主要含有较多的胸腺细胞和少量的胸腺上皮细胞。

6. A

［解析］胸腺的髓质内主要含有相对较少的胸腺细胞和较多的胸腺上皮细胞。

7. E

［解析］胸腺的小动脉穿过被膜，沿小叶间隔进入皮髓交界处形成微动脉，然后分支进入皮质和髓质，在皮髓交界处汇合为毛细血管后微静脉。

8. A

［解析］B细胞与其他血细胞一样，也是由骨髓内多能干细胞分化而来，胎儿时期来源于红骨髓。

9. D

［解析］胸腺素存在于胸腺皮质或髓质上皮细胞中，而不存在胸腺细胞中。

10. B

［解析］动脉周围淋巴鞘主要是弥散淋巴组织构成，由T淋巴细胞构成，又称胸腺依赖区。

11. E

［解析］脾脏是清除血液中抗原和衰老红细胞的主要器官，巨噬细胞具有清除作用。

12. D

［解析］抗原进入淋巴结后，交错突细胞和巨噬细胞可捕获与处理抗原，使相应特异性受体的淋巴细胞发生转化。

13. E

［解析］B淋巴细胞约占脾内淋巴细胞总数的55%，在抗原刺激下转化为浆细胞，继而分泌免疫球蛋白IgG，且具有抗原提呈能力。

14. D

［解析］脾脏的脾血窦和边缘区都含有巨噬细胞，具有滤血的作用。

15. D

［解析］进入淋巴结的淋巴常带有细菌等抗原物质，在缓慢流经淋巴结时它们可以被巨噬细胞清除，清除率可达99.5%。

16. C

［解析］脾血窦内皮细胞不是单层扁平上皮细胞而是一种长杆状的内皮细胞。

17. D

［解析］B细胞主要介导体液免疫应答，淋巴小结主要是B细胞构成。

18. D

［解析］根据不同的淋巴细胞表面具有不同的特异性抗原受体，可以通过免疫细胞化学的方法进行鉴别。

19. A

［解析］髓索是由相互连接的索条状淋巴组织构成，主要含有浆细胞、B细胞和巨噬细胞。

20. E

［解析］淋巴窦内含有星状内皮细胞起到了支撑窦腔的作用，还有淋巴细胞。

21. A

［解析］脾脏是实质性器官，主要由白髓、红髓和边缘区构成实质。

22. B

［解析］脾的边缘区位于脾脏白髓、红髓交接的狭窄区域，大约宽100μm。

23. D

［解析］脾索是由富含血细胞的淋巴组织构成，呈不规则的索条状连接成网。

24. A

［解析］艾滋病毒能够特异性的破坏辅助性T细胞，导致患者免疫系统瘫痪。

25. E

［解析］自然杀伤细胞不需要抗原呈递细胞的中介即可活化，能直接杀伤肿瘤细胞和某些病毒感染细胞。

26. B

［解析］能抑制辅助性T细胞（TH）活性，从而间接抑制B细胞的分化和TC杀伤功能，对体液免疫和细胞免疫起负向调节作用的T细胞亚群。

27. D

［解析］记忆细胞是体液免疫中由B细胞分化而来的一种免疫细胞。体液免疫中，吞噬细胞对侵入机体的抗原进行摄取和处理，呈递给T淋巴细胞，T淋巴细胞再分泌淋巴因子刺激B细胞增殖、分化产生浆细胞和记忆细胞，记忆细胞对抗原具有特异性的识别能力，当抗原二次感染机体时，记忆细胞可直接增殖、分化产生浆细胞，并产生抗体，与抗原结合。

28. D
[解析] 脾脏的胸腺依赖区就是动脉周围淋巴鞘，弥散淋巴组织。
29. D
[解析] 不同的淋巴细胞表面具有不同的特异性抗原受体，也就是膜抗原受体。
30. A
[解析] 构成周围淋巴组织网状支架的结构是网状组织，主要是由网状细胞和网状纤维构成。
31. D
[解析] 淋巴组织内毛细血管后微静脉的内皮不是单层扁平上皮，而是高内皮细胞。
32. C
[解析] 滤泡树突细胞属于免疫细胞中的抗原呈递细胞。主要分布于脾的白髓、淋巴结的淋巴小结以及肠道集合淋巴小结等处。该细胞能捕获、处理和呈递进入周围淋巴器官和淋巴组织 B 细胞区的抗原或抗原–抗体复合物。
33. C
[解析] 中枢淋巴器官在胚胎发生时期出现较早，如胸腺和骨髓，它们的发生与功能不受抗原刺激的影响。由于受激素及微环境的作用，在出生前已基本发育完善。
34. A
[解析] 胸腺上皮细胞中有一些分布于被膜下上皮细胞胞质丰富，包绕胸腺细胞称为哺育细胞。
35. C
[解析] 血–胸腺屏障的血管周隙内含有结缔组织主要是巨噬细胞。
36. A
[解析] 处女型 B 淋巴细胞又称初始 B 细胞，主要位于淋巴小结的小结帽。
37. C
[解析] 浆细胞前身又称幼浆细胞，主要位于淋巴小结的明区顶部。
38. B
[解析] 滤泡树突细胞主要位于淋巴小结的中央，生发中心。
39. D
[解析] 淋巴结的 T 淋巴细胞主要分布于弥散淋巴组织，也就是深层皮质区或称为副皮质区。
40. D
[解析] 交错突细胞位于淋巴结的副皮质区也称为深层皮质区，主要位于中央区的位置。
41. D
[解析] 淋巴结的毛细血管后微静脉也称为高内皮静脉，主要位于副皮质区的周围区的位置。
42. C
[解析] 淋巴结的滤过功能主要体现在巨噬细胞的清除作用。
43. B
[解析] 淋巴结的滤过功能主要体现在巨噬细胞的清除作用，主要吞噬细菌等。
44. A
[解析] 胸腺是机体免疫的主要调节者。它是人类主要的中枢免疫器官，是 T 细胞分化、发育、成熟的场所。它通过分泌胸腺类激素，影响并调节 T 细胞的分化发育和功能。
45. B
[解析] 淋巴结皮质位于被膜下方，由浅层皮质、副皮质区及皮质淋巴窦构成，位于被膜下方的腔隙，称为被膜下窦。
46. C
[解析] 淋巴小结又称脾小体，结构与淋巴结的淋巴小结相同，主要由大量 B 细胞构成，发育较大的淋巴小结也呈现生发中心的明区与暗区，帽部朝向红髓。
47. B
[解析] 胸腺小体或称 Hassall 小体，是胸腺髓质的特征性结构。由数层扁平的胸腺上皮细胞呈同心圆状排列而成。胸腺小体外周的细胞较幼稚，细胞核清晰，胞质嗜酸性；小体中心的细胞胞核消失，已变性解体。

【B/型/题】

48. D　49. B
[解析] 血–胸腺屏障是由毛细血管，结缔组织（巨噬细胞）以及胸腺上皮细胞构成。淋巴小结主要是由 B 细胞形成的球团样的结构，是一种淋巴组织。
50. C　51. D
[解析] 在淋巴结内副皮质区有许多高内皮静脉，是淋巴细胞再循环途径的重要部位，在淋巴结的皮质有皮质淋巴窦，在髓质有髓质淋巴窦。在脾脏内只有脾窦也就是血窦，是一种毛细血管。

【X/型/题】

52. ABCDE
[解析] 该系统包括单核细胞，结缔组织和淋巴组织中的巨噬细胞、肝的库普弗细胞、肺的尘细胞、神经组织的小胶质细胞、骨组织的破骨细胞、表皮的朗格汉斯细胞和淋巴组织中的交错突细胞，单核细胞穿出血

管壁进入其他组织中，分别分化为上述各种细胞。

53. ABCDE

［解析］由下列结构组成：①连续毛细血管，其内皮细胞间有完整的紧密连接；②内皮周围连续的基膜；③血管周隙，内含巨噬细胞；④上皮基膜；⑤一层连续的胸腺上皮细胞（突起）。血液内一般抗原物质和药物不易透过此屏障，这对维持胸腺内环境的稳定、保证胸腺细胞的正常发育起着极其重要的作用。

54. AD

［解析］脾的白髓主要由脾小体和动脉周围淋巴鞘构成。

55. ABCD

［解析］免疫系统由免疫器官（骨髓、脾脏、淋巴结、扁桃体、小肠集合淋巴结、阑尾、胸腺等）、免疫细胞（淋巴细胞、单核吞噬细胞、中性粒细胞、嗜碱粒细胞、嗜酸粒细胞、肥大细胞、血小板（因为血小板里有IgG）等），以及免疫活性物质（抗体、溶菌酶、补体、免疫球蛋白、干扰素、白细胞介素、肿瘤坏死因子等细胞因子）组成。

56. ADE

［解析］参与胸腺内微环境形成的细胞主要是构成血胸腺屏障的细胞，包括：被膜下上皮细胞、髓质上皮细胞和巨噬细胞。

57. ABCDE

［解析］抗原呈递细胞（antigen-presenting cells，APC）是指能够摄取、加工处理抗原，并将处理过的抗原呈递给 T、B 淋巴细胞的一类免疫细胞。APC 主要包括单核–吞噬细胞、树突状细胞、B 细胞以及内皮细胞、肿瘤细胞的病毒感染的靶细胞等（其中树突状细胞的抗原呈递能力最强）。

58. ABCDE

［解析］参见第 53 题解析。

59. AE

［解析］淋巴结内 B 淋巴细胞主要分布于浅层皮质区淋巴小结，髓质的髓索。

二、名词解释

1. 是胸腺的标志性结构，有胸腺上皮细胞呈同心圆排列而成，位于胸腺的髓质。
2. 其组成包括：①连续毛细血管，其内皮细胞间有完整的紧密连接；②内皮周围连续的基膜；③血管周隙，内含巨噬细胞；④上皮基膜；⑤一层连续的胸腺上皮细胞（突起）。血液内一般抗原物质和药物不易透过此屏障，这对维持胸腺内环境的稳定、保证胸腺细胞的正常发育起着极其重要的作用。
3. 中枢淋巴器官包括骨髓和胸腺，主要是产生淋巴细胞的场所。
4. 外周淋巴器官包括淋巴结、脾脏、扁桃体等，主要是免疫应答的场所。
5. 主要是弥散淋巴组织，淋巴细胞主要是 T 细胞，分布在淋巴结的副皮质区和脾脏的动脉周围淋巴鞘，给新生动物切除胸腺后，此区不再发育称为胸腺依赖区。
6. 脾小体就是脾脏白髓的淋巴小结。
7. 黏膜相关淋巴组织（mucosal-associated lymphoid tissue，MALT）亦称黏膜免疫系统，主要指呼吸道、胃肠道及泌尿生殖道黏膜固有层和上皮细胞下散在的无被膜淋巴组织，以及某些带有生发中心的器官化的淋巴组织，如扁桃体、小肠的派氏集合淋巴组织及阑尾等。
8. 在脾脏白髓和红髓的交界处的狭窄区域，宽约 10μm，边缘区内含有 T 细胞、B 细胞和较多的巨噬细胞。

三、填空题

1. 淋巴；淋巴；免疫；免疫活性
2. T；B；NK
3. 胸腺；骨髓；淋巴结；脾；扁桃体
4. 胸腺；胸腺上皮
5. 胸腺上皮
6. 浅层皮质；副皮质区；皮质淋巴窦；髓索；髓窦
7. 动脉周围淋巴鞘；淋巴小结（或脾小结）；脾索；脾血窦；边缘区
8. 淋巴；弥散淋巴组织；淋巴小结
9. 树突状细胞；朗格汉斯细胞；巨噬细胞；面纱细胞；交错突细胞

四、简答题

1.

	中枢性淋巴器官	周围性淋巴器官
构成	上皮性网状细胞构成支架	网状细胞和网状纤维构成支架
起源	内胚层	中胚层
发生	早	晚
功能	培养淋巴细胞	进行免疫应答

2. ①连续毛细血管内皮；②内皮基膜；③血管周隙，含有巨噬细胞；④上皮基膜；⑤连续的胸腺上皮细胞。

3. 由淋巴细胞密集形成的球形或椭圆形小体，以B细胞为主构成。在抗原刺激下细胞增殖分化，体积增大，产生生发中心，生发中心可分为明区和暗区。生发中心周围细胞较小，染色较深的区域称小结帽。
4. 脾动脉→小梁动脉→中央动脉→笔毛微动脉→（小部分到脾窦，大部分到脾索）→小梁静脉→脾静脉。

（白生宾）

第十三章　内分泌系统

【同步习题】

一、选择题

【A/型/题】

1. 下列何种细胞的粗面内质网较发达
A. 滤泡上皮细胞　B. 滤泡旁细胞
C. 生长激素细胞　D. 肾上腺髓质细胞
E. 催乳激素细胞

2. 胞质内含嗜铬颗粒的细胞是
A. 肾上腺皮质细胞
B. 促肾上腺皮质激素细胞
C. 肾上腺髓质细胞
D. 交感神经节细胞
E. 催乳激素细胞

3. 碘化的甲状腺球蛋白存在的部位是
A. 分泌颗粒　B. 胶质小泡
C. 粗面内质网　D. 高尔基器
E. 滑面内质网

4. 垂体门脉系统的第一级毛细血管网位于
A. 漏斗　B. 结节部
C. 下脑丘　D. 远侧部
E. 神经部

5. 甲状旁腺的嗜酸性细胞内的嗜酸性颗粒是
A. 溶酶体　B. 线粒体
C. 分泌颗粒　D. 糖原颗粒
E. 胶质小泡

6. 下丘脑分泌的激素通过何种结构进入腺垂体远侧部
A. 垂体细胞　B. 赫令体
C. 垂体门脉系统　D. 无髓神经纤维
E. 毛细淋巴管

7. 下丘脑分泌的激素通过何种结构进入神经垂体神经部
A. 无髓神经纤维　B. 垂体门脉系统
C. 毛细淋巴管　D. 垂体细胞
E. 下丘脑垂体束

8. 碘化甲状腺球蛋白重吸收后形成
A. 嗜银颗粒　B. 基底颗粒
C. 赫令体　D. 分泌颗粒
E. 胶质小泡

9. 分泌甲状旁腺激素的细胞是
A. 主细胞　B. 壁细胞
C. 滤泡旁细胞　D. 嗜铬细胞
E. 破骨细胞

10. 糖皮质激素主要是由何处分泌的
A. 肾上腺皮质球状带
B. 肾上腺皮质束状带
C. 肾上腺皮质网状带
D. 垂体中间部
E. 垂体结节部

11. 黄体生成素是由何种细胞分泌的
A. 黄体的粒黄体细胞
B. 黄体的膜黄体细胞
C. 下丘脑弓状核神经元
D. 下丘脑视上核神经元
E. 嗜碱性细胞

12. 内分泌腺最主要的特点是
A. 线粒体嵴呈管泡状
B. 粗面内质网丰富
C. 滑面内质网丰富
D. 毛细血管丰富
E. 胞质内大量分泌颗粒

13. 分泌类固醇激素的是
A. 甲状腺的滤泡旁细胞
B. 肾上腺皮质的网状带
C. 甲状旁腺的主细胞
D. 脑垂体远侧部的嗜色细胞
E. 嗜铬细胞

14. 分泌降钙素的细胞是
A. 甲状腺滤泡上皮细胞
B. 滤泡旁细胞
C. 甲状旁腺的主细胞
D. 嗜铬细胞
E. 甲状旁腺的嗜酸性细胞

15. 甲状旁腺素作用于
A. 成骨细胞　B. 破骨细胞
C. 软骨细胞　D. 骨原细胞
E. 间充质细胞

16. 黑素细胞刺激激素的分泌部位是垂体的
A. 远侧部 B. 神经部
C. 结节部 D. 中间部
E. 漏斗部

17. 垂体门脉系统次级毛细血管存在于
A. 下丘脑 B. 结节部
C. 中间部 D. 远侧部
E. 神经部

18. 赫令体属于
A. 垂体细胞的突起
B. 神经元的突起
C. 嗜酸性细胞的突起
D. 血窦
E. 成纤维细胞的突起

19. 赫令体内含有
A. 催产素 B. 催乳激素
C. 生长激素 D. 卵泡刺激素
E. 雌激素

20. 抗利尿激素的合成部位是
A. 结节漏斗核 B. 视上核和室旁核
C. 垂体漏斗 D. 远侧部
E. 神经部

21. 结缔组织内富含有孔型毛细血管的器官是
A. 甲状腺 B. 肾上腺皮质
C. 肾上腺髓质 D. 垂体远侧部
E. 垂体神经部

22. 甲状旁腺嗜酸性细胞内含的嗜酸性颗粒是
A. 分泌颗粒 B. 糖原颗粒
C. 嗜铬颗粒 D. 线粒体
E. 溶酶体

23. 甲状腺滤泡腔内的胶状物是
A. 甲状腺球蛋白前体
B. 甲状腺激素
C. 碘化的甲状腺球蛋白
D. 降钙素
E. 脂蛋白

24. 甲状旁腺素属于
A. 氨基酸衍生物 B. 胺类激素
C. 肽类激素 D. 蛋白类激素
E. 类固醇激素

25. 促进精子发生的激素是
A. 生长激素 B. 催乳激素
C. 黄体生成素 D. 卵泡刺激素
E. 促脂素

26. 结节部的主要细胞是
A. 滤泡上皮细胞 B. 垂体细胞
C. 嫌色细胞 D. 嗜酸性细胞
E. 嗜碱性细胞

27. 垂体门微静脉经何处入垂体远侧部
A. 正中隆起 B. 漏斗柄
C. 结节部 D. 中间部
E. 神经部

28. 分泌间质细胞刺激素的细胞是
A. 生长激素细胞
B. 催乳激素细胞
C. 促甲状腺激素细胞
D. 促性腺激素细胞
E. 促肾上腺皮质激素细胞

29. 垂体细胞属于
A. 神经细胞 B. 神经胶质细胞
C. 内分泌细胞 D. 结缔组织细胞
E. 间充质细胞

30. 松果体细胞与下列哪种细胞类似
A. 神经内分泌细胞 B. 星形胶质细胞
C. 卫星细胞 D. 垂体细胞
E. 施万细胞

31. 关于内分泌腺的结构特点，以下错误的是
A. 腺细胞排列成索状、团块状或滤泡状
B. 无导管
C. 腺细胞含丰富的粗面内质网和高尔基复合体
D. 毛细血管丰富
E. 毛细血管的类型为有孔毛细血管或血窦

32. 下述何项不属于含氮类激素
A. 糖皮质激素 B. 氨基酸衍生物
C. 胺类 D. 肽类
E. 蛋白质类

33. 关于分泌类固醇激素细胞的超微结构特点，以下错误的是
A. 线粒体较多 B. 粗面内质网丰富
C. 脂滴较多 D. 不形成分泌颗粒
E. 线粒体嵴呈管泡状

34. 下述何项不是甲状腺滤泡上皮细胞的结构
A. 游离面微绒毛 B. 粗面内质网
C. 分泌颗粒 D. 胶质小泡
E. 基底纵纹

35. 不属于垂体远侧部的细胞是
A. 催乳激素细胞 B. 促甲状腺激素细胞
C. 促性腺激素细胞 D. 生长激素细胞

E. 催产素细胞

36. 关于降钙素的叙述，以下错误的是
A. 主细胞分泌　B. 肽类激素
C. 以胞吐方式释放　D. 促进成骨细胞活动
E. 抑制 Ca^{2+} 的吸收

37. 关于甲状旁腺素的叙述，以下错误的是
A. 属肽类激素　B. 作用于骨细胞
C. 作用于破骨细胞　D. 促进钙的吸收
E. 滤泡旁细胞分泌

38. 关于甲状旁腺嗜酸性细胞的叙述，以下错误的是
A. 体积较主细胞大　B. 核相对较小
C. 含分泌颗粒　D. 线粒体发达
E. 其他细胞器少

39. 有关嗜铬细胞的描述，以下错误的是
A. 可分为两种细胞
B. 其分泌物为嗜铬颗粒蛋白
C. 颗粒内含 ATP
D. 受交感神经调节
E. 属含氮类激素细胞

40. 下列何种细胞不属于腺垂体远侧部
A. 生长激素细胞
B. 促甲状腺激素细胞
C. 促性腺激素细胞
D. 催乳激素细胞
E. 黑色素细胞刺激素细胞

41. 有关垂体神经部的叙述，以下错误的是
A. 大量的无髓神经纤维
B. 丰富的毛细血管
C. 大小不等的赫令氏体
D. 散在分布的垂体细胞
E. 可见嫌色细胞

42. 关于垂体细胞的叙述，以下错误的是
A. 有支持、营养、吞噬和保护等功能
B. 有的突起附于毛细血管壁上
C. 有的突起包绕轴突，参与神经纤维的构成
D. 调节神经纤维活动
E. 调节激素的释放

43. 下述何种细胞不属于肾上腺髓质
A. 成纤维细胞　B. 神经细胞
C. 肾上腺素细胞　D. 去甲肾上腺素细胞
E. 类固醇激素分泌细胞

44. 关于类固醇激素分泌细胞的特点，以下错误的是
A. 可见分泌颗粒　B. 滑面内质网丰富
C. 线粒体较多　D. 线粒体嵴多呈管泡状
E. 脂滴较多

45. 不具有分泌或释放激素的细胞是
A. 胃肠道嗜银细胞
B. 肾上腺嗜铬细胞
C. 肾上腺皮质的束状带细胞
D. 血管内皮细胞
E. 垂体细胞

46. 有关肾上腺皮质束状带的叙述，以下错误的是
A. 皮质中最厚部分　B. 皮质中细胞最大
C. 细胞内脂滴最多　D. 分泌盐皮质激素
E. 丰富的血窦

47. 下述何项不是腺垂体嗜碱性细胞的分泌物
A. 生长激素　B. 促甲状腺激素
C. 卵泡刺激素　D. 促肾上腺皮质激素
E. 促脂素

48. 关于肾上腺网状带的叙述，以下错误的是
A. 腺细胞脂滴较多，染色浅
B. 血窦丰富
C. 主要分泌雄激素
D. 主要分泌糖皮质激素
E. 分泌少量雌激素

49. 关于滤泡旁细胞的描述，以下错误的是
A. 位于滤泡上皮细胞之间
B. HE 染色胞质着色浅
C. 颗粒具嗜银性
D. 分泌降钙素
E. 属于类固醇激素分泌细胞

50. 患者，女性，45 岁，近两个月来出现心悸，怕热多汗，心情烦躁，易怒，失眠，摄食量增多却身体消瘦，一周前感觉眼睛肿胀不适。查体：体温 37.5℃，血压 120/60mmHg，心率 120 次/分，眼球突出，平举双手出现细微颤动。考虑甲状腺功能亢进，系甲状腺激素分泌过多所致。请问甲状腺激素在何处形成
A. 分泌颗粒　B. 滤泡腔
C. 粗面内质网　D. 与溶酶体融合的胶质小泡
E. 线粒体

51. 患者，1 岁，男。妈妈代述：小儿没长一颗乳牙，不会站，舌头大，经常吐舌，有异常的哭声，鼻梁低平，头发稀少，发育迟缓，不会喊爸爸妈妈，理解能力很差。孩子出生时出现持续约 1 个月的黄疸，但在当地医院未检查出问题；2 月龄时孩子常常伸出又大又方的舌头，样子比较怪，其余均正常；3 月龄时孩子吐舌更厉害了，而且出现便秘、厌食

等症状，身高体重增长较同龄婴儿慢，一直到 10 月龄都无法扶站。疑似呆小症，其原因是

A. 甲状腺激素分泌不足

B. 甲状旁腺素分泌不足

C. 肾上腺皮质激素分泌不足

D. 生长激素分泌不足

E. 促生长激素释放激素分泌不足

52. 患者，男，19 岁，身高 120cm，骨龄 13 岁；智力发育正常。初生时正常，4 岁左右身高落后于同龄小孩。诊断：垂体性侏儒症。其原因是

A. 甲状腺激素分泌不足

B. 催乳激素分泌不足

C. 生长激素分泌不足

D. 促甲状腺激素分泌不足

E. 促肾上腺皮质激素分泌不足

53. 下图为何种线粒体

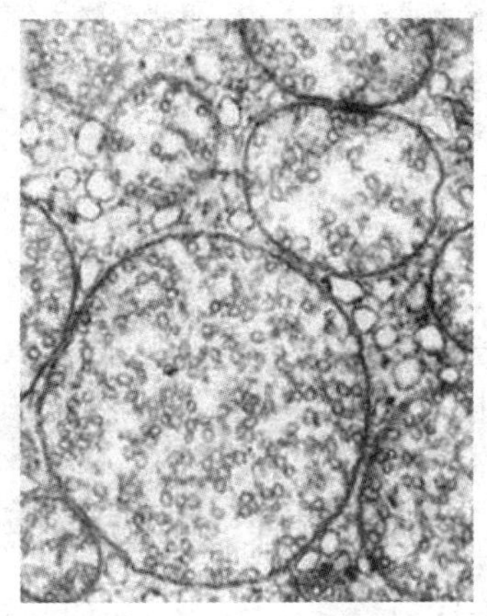

A. 板层状嵴线粒体　B. 管状嵴线粒体

C. 无嵴线粒体　D. 颗粒嵴线粒体

E. 赫令线粒体

54. 下图箭头所指是何结构

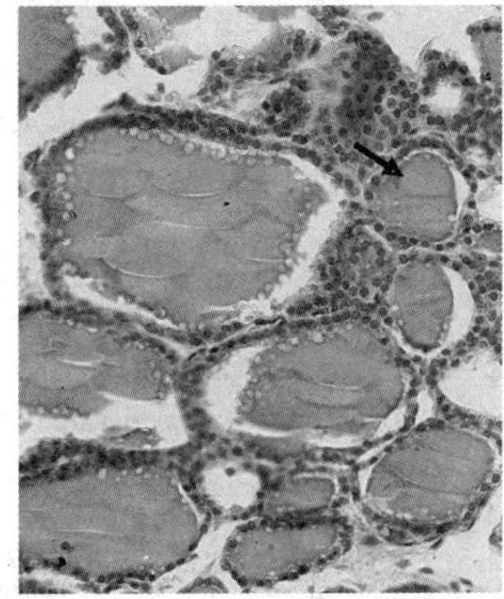

A. 滤泡　B. 汗腺分泌部

C. 乳腺腺泡　D. 前列腺腺泡

E. 中央静脉

55. 下图箭头所指是何结构

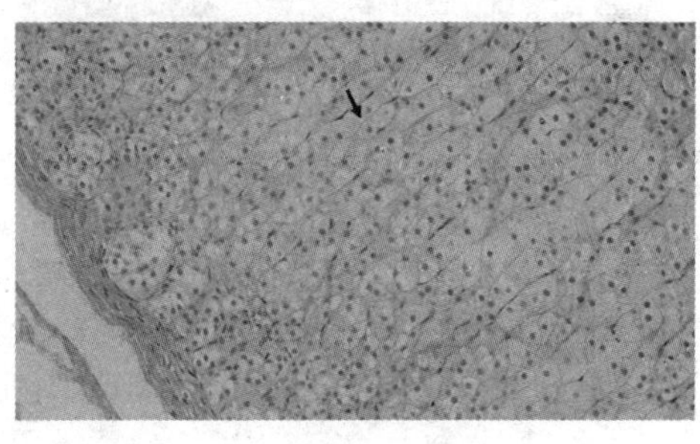

A. 束状带　B. 球状带

C. 网状带　D. 皮脂腺

E. 赫令氏体

56. 下图箭头所指是何细胞

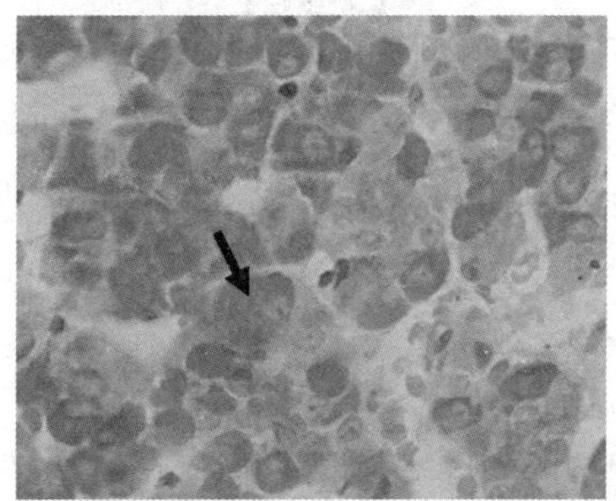

A. 滤泡上皮细胞　B. 嗜铬细胞

C. 嗜酸性细胞　D. 嗜碱性细胞

E. 嫌色细胞

57. 下图箭头所指是何结构

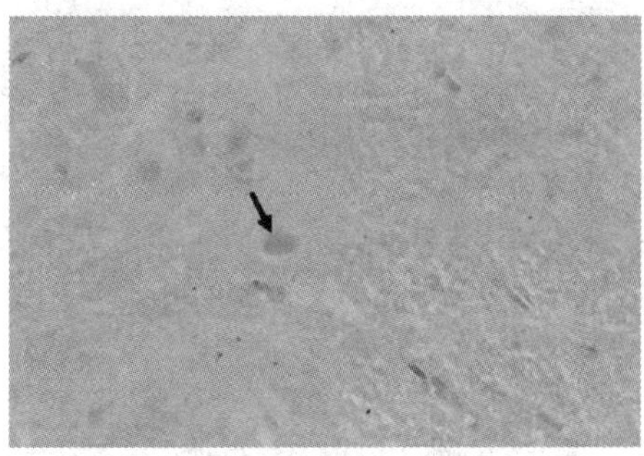

A. 赫令氏体　B. 胶质小泡

C. 分泌小泡　D. 胸腺小体

E. 基质小泡

【B/型/题】

A. pituicyte

B. thyroid gland 滤泡上皮细胞
C. parathyroid gland 嗜酸性细胞
D. adrenal gland 皮质束状带细胞
E. herring body
58. 含氮激素分泌细胞
59. 类固醇激素分泌素细胞

【C/型/题】

A. 含氮激素分泌细胞
B. 类固醇激素分泌细胞
C. 两者均有
D. 两者均无
60. neurohypophysis 含有
61. adrenal gland 含有

【X/型/题】

62. 下列哪些器官毛细血管丰富
A. 甲状旁腺　B. 肾上腺
C. 神经垂体　D. 心脏
E. 透明软骨
63. 下述何处具有滤泡结构
A. 甲状腺　B. 腺垂体
C. 唾液腺　D. 肾上腺
E. 汗腺
64. 下列哪些细胞见于腺垂体远侧部
A. 生长激素细胞　B. 催乳激素细胞
C. 促性腺激素细胞　D. 促肾上腺皮质激素细胞
E. 黑素细胞刺激素细胞
65. 赫令体内含有
A. 催乳激素　B. 催产素
C. 生长激素　D. 促脂素
E. 抗利尿素
66. 肾上腺皮质细胞超微结构共同点有
A. 丰富的滑面内质网
B. 丰富的溶酶体
C. 线粒体嵴呈小管状或小泡状
D. 有膜包被的分泌颗粒
E. 含脂滴
67. 下列哪些细胞的胞质内含膜包被分泌颗粒
A. 垂体细胞　B. 滤泡上皮细胞
C. 肾上腺皮质细胞　D. 促肾上腺皮质激素细胞
E. 甲状旁腺主细胞
68. 分泌类固醇激素细胞包括
A. 肾上腺皮质束状带细胞
B. 肾上腺皮质球状带细胞
C. 肾上腺皮质网状带细胞
D. 滤泡旁细胞
E. 松果体细胞
69. 分泌促性腺激素的部位有
A. 卵巢　B. 睾丸
C. 胎盘　D. 腺垂体远侧部
E. 腺垂体结节部
70. 具有血窦的部位是
A. 甲状腺　B. 甲状旁腺
C. 肾上腺皮质　D. 垂体远侧部
E. 垂体神经部
71. 具有分泌颗粒的细胞
A. 滤泡上皮细胞　B. 甲状旁腺嗜酸性细胞
C. 垂体细胞　D. 嗜铬细胞
E. 嫌色细胞
72. 属于含氮激素分泌细胞的是
A. 滤泡上皮细胞　B. 甲状旁腺主细胞
C. 嗜铬细胞　D. 垂体细胞
E. 垂体远侧部腺细胞
73. 腺垂体的组成是
A. 远侧部　B. 结节部
C. 正中隆起　D. 中间部
E. 漏斗部
74. 垂体门脉系统由下列哪些组成
A. 垂体上动脉　B. 初级毛细血管网
C. 垂体门微静脉　D. 次级毛细血管网
E. 垂体下动脉

二、名词解释

1. 激素
2. 靶细胞
3. 内分泌
4. 旁分泌
5. 甲状腺滤泡
6. 肾上腺束状带
7. 嗜铬细胞
8. 垂体门脉系统
9. 赫令体
10. 弥散神经内分泌系统

三、填空题

1. 按 hormone 的化学性质，endocrine cell 可分为__________分泌细胞和__________分泌细胞两类。
2. Thyroid gland 实质是由__________细胞和__________细胞构成。
3. Parafollicular cell 分布于__________和__________。

4. Adrenal gland corex 可分为三带，由外至内依次为__________、__________、__________；各带所分泌的激素依次为__________、__________、__________；adrenal gland medulla 主要由__________细胞组成。
5. Adenohypophysis 包括__________、__________和__________三部分。Adenohypophysis 的主要部分是__________，在 HE 染色标本中，腺细胞分为三种，即__________细胞、__________细胞和__________细胞。
6. 下丘脑弓状核内有许多 neuron 能产生__________激素和__________激素，经__________调节 adenohypophysis 各种腺细胞的分泌活动。
7. Calcitonin 由__________细胞分泌，parathyroid hormone 由__________细胞分泌。

四、简答题

1. 请比较含氮激素分泌细胞和类固醇激素分泌细胞的超微结构及对靶细胞的作用部位。
2. 从微细结构的角度简述甲状腺激素的形成。
3. 简述肾上腺的组织结构及其所分泌的激素。
4. 脑垂体远侧部具有分泌功能的细胞有哪几种？各分泌何种激素？
5. 简述下丘脑与腺垂体的关系。
6. 简述神经垂体的结构、功能及其与下丘脑的关系。

【参考答案及解析】

【A/型/题】

1. A

［解析］备选答案均为含氮激素细胞，其结构特点为胞质内存在粗面内质网。由于激素是量少作用大的物质，无须丰富的粗面内质网，故含氮激素的细胞中粗面内质网并不丰富。而滤泡上皮细胞并不直接合成甲状腺激素，而是先合成较多的甲状腺球蛋白储存在滤泡内，故粗面内质网较丰富。

2. C

［解析］肾上腺髓质细胞又称嗜铬细胞，胞质内含嗜铬颗粒。

3. B

［解析］碘化的甲状腺球蛋白储存在滤泡腔，在促甲状腺激素的作用下，滤泡上皮细胞以胞吞方式将滤泡腔内的碘化甲状腺球蛋白再吸收入胞质，成为胶质小泡。而分泌颗粒内含的是甲状腺球蛋白（未碘化）。

4. A

［解析］垂体上动脉从结节部上端进入神经垂体的漏斗，在该处形成袢样的窦状毛细血管网，称第一级毛细血管网。这些毛细血管网下行至结节部下端汇集形成数条垂体门微静脉，继续下行进入远侧部，再度形成窦状毛细血管网，称第二级毛细血管网。垂体门微静脉及其两端的毛细血管网共同构成垂体门脉系统。

5. B

［解析］甲状旁腺的嗜酸性细胞胞质内含密集的嗜酸性颗粒。电镜下，嗜酸性颗粒实为线粒体，其他细胞器均不发达，无分泌颗粒。胶质小泡为甲状腺滤泡上皮细胞中的结构。

6. C

［解析］下丘脑的弓状核等神经内分泌细胞的轴突伸至垂体漏斗，构成下丘脑垂体束。细胞合成的多种激素经轴突释放入漏斗处的垂体门脉系统的第一级毛细血管网内，继而经垂体门微静脉输至远侧部的第二级毛细血管网。

7. A

［解析］神经垂体与下丘脑直接相连，下丘脑的视上核和室旁核的神经内分泌细胞发出的轴突构成无髓神经纤维经漏斗柄进入神经部。而下丘脑垂体束是由下丘脑的弓状核等神经内分泌细胞的轴突伸至垂体漏斗的神经纤维所构成。

8. E

［解析］滤泡上皮细胞在腺垂体分泌的促甲状腺激素的作用下，以胞吞方式将滤泡腔内的碘化甲状腺球蛋白再吸收入胞质，成为胶质小泡，电子密度低。胶质小泡无嗜银性，位置近细胞顶部，不近基底。滤泡上皮细胞中的分泌颗粒为高尔基复合体所形成，电子密度中等。

9. A

［解析］甲状旁腺由主细胞和嗜酸性细胞构成，其主细胞的分泌颗粒内的甲状旁腺激素。此主细胞并非胃底腺的主细胞。

10. B

［解析］束状带细胞分泌糖皮质激素，主要为皮质醇和皮质酮。

11. E

[解析] 垂体远侧部的嗜碱性细胞包括促性腺激素细胞，该细胞分泌卵泡刺激素和黄体生成素。

12. D

[解析] 内分泌腺的结构特点是：腺细胞排列成索状、团状、网状或围成滤泡状，无排送分泌物的导管，毛细血管丰富。而其他几个备选项涉及腺细胞的特点。

13. B

[解析] 肾上腺皮质分泌的是类固醇激素，而其他四个备选项目为含氮类激素。

14. B

[解析] 滤泡旁细胞的主要功能是合成和分泌降钙素。

15. B

[解析] 甲状旁腺激素的主要功能是作用于骨细胞和破骨细胞，使骨盐溶解，并能促进肠及肾小管吸收钙，从而使血钙升高。

16. D

[解析] 鱼类和两栖类中间部的嗜碱性细胞能分泌黑素细胞刺激素。

17. D

[解析] 垂体上动脉从结节部上端进入神经垂体的漏斗，在该处形成袢样的窦状毛细血管网，称第一级毛细血管网。这些毛细血管网下行至结节部下端汇集形成数条垂体门微静脉，继续下行进入远侧部，再度形成窦状毛细血管网，称第二级毛细血管网。垂体门微静脉及其两端的毛细血管网共同构成垂体门脉系统。

18. B

[解析] 在视上核和室旁核的神经元胞体内合成的分泌颗粒，沿轴突被运输到神经部，分泌颗粒在轴突沿途和末端常聚集成团，即赫令体。轴突就是神经元的突起。

19. A

[解析] 赫令体内含催产素和抗利尿素。

20. B

[解析] 下丘脑的视上核和室旁核是合成激素的部位，而神经部是释放激素的部位。

21. A

[解析] 甲状腺滤泡周围的结缔组织中的毛细血管为有孔毛细血管，其余四项为血窦。

22. D

[解析] 甲状旁腺嗜酸性细胞内含的嗜酸性颗粒是线粒体。

23. C

[解析] 甲状腺球蛋白前体存在于分泌颗粒内，碘化的甲状腺球蛋白存在于滤泡腔。

24. C

[解析] 甲状旁腺激素是肽类激素。

25. D

[解析] 卵泡刺激素在男性则刺激生精小管的支持细胞合成雄激素结合蛋白，以促进精子的发生。

26. C

[解析] 结节部主要是嫌色细胞，其间有少数嗜酸性和嗜碱性细胞，此处嗜碱性细胞分泌促性腺激素。

27. C

[解析] 第一级毛细血管网下行至结节部下端汇集形成数条垂体门微静脉，继续下行进入远侧部，再度形成第二级毛细血管网。

28. D

[解析] 促甲状腺激素细胞分泌卵泡刺激素和黄体生成素，卵泡刺激素在男性又称间质细胞刺激素。

29. B

[解析] 神经垂体的神经胶质细胞称垂体细胞。

30. A

[解析] 松果体细胞约占腺实质细胞总数的 90%，与神经内分泌细胞类似。其余选项为神经胶质细胞。

31. C

[解析] 内分泌细胞根据分泌物的化学性质分含氮激素细胞和类固醇细胞。由于激素是量少作用大的物质，对于含氮激素细胞而言，无须丰富的粗面内质网就可以产生够用的激素；对于类固醇激素而言，无须粗面内质网合成。

32. A

[解析] 含氮激素包括氨基酸衍生物、胺类、肽类和蛋白质类激素。

33. B

[解析] 类固醇激素不是通过粗面内质网合成的。

34. E

[解析] 电镜下，滤泡上皮细胞游离面有少量微绒毛，胞质内有粗面内质网、分泌颗粒和胶质小泡。滤泡上皮基底面有完整的基板，无基底纵纹。

35. E

[解析] 催产素是下丘脑合成，从神经垂体释放，故不存在于垂体远侧部。

36. A

[解析] 降钙素是由甲状腺的滤泡旁细胞分泌。

37. E

[解析] 甲状旁腺素由甲状旁腺的主细胞分泌。

38. C

[解析] 其嗜酸性细胞并不分泌激素，胞质内无分泌

颗粒。

39. B

[解析] 其分泌物为肾上腺素和去甲肾上腺素，而嗜铬颗粒蛋白与其分泌物以复合物的形式储存在颗粒内。

40. E

[解析] 催乳激素细胞和生长激素细胞属于嗜酸性细胞，促甲状腺激素细胞和促性腺激素细胞（还有促肾上腺皮质激素细胞）属于嗜碱性细胞，均存在于垂体远侧部。而黑色素细胞刺激素细胞可存在于中间部。

41. E

[解析] 嫌色细胞为腺垂体内的细胞，不存在于神经垂体。

42. C

[解析] 神经垂体的神经纤维属于中枢神经系统的无髓神经纤维，其结构为裸露的轴突，故无胶质细胞及其突起包绕。

43. E

[解析] 肾上腺髓质的结缔组织中含成纤维细胞，交感神经节内含神经细胞，髓质细胞即嗜铬细胞，分肾上腺素细胞和去甲肾上腺素细胞，而类固醇激素分泌细胞为肾上腺皮质内的内分泌细胞。

44. A

[解析] 类固醇激素分泌细胞内不含分泌颗粒。含氮激素分泌细胞内含膜被分泌颗粒。

45. E

[解析] 垂体细胞为神经垂体的神经胶质细胞，不分泌或释放激素。

46. D

[解析] 肾上腺束状带分泌糖皮质激素。

47. A

[解析] 生长激素是由嗜酸性细胞分泌。

48. D

[解析] 主要分泌糖皮质激素的是束状带。

49. E

[解析] 滤泡旁细胞属于含氮激素分泌细胞。

50. D

[解析] 甲状腺激素是碘化的甲状腺球蛋白被溶酶体分解后的产物，而分泌颗粒内含的是甲状腺球蛋白，滤泡腔内含有的是碘化的甲状腺球蛋白。胶质小泡含碘化甲状腺球蛋白，与溶酶体融合后，小泡内的甲状腺球蛋白被水解酶分解形成甲状腺素。

51. A

[解析] 甲状腺激素（包括 T_3 和 T_4）的主要功能是促进机体的新陈代谢，提高神经兴奋性，促进生长发育，尤对婴幼儿的骨骼发育和中枢神经系统的发育影响很大。如果在婴幼儿时期缺乏，将导致呆小症。

52. C

[解析] 垂体性侏儒表现为身材矮小，智力发育无明显变化；因生长激素分泌不足所致。

53. B

[解析] 此图管状嵴线粒体，管状结构在横断面上呈现小圆圈，这是类固醇激素分泌细胞的线粒体嵴的特征。而通常细胞的线粒体的嵴为板层状。

54. A

[解析] 由单层立方上皮围成，细胞核圆，胞质着色较浅。滤泡腔内充满红色的胶质。滤泡之间的结缔组织中有丰富的毛细血管。

55. A

[解析] 腺细胞排列成条索状，细胞较大，为多边形，胞质内充满脂滴，故呈泡沫状，核圆染色较浅。细胞索间有血窦（内皮细胞核呈扁平形）。

56. C

[解析] 腺垂体中，细胞较大，细胞界限清楚，胞质染成红色。

57. A

[解析] 赫令氏体即大小不一、圆形或椭圆形、染成粉红色的均质小块，其周围为大量浅红色的无髓神经纤维；其间散在圆形核为神经胶质细胞（垂体细胞）的细胞核。一些着色较深、扁平的细胞核为血窦内皮的细胞核。胶质小泡、分泌小泡和基质小泡等为电镜结构。胸腺小体为胸腺髓质内大小不一、染成粉红色的椭圆形小体，由多层扁平的胸腺小体上皮细胞呈同心圆排列围成，周围有核小而圆着色深的淋巴细胞。

【B/型/题】

58. B　59. D

[解析] A 为垂体细胞，属于神经胶质细胞。B 为含氮激素分泌细胞。C 为甲状旁腺的嗜酸性细胞，无激素分泌功能。D 为类固醇激素分泌细胞，分泌糖皮质激素。E 为赫令体，是神经元的轴突部位，在该处释放激素，其合成激素的部位在下丘脑的神经元胞体。

【C/型/题】

60. D　61. C

[解析] neurohypophysis 为神经垂体，含有神经元的轴突，释放含氮激素但不合成含氮激素，故即无含氮激素分泌细胞，亦无类固醇激素分泌细胞。adrenal gland 为肾上腺，其皮质部含类固醇激素分泌细胞，髓质内有髓质细胞（嗜铬细胞），分泌含氮激素。

【X/型/题】

62. ABCD

［解析］软骨组织内无血管。

63. AB

［解析］甲状腺和腺垂体的中间部含滤泡（腺垂体的远侧部可有少量滤泡），上皮包绕滤泡腔，腔内含胶质。

64. ABCD

［解析］黑素细胞刺激素细胞分布于腺垂体的中间部。

65. BE

［解析］赫令体为轴突及末端的膨大，含抗利尿激素和催产素。

66. ACE

［解析］肾上腺皮质的腺细胞属于类固醇激素分泌细胞，其滑面内质网丰富，脂滴较多，线粒体嵴呈管泡状等。含氮激素分泌细胞含膜被分泌颗粒，巨噬细胞等溶酶体丰富。

67. BDE

［解析］垂体细胞为神经垂体的神经胶质细胞，不是内分泌细胞。肾上腺皮质细胞为类固醇激素分泌细胞，不属于含氮激素分泌细胞。这 2 类细胞胞质内无膜被分泌颗粒。

68. ABC

［解析］滤泡旁细胞和松果体细胞属于含氮激素分泌细胞。

69. CDE

［解析］胎盘可分泌绒毛膜促性腺激素，腺垂体远侧部和结节部可分泌促性腺激素。而卵巢和睾丸分泌的是性激素如雌或雄激素，不是促性腺激素。

70. CDE

［解析］甲状腺和甲状旁腺为有孔毛细血管。

71. ADE

［解析］滤泡上皮细胞和嗜铬细胞属于含氮激素分泌细胞，胞质内含膜被分泌颗粒，部分嫌色细胞胞质内含少量分泌颗粒。

72. ABCE

［解析］垂体细胞是神经胶质细胞，不属于内分泌细胞，更不属于含氮激素细胞。

73. ABD

［解析］腺垂体包括 3 个部分，即远侧部，中间部和结节部。正中隆起和漏斗部属于神经垂体。

74. BCD

［解析］垂体门微静脉及其两端的毛细血管网共同构成垂体门脉系统。

二、名词解释

1. 内分泌细胞的分泌物，量少作用大，称为激素。
2. 激素所作用的特定细胞，称靶细胞。靶细胞具有与相应激素相结合的受体，受体与相应激素结合后产生效应。
3. 机体内的一些细胞产生的激素通过血液循环而作用于远处的特定细胞，称此分泌方式为内分泌。
4. 指有的内分泌细胞产生的激素可直接作用于邻近的细胞，对其功能实施调控，称此分泌方式为旁分泌。
5. 甲状腺滤泡是甲状腺内的腺细胞排列方式，由单层立方的滤泡上皮细胞围成，中间为滤泡腔，腔内充满胶质。胶质是滤泡上皮细胞的分泌物，在切片上呈均质状、嗜酸性，实质为碘化的甲状腺球蛋白。
6. 肾上腺束状带是肾上腺皮质中最厚的部分，其细胞较大，呈多边形，排列成单行或双行的直行细胞索，它们相互平行，索间为窦状毛细血管和少量结缔组织。束状带细胞分泌糖皮质激素。
7. 肾上腺髓质细胞因对铬盐有亲和力故称为嗜铬细胞。该细胞分泌肾上腺素和去甲肾上腺素。
8. 由垂体门微静脉及其两端毛细血管网共同构成的系统称垂体门脉系统。经垂体门脉系统，下丘脑与腺垂体形成一个功能整体。
9. 脑垂体神经部大小不等的嗜酸性团块，称为赫令体，即为下丘脑神经元轴突中的分泌颗粒大量聚集所成的结构。其内储存并可释放催产素和抗利尿激素。
10. 指大量分散存在于各系统中的单个内分泌细胞所组成的生理性调节体系，包括神经系统内具有分泌功能的神经元（如下丘脑室旁核与视上核的神经内分泌系统）和消化管及呼吸道中的内分泌细胞（APUD：摄取胺前体脱羧细胞），两者统称为弥散神经内分泌系统。

三、填空题

1. 含氮激素；类固醇激素
2. 滤泡上皮；滤泡旁
3. 滤泡之间；滤泡上皮细胞之间
4. 球状带；束状带；网状带；盐皮质激素；糖皮质激素；性激素；髓质细胞（嗜铬细胞）
5. 远侧部；结节部；中间部；远侧部；嗜酸性；嗜碱性；嫌色
6. 释放；释放抑制；垂体门脉系统
7. 滤泡旁，甲状旁腺的主

四、简答题

1. 含氮激素分泌细胞的超微结构特点是：胞质内含粗

面内质网和高尔基复合体及较多的膜包颗粒，含氮激素受体位于靶细胞的质膜上；

类固醇激素分泌细胞的超微结构特点是：胞质内含丰富的滑面内质网，管泡状嵴线粒体及较多的脂滴，类固醇激素受体一般位于靶细胞的胞质内。

2. 滤泡上皮细胞形成甲状腺激素大致经过以下几个步骤，即合成、贮存、碘化、重吸收、分解和释放。

合成：滤泡上皮细胞从血中摄取氨基酸，在粗面内质网合成甲状腺球蛋白前体，继而在高尔基复合体加糖并浓缩形成分泌颗粒。

贮存：细胞以胞吐方式将颗粒排放到滤泡腔内贮存。

碘化：细胞能主动从血中摄取碘离子，碘离子在过氧化物酶的作用下活化，透过细胞膜进入滤泡腔。与甲状腺球蛋白结合成碘化甲状腺球蛋白。

重吸收：在腺垂体分泌的促甲状腺激素的作用下，滤泡上皮细胞以胞吞方式将滤泡腔内的碘化甲状腺球蛋白再吸收入胞质，成为胶质小泡。

分解和释放：胶质小泡与溶酶体融合，小泡内的甲状腺球蛋白被溶酶体内的水解酶分解形成大量的四碘甲腺原氨酸（T_4，即甲状腺素）和少量的三碘甲腺原氨酸（T_3），经细胞基底部释放入毛细血管内。

3. 肾上腺为实质性器官，由被膜和实质构成。被膜为致密结缔组织；实质分为皮质和髓质。皮质由外向内分为三个带，即球状带、束状带和网状带，各带内分泌细胞间含有丰富的血窦。球状带分泌盐皮质激素，束状带分泌糖皮质激素，网状带分泌性激素（主要为雄激素，少量雌激素）；髓质主要含髓质细胞，还可见中央静脉及少量交感神经节细胞。髓质细胞分为两种，即肾上腺素细胞和去甲肾上腺素细胞，分别分泌肾上腺素和去甲肾上腺素。

4. 脑垂体远侧部具有分泌功能的细胞及所分泌的激素如下：

（1）嗜酸性细胞：①生长激素细胞：分泌生长激素；②催乳激素细胞：分泌催乳激素。

（2）嗜碱性细胞：①促甲状腺激素细胞：分泌促甲状腺激素；②促性腺激素细胞：分泌卵泡刺激素和黄体生成素；③促肾上腺皮质激素细胞：分泌促肾上腺皮质激素和促脂素。

5. 下丘脑与腺垂体在结构上无直接联系，它对腺垂体内各种腺细胞分泌活动的调节是通过垂体门脉系统实现的。下丘脑视前区和结节区（弓状核等）的一些神经内分泌细胞合成的释放激素及释放抑制激素经轴突释放入漏斗处的第一级毛细血管网，继而经垂体门微静脉输送至远侧部的第二级毛细血管网，然后到达各种腺细胞并调节它们的分泌活动。因此，通过垂体门脉系统将下丘脑与腺垂体连成一个功能上的整体。

6. ①结构：由无髓神经纤维和神经胶质细胞组成，含有丰富的血窦，可见分散存在的嗜酸性团块，即赫令体，神经部内的神经胶质细胞称垂体细胞，其大小形状不一，有的含脂滴和脂褐素。②功能：储存和释放抗利尿激素和催产素。③与下丘脑的关系：下丘脑的视上核和室旁核的神经内分泌细胞发出轴突向下延伸形成神经垂体。其胞体合成的抗利尿激素和催产素经轴突输送到神经部储存，即赫令（小）体。因此，下丘脑和神经垂体是一个整体。

（伍赶球）

第十四章　消化管

【同步习题】

一、选择题

【A/型/题】

1. 消化管的内表面是
A. 黏膜肌层　B. 固有层
C. 上皮　D. 肌层
E. 浆膜

2. 小肠的皱襞由下列哪项构成
A. 上皮和固有层　B. 固有层和黏膜肌层
C. 黏膜和黏膜下层　D. 黏膜和肌层
E. 黏膜和浆膜

3. 消化管各段结构差异最大、功能最重要的部分是
A. 外膜　B. 肌层
C. 黏膜下层　D. 黏膜
E. 黏膜肌层

4. 下列哪种器官黏膜下层含有腺体
A. 胃　B. 十二指肠
C. 空肠　D. 回肠
E. 结肠

5. 消化管黏膜下层的组织是
A. 网状组织　B. 脂肪组织
C. 平滑肌　D. 疏松结缔组织
E. 致密结缔组织

6. 复层扁平上皮与单层柱状上皮的交界处在
A. 咽与食管之间
B. 口腔与咽之间
C. 食管与胃之间
D. 胆总管开口与十二指肠处
E. 胃与十二指肠之间

7. 单层柱状上皮与复层扁平上皮的交界处在
A. 结肠与直肠之间
B. 降结肠与乙状结肠之间
C. 阑尾与盲肠之间
D. 直肠内的齿状线处
E. 小肠与大肠之间

8. 食管腺腺泡位于
A. 黏膜　B. 黏膜下层
C. 肌层　D. 外膜
E. 近胃贲门部的固有层

9. 胃小凹是
A. 黏膜表面的浅沟
B. 皱襞之间的凹陷
C. 特殊的胃腺
D. 黏膜表面的小孔
E. 胃腺的导管部

10. 胃黏膜上皮的主要细胞是
A. 壁细胞
B. 主细胞
C. 内分泌细胞
D. 表面黏液细胞
E. 表面浆液细胞

11. 胃底腺中，胞质呈均质而明显嗜酸性的细胞是
A. 壁细胞　B. 主细胞
C. 内分泌细胞　D. 颈黏液细胞
E. 以上都不是

12. 胃底腺泌酸细胞合成盐酸的部位是
A. 滑面内质网　B. 粗面内质网
C. 核糖体　D. 细胞内分泌小管
E. 高尔基复合体

13. 胃底腺主细胞分泌
A. 胃蛋白酶　B. 胃蛋白酶和内因子
C. 内因子　D. 胃蛋白酶原
E. 胃蛋白酶原和内因子

14. 消化管具有绒毛结构的是
A. 胃　B. 食管
C. 小肠　D. 结肠
E. 阑尾

15. 扩大小肠黏膜吸收面积的结构是
A. 上皮、固有膜和黏膜肌
B. 皱襞、绒毛和小肠腺
C. 纹状缘、绒毛和中央乳糜管
D. 皱襞、绒毛和微绒毛
E. 绒毛、皱襞和浆膜

16. 胃腺分布于
A. 胃表面上皮　B. 胃黏膜下层

C. 胃小凹之间　D. 胃黏膜固有层
E. 胃浆膜内

17. 胃黏膜的自我保护机制是
A. 胃黏膜较厚且坚韧
B. 胃黏膜下层内含较粗的血管、淋巴管和神经
C. 颈黏液细胞分泌的可溶性黏液散布于黏膜表面
D. 存在黏液－碳酸氢盐屏障和上皮细胞的快速更新
E. 胃液中的盐酸和胃蛋白酶能特异性地腐蚀和分解胃内容物

18. H^+和Cl^-在何处结合成盐酸
A. 胃小凹
B. 微管泡系统
C. 细胞内分泌小管
D. 粗面内质网
E. 溶酶体

19. 壁细胞中与细胞内分泌小管膜结构相同的是
A. 细胞膜
B. 微管泡系统
C. 细胞核的双层单位膜
D. 粗面内质网
E. 溶酶体膜

20. 主细胞的顶部充满
A. 酶原颗粒
B. 黏原颗粒
C. 嗜银颗粒
D. 粗面内质网和高尔基复合体
E. 细胞内分泌小管和微管泡系统

21. 保证小肠选择性吸收的结构基础是
A. 皱襞和绒毛
B. 微绒毛和连接复合体
C. 吸收细胞
D. 潘氏细胞
E. 内分泌细胞和潘氏细胞

22. 小肠腺特有的细胞是
A. 吸收细胞　B. 杯状细胞
C. 内分泌细胞　D. 未分化细胞
E. 潘氏细胞（帕内特细胞）

23. 中央乳糜管位于
A. 小肠腺之间　B. 绒毛中轴
C. 绒毛之间　D. 胃小凹之间
E. 胃小凹基部

24. 杯状细胞最多的部位在
A. 阑尾　B. 十二指肠
C. 空肠　D. 回肠
E. 结肠

25. 复层扁平上皮分布在
A. 胃　B. 小肠
C. 食管　D. 结肠
E. 阑尾

26. 乳糜微粒形成的部位在
A. 中央乳糜管　B. 微绒毛
C. 滑面内质网　D. 粗面内质网
E. 高尔基复合体

27. 包绕小肠腺的是
A. 肠腔
B. 固有层结缔组织
C. 肌上皮细胞
D. 黏膜下层结缔组织
E. 肌层平滑肌

28. 阑尾的结构特点是
A. 绒毛丰富，淋巴组织丰富
B. 绒毛丰富，大肠腺短而稀少
C. 淋巴组织稀少，肌层不完整
D. 大肠腺短而少，有大量杯状细胞
E. 大肠腺短而少，淋巴组织丰富

29. 大肠腺位于
A. 黏膜　B. 黏膜下层
C. 肌层　D. 浆膜
E. 纤维膜

30. 消化管黏膜何处无黏膜肌
A. 口腔　B. 食管
C. 胃　D. 小肠
E. 大肠

31. 关于结肠结构的叙述，下列哪项是错误的
A. 有皱襞，无绒毛
B. 上皮及肠腺内有少量杯状细胞
C. 肠腺长而直，排列密集
D. 肌层的外纵肌厚薄不一
E. 固有层有淋巴组织

32. 在空肠横断面上观察，最可能见不到的是
A. 绒毛　B. 小肠腺
C. 黏膜肌　D. 淋巴小结
E. 肌层平滑肌

33. 回肠何处无绒毛和小肠腺
A. 空－回肠交界处
B. 回肠上 1/3
C. 回肠中 1/3

D. 回肠下 1/3

E. 肠集合淋巴小结处

34. 下列哪种细胞不存在于胃黏膜

A. 颈黏液细胞　　B. 杯状细胞

C. 泌酸细胞　　D. 主细胞

E. 内分泌细胞

35. 关于食管的组织结构特点哪项错误

A. 腔面有纵行皱襞

B. 黏膜上皮是角化的复层扁平上皮

C. 黏膜肌是一层纵行平滑肌

D. 黏膜下层内含有食管腺

E. 肌层含平滑肌和骨骼肌

36. 关于潘氏（帕内特）细胞以下哪一项是错误的

A. 分布在小肠腺的颈部

B. 胞质顶部充满嗜酸性颗粒

C. H–E 染色切片中可辨认

D. 分泌的溶菌酶有灭菌作用

E. 除小肠腺外，其他腺体内无

37. 关于小肠绒毛固有层以下哪一点错误

A. 有丰富的毛细淋巴管

B. 有丰富的毛细血管

C. 有散在的平滑肌纤维

D. 上皮吸收的氨基酸、单糖等进入血液

E. 上皮吸收的脂类进入淋巴

38. 患者，男，36 岁，间歇性上腹部疼痛 6 年，加重月余伴黑便 3 天，患者自 30 岁开始常上腹部疼痛，反复发作，每于饭后 1 小时内出现，经 1～2 小时后逐渐缓解，直至下餐进食后疼痛再次发作。近 1 个月来疼痛加重，发现柏油样黑便 3 天，伴头晕、心悸、乏力，无呕血。患病后曾经在镇医院治疗，腹痛、拉黑便等症状未得到有效缓解，遂到我院门诊治疗。本次住院经胃镜等系统检查，提示为胃窦部慢性溃疡病变并出血。经抗酸、止血，同时给予胃黏膜保护的药物等对症治疗后好转出院。请问胃黏膜自我保护机制是什么

A. 表面黏液细胞

B. 颈黏液细胞

C. 黏液–碳酸氢盐屏障

D. 盐酸细胞

E. 主细胞

39. 下图箭头所指是何结构

A. 味蕾　　B. 胸腺小体

C. 淋巴小结　　D. 腺泡

E. 基质小泡

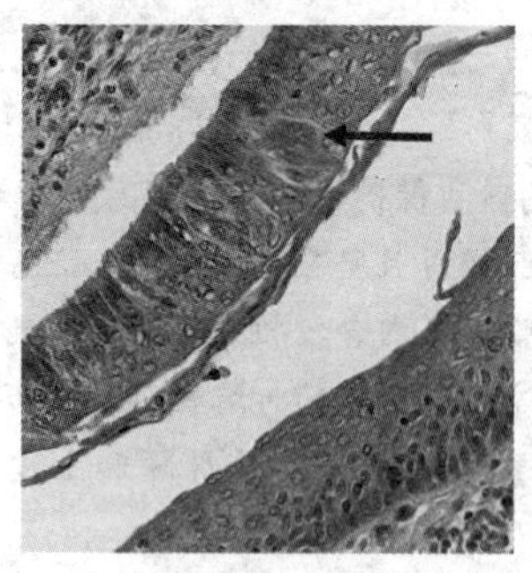

40. 下图箭头所指是何结构

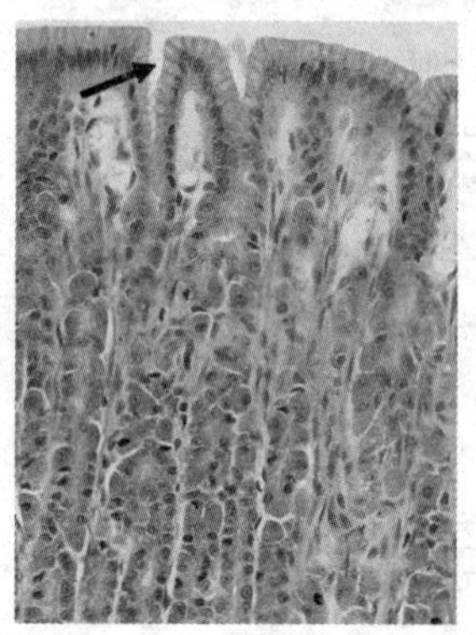

A. 胃小凹

B. 轮廓乳头沟

C. 胃底腺

D. 小肠腺

E. 结肠腺

41. 下图箭头所指是何结构

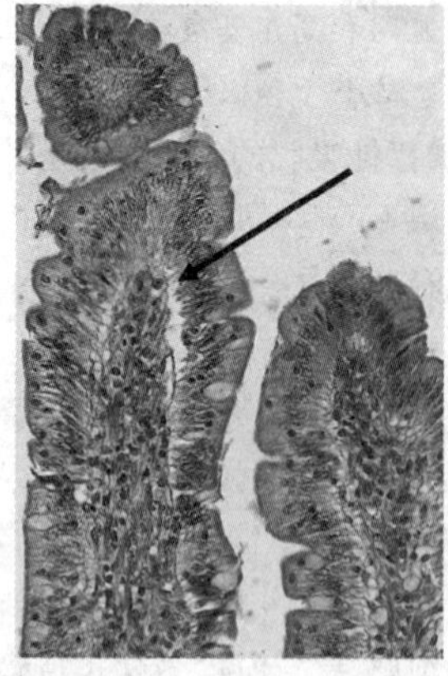

A. 绒毛　　B. 微绒毛

C. 皱襞　　D. 小肠腺

E. 结肠腺

42. 下图箭头所指是何结构

A. 汗腺　　B. 胃底腺

C. 十二指肠腺　　D. 小肠腺

E. 结肠腺

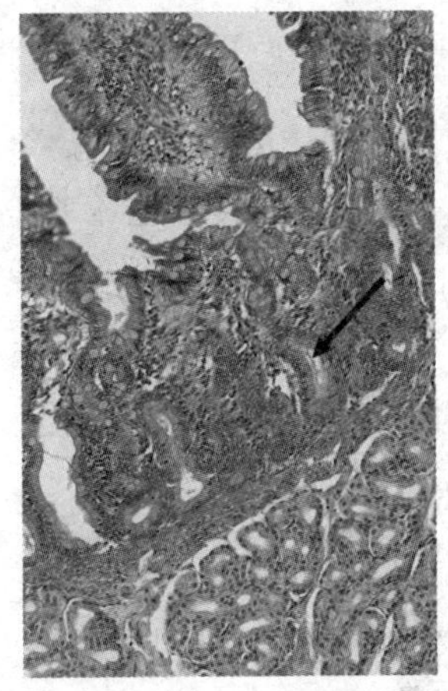

43. 下图箭头所指是何结构

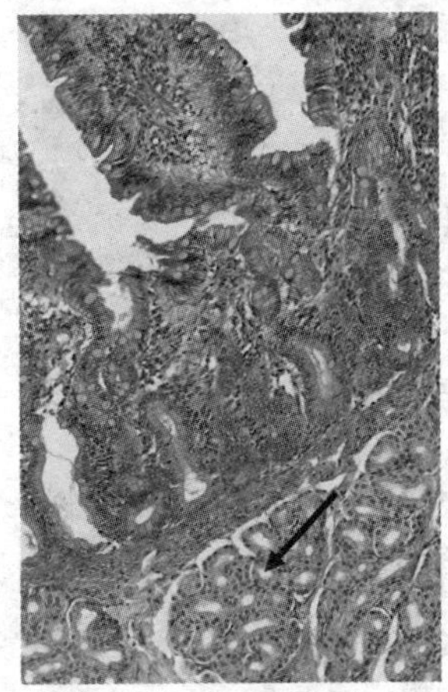

A. 汗腺　　B. 胃底腺
C. 十二指肠腺　　D. 小肠腺
E. 结肠腺

44. 下图箭头所指是何结构

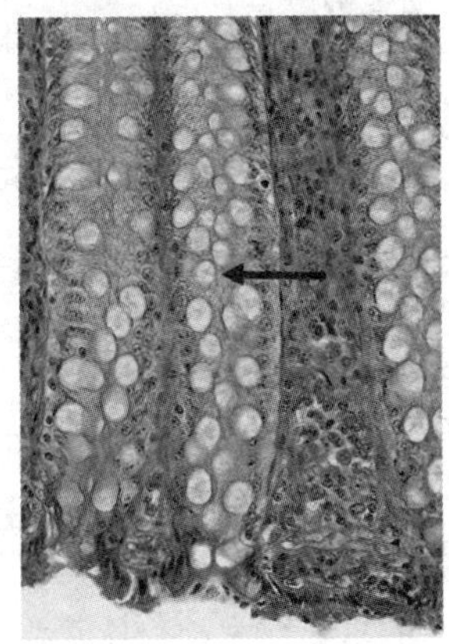

A. 汗腺　　B. 胃底腺
C. 十二指肠腺　　D. 小肠腺
E. 结肠腺

45. 下图箭头所指是何结构

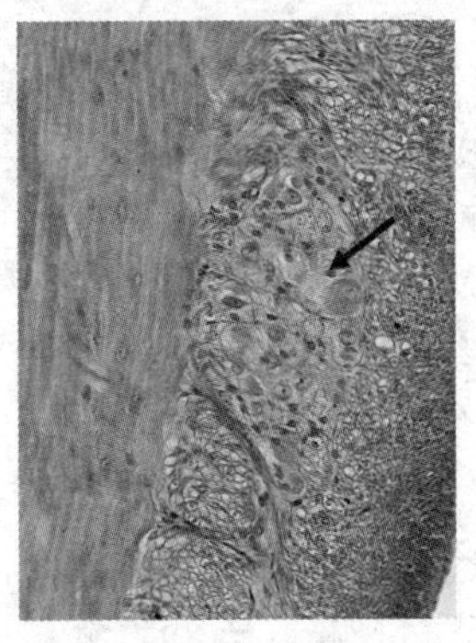

A. 肌间神经丛　　B. 舌腺
C. 交感神经节　　D. 螺旋动脉
E. 肌梭

46. 下图箭头所指是何细胞

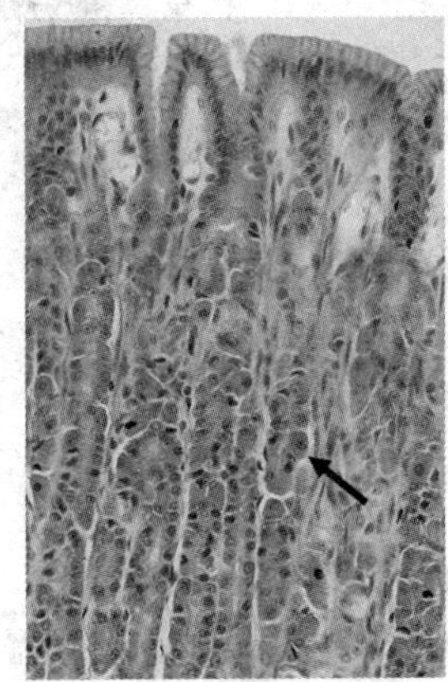

A. 主细胞　　B. 壁细胞
C. 潘氏细胞　　D. 柱状细胞
E. 嗜银细胞

47. 下图箭头所指是何细胞

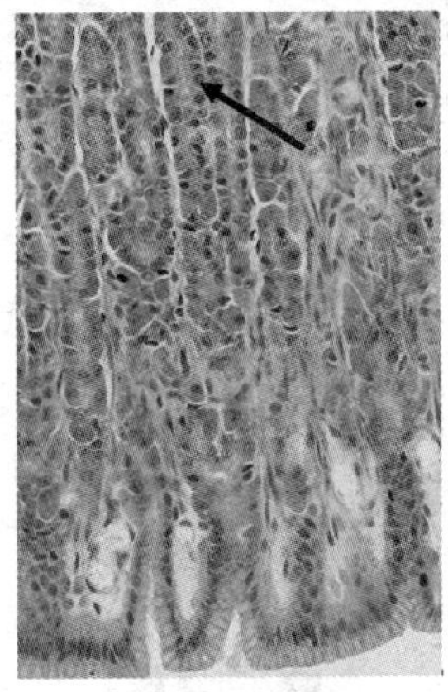

A. 主细胞　　B. 壁细胞
C. 潘氏细胞　　D. 柱状细胞

E. 嗜银细胞

【B/型/题】

A. 酶原颗粒 B. 嗜银颗粒
C. 糖原颗粒 D. 黏原颗粒
E. 膜被颗粒

48. 胃底腺主细胞主要含
49. 消化管内分泌细胞主要含

A. 消化管皱襞 B. 肠绒毛
C. 微绒毛 D. 微丝
E. 丝状乳头

50. 为黏膜和黏膜下层共同形成的突起
51. 为黏膜上皮和固有层共同形成的突起

A. 小肠腺 B. 十二指肠腺
C. 胃底腺 D. 大肠腺
E. 食管腺

52. 含有潘氏（帕内特）细胞的是
53. 能分泌内因子的是

A. 小肠黏膜 B. 食管黏膜
C. 胃黏膜 D. 结肠黏膜
E. 舌黏膜

54. 具有绒毛的是
55. 固有层内的腺体中杯状细胞极为丰富的是

A. 主细胞 B. 壁细胞
C. 二者均是 D. 二者均不是

56. 构成 gastric gland 的细胞有
57. 构成 intestinal crypt 的细胞有
58. 能分泌 intrinsic factor 的细胞有
59. 具有蛋白质分泌细胞结构特点的是

A. 食管 B. 空肠
C. 二者均是 D. 二者均不是

60. 管壁结构中形成 fold（plica）的是
61. 黏膜上皮为复层扁平上皮的是
62. 黏膜下层中有集合淋巴小结的是
63. 管壁结构中形成 Villi 的是

【X/型/题】

64. 黏膜下层含有腺体的是
A. 食管 B. 胃
C. 十二指肠 D. 回肠
E. 空肠
65. 属于黏液性腺的是
A. 食管腺 B. 胃底腺
C. 十二指肠腺 D. 小肠腺
E. 大肠腺
66. 产生黏液的细胞是
A. 颈黏液细胞
B. 表面黏液细胞
C. 杯状细胞
D. 潘氏细胞（帕内特细胞）
E. 吸收细胞
67. 使小肠吸收面积扩大的结构有
A. 肠绒毛 B. 皱襞
C. 小肠腺 D. 微绒毛
E. 杯状细胞
68. 参与绒毛构成的组织有
A. 上皮 B. 固有层
C. 黏膜肌层 D. 黏膜下层
E. 潘氏细胞（帕内特细胞）
69. 盐酸合成有关的结构是
A. 壁细胞 B. 盐酸细胞
C. 细胞内小管 D. 分泌管
E. 闰管
70. 微皱褶细胞
A. 位于肠壁固有层内
B. 是一种抗原呈递细胞
C. 体积大光镜下容易辨认
D. 将抗原传递给下方的淋巴细胞
E. 具有杀菌能力
71. 小肠腺和绒毛上皮均有下列细胞
A. 吸收细胞
B. 杯状细胞
C. 潘氏细胞（帕内特细胞）
D. 未分化细胞
E. 内分泌细胞

二、名词解释

1. 皱襞
2. 小肠腺
3. 肠绒毛
4. 中央乳糜管

三、填空题

1. 组成 stomach 黏膜上皮的细胞主要是________，其顶部胞质内充满________。

2. 胃底腺壁细胞胞质内含有的一种 enzyme 为________，它可将 CO_2 和 H_2O 结合成为________，后者解离的 H^+ 运送至________内与 Cl^- 结合为 HCl。
3. 小肠 mucosa 上皮吸收细胞吸收的甘油一酯和脂肪酸，在细胞内最终形成________，经细胞侧面释出后进入固有层内的________内。
4. Gastric gland________分泌的________缺乏，可致________吸收障碍，导致恶性贫血。
5. Small intestine 的________、________和________三种结构使其吸收面积扩大数百倍。

四、简答题

1. 简述胃底腺的结构。
2. 简述食管的组织学特点。
3. 简述消化管壁的一般结构。
4. 壁细胞在光镜和电镜下的结构特点有哪些？
5. 主细胞在光镜和电镜下的结构特点有哪些？
6. 小肠有哪些结构特点和功能？

【参考答案及解析】

一、选择题

【A/型/题】

1. C

［解析］消化管的两端（口腔、咽、食管及肛门）为复层扁平上皮，余为单层柱状上皮。

2. C

［解析］环行皱襞距幽门 5cm 至回肠中段，由黏膜和黏膜下层向肠腔突出形成。

3. D

［解析］黏膜由上皮、固有层和黏膜肌层组成，是消化管各段结构差异最大、功能最重要的部分。

4. B

［解析］十二指肠的黏膜下层内有大量十二指肠腺，为黏液性腺，其导管穿过黏膜肌层开口于小肠腺底部。

5. D

［解析］黏膜下层为疏松结缔组织，含动脉、静脉、淋巴管、神经纤维和黏膜下神经丛。

6. C

［解析］食管下端的复层扁平上皮与胃贲门部的单层柱状上皮骤然相接，是食管癌易发部位。

7. D

［解析］在直肠内的齿状线处，单层柱状上皮骤然变为轻度角化的复层扁平上皮，大肠腺和黏膜肌消失。

8. B

［解析］黏膜下层结缔组织中含有较多黏液性的食管腺，其导管穿过黏膜开口于食管腔。

9. D

［解析］黏膜表面遍布约 350 万个不规则形的小孔，称胃小凹。

10. D

［解析］胃黏膜上皮为单层柱状，主要由表面黏液细胞组成。该细胞椭圆形的核位于基部；顶部胞质充满黏原颗粒，在 HE 染色切片上着色淡以至透明；细胞间有紧密连接。

11. A

［解析］胃底腺中，壁细胞核圆而深染，居中，可有双核，胞质呈均质而明显嗜酸性。

12. D

［解析］分泌小管膜中有大量质子泵和氯离子通道，能分别把壁细胞内形成的氢离子和从血液中摄取的氯离子输入小管，二者结合成盐酸后进入腺腔。

13. D

［解析］主细胞又称胃酶细胞，柱状，核圆，位于基部，胞质基部嗜碱性，顶部有酶原颗粒，功能是分泌胃蛋白酶原。

14. C

［解析］小肠黏膜表面有许多细小的肠绒毛，是由上皮和固有层向肠腔突起而成，长 0.5～1.5mm，形状不一，以十二指肠和空肠头段最发达。

15. D

［解析］皱襞、绒毛和微绒毛使细胞游离面表面积扩大约 30 倍。

16. D

［解析］固有层内有紧密排列的大量管状腺，根据所在部位和结构的不同，分为胃底腺、贲门腺和幽门腺。

17. D

［解析］胃黏膜的自我保护机制：胃液含高浓度盐酸，pH 为 2，腐蚀力极强，胃蛋白酶能分解蛋白质，而胃黏膜却不受破坏，这主要是由于胃黏膜表面存在黏液－碳酸氢盐屏障（mucous－HCO_3^- barrier）。胃上皮表面覆盖的黏液层厚 0.25～0.5mm，主要由不可溶性黏液凝胶构成，并含大量 HCO_3^-。此外，胃上皮细胞的快

速更新也使胃能及时修复损伤。

18. C

[解析] 分泌小管膜中有大量质子泵和氯离子通道，能分别把壁细胞内形成的氢离子和从血液中摄取的氯离子输入小管，二者结合成盐酸后进入腺腔。

19. B

[解析] 分泌小管周围有表面光滑的小管和小泡，称微管泡，其膜结构与分泌小管相同。

20. A

[解析] 主细胞又称胃酶细胞，细胞呈柱状，核圆，位于基部，胞质基部嗜碱性，顶部有酶原颗粒。

21. C

[解析] 相邻吸收细胞顶部有完善的紧密连接，可阻止肠腔内物质由细胞间隙进入组织，保证选择性吸收的进行。

22. E

[解析] 潘氏细胞（帕内特细胞）为小肠腺特有，锥形，含粗大的嗜酸性颗粒，分泌防御素和溶菌酶。

23. B

[解析] 在小肠黏膜层中轴内有一条或两条毛细淋巴管，称中央乳糜管。主要是转运肠上皮吸收的脂肪。

24. E

[解析] 大肠分为盲肠、结肠与直肠，大肠腺发达，含大量杯状细胞。

25. C

[解析] 食管黏膜上皮为复层扁平上皮，其表面细胞不断脱落，由基底层细胞增殖补充。

26. A

[解析] 绒毛中轴的结缔组织内，有 1～2 条纵行毛细淋巴管，称中央乳糜管。吸收细胞释出的乳糜微粒入中央乳糜管后输出。

27. B

[解析] 在固有层疏松结缔组织中，除有大量小肠腺外，还有丰富的淋巴细胞、浆细胞、巨噬细胞、嗜酸性粒细胞和肥大细胞。

28. E

[解析] 阑尾的管腔小不规则，大肠腺短而少，黏膜肌层不完整，淋巴组织丰富。

29. A

[解析] 黏膜固有层内有稠密的大肠腺，呈单管状，含吸收细胞、大量杯状细胞、少量干细胞和内分泌细胞，无帕内特细胞。

30. A

[解析] 口腔黏膜只有上皮和固有层，无黏膜肌层。

31. B

[解析] 大肠分为盲肠、结肠与直肠，大肠腺发达，含大量杯状细胞。

32. D

[解析] 小肠分为十二指肠、空肠和回肠。黏膜表面有许多细小的肠绒毛。固有层有大量小肠腺，有黏膜肌层，肌层为内环、外纵平滑肌。

33. E

[解析] 回肠绒毛短，呈锥形；杯状细胞较多；固有层淋巴组织丰富，常见集合淋巴小结，有的穿过黏膜肌层，达黏膜下层，并向肠腔呈圆顶状隆起，该处绒毛少而短，甚至无绒毛和小肠腺。

34. B

[解析] 胃底腺呈分支管状，由主细胞、壁细胞、颈黏液细胞、干细胞和内分泌细胞组成。壁细胞又称泌酸细胞，在腺的上半部较多。

35. B

[解析] 食管黏膜上皮是复层扁平上皮，其表面细胞不断脱落，由基底层细胞增殖补充。

36. A

[解析] 潘氏细胞（帕内特细胞）为小肠腺特有，常三五成群位于腺底部。细胞呈锥形，含粗大的嗜酸性颗粒，分泌防御素和溶菌酶。

37. A

[解析] 固有层中央乳糜管周围有丰富的有孔毛细血管，肠上皮吸收的氨基酸、单糖等水溶性物质进入血液。绒毛内还有少量平滑肌细胞，其收缩使绒毛变短，利于淋巴和血液运行。

38. C

[解析] 胃黏膜分泌的含高浓度碳酸氢根的不可溶性黏液形成黏液膜（黏液–碳酸氢盐屏障）覆盖于黏膜表面，可以避免和减少胃酸和和胃蛋白酶同胃黏膜的直接接触，碱性黏液还具有中和胃酸的作用。当黏液膜受乙醇、阿司匹林类药物、幽门螺杆菌感染等因素损伤时，能导致胃酸分泌过多或黏液产生减少，黏液–碳酸氢盐屏障受到破坏，引发胃酸和和胃蛋白酶同胃黏膜直接接触侵蚀上皮，形成胃溃疡。

图片选择题

39. A

[解析] 味蕾存在于复层扁平上皮内，轮廓乳头侧壁的上皮内较丰富，其表面的空白为轮廓乳头的沟，味蕾呈卵圆形，染色浅，由味细胞和支持细胞构成。

40. A

[解析] 胃的表面由单层柱状上皮覆盖，有许多较浅的

上皮凹陷即胃小凹（此处显示有开口的为纵切面）。其深部为胃底腺。

41. A

［解析］黏膜表面有许多伸向肠腔的突起，即小肠绒毛，绒毛的纵切面呈叶状，横切面为卵圆形，由周围的上皮和中轴的结缔组织组成。覆盖绒毛表面的为单层柱状上皮，柱状细胞（吸收细胞）的游离面有细微纹状着亮红色的一层，此为纹状缘。柱状细胞间夹有空泡状的杯状细胞，核位于细胞基部。

42. D

［解析］小肠腺为单管腺，由相邻绒毛基部之间的上皮下陷到固有层而形成。小肠腺开口于相邻绒毛之间。构成小肠腺的细胞有大量的柱状细胞夹杂较少的杯状细胞（胞质空泡状）。

43. C

［解析］在黏膜肌层之外的黏膜下层可见十二指肠腺，腺细胞呈矮柱状，核圆或扁圆形靠近细胞基部，胞质着色浅，为黏液性腺细胞。

44. E

［解析］结肠腺为单管腺，较小肠腺长。数量多，密集于黏膜的固有层，主要由柱状细胞和大量的杯状细胞（空泡状胞质）组成。

45. A

［解析］在消化管壁的肌层间可见肌间神经丛，由多极神经元和无髓神经纤维组成。多极神经元胞体内的细胞核大，着色浅，核仁明显，胞体所在部位即副交感神经节，由此发出的神经纤维构成无髓神经纤维束，可见其周围有结缔组织包裹，内有细丝状无髓神经纤维，细胞核主要为施万细胞的胞核。

46. B

［解析］壁细胞较主细胞少，分布于胃底腺的颈部和体部。胞体较大，呈圆形或三角形，核圆，位于细胞的中央，少数有双核，胞质嗜酸性，着深红色。

47. A

［解析］主细胞数量较多，分布胃底腺的体部和底部。细胞呈矮柱状，核圆，位于细胞的基部。胞质呈嗜碱性，顶部胞质呈现空泡状结构。

【B/型/题】

48. A 49. B

［解析］主细胞又称胃酶细胞，柱状，核圆，位于基部，胞质基部嗜碱性，顶部有酶原颗粒，功能是分泌胃蛋白酶原。

50. A 51. B

［解析］在食管、胃和小肠等部位，黏膜和黏膜下层共同向管腔面突起，形成皱襞。小肠黏膜表面有许多细小的肠绒毛，是由上皮和固有层向肠腔突起而成，长0.5～1.5mm，形状不一，以十二指肠和空肠头段最发达。

52. A 53. C

［解析］潘氏细胞（帕内特细胞）为小肠腺特有，锥形，含粗大的嗜酸性颗粒，分泌防御素和溶菌酶。胃底腺壁细胞分泌内因子，这种糖蛋白在胃腔内与食物中的维生素 B_{12} 结合成复合物，使维生素 B_{12} 在肠管内不被酶分解，并能促进回肠吸收维生素 B_{12} 入血，供红细胞生成所需。如内因子缺乏，维生素 B_{12} 吸收障碍，可导致恶性贫血。

54. A 55. D

［解析］小肠黏膜表面有许多细小的肠绒毛，是由上皮和固有层向肠腔突起而成，长 0.5～1.5mm，形状不一，以十二指肠和空肠头段最发达。结肠黏膜平坦，无绒毛；大肠腺密集，杯状细胞极多，无帕内特细胞；固有层可见孤立淋巴小结。

56. C 57. D 58. B 59. A

［解析］胃底腺呈分支管状，由主细胞、壁细胞、颈黏液细胞、干细胞和内分泌细胞组成。主细胞具有典型的蛋白质分泌细胞的超微结构特点。胃底腺壁细胞分泌内因子，这种糖蛋白在胃腔内与食物中的维生素 B_{12} 结合成复合物，使维生素 B_{12} 在肠管内不被酶分解，并能促进回肠吸收维生素 B_{12} 入血，供红细胞生成所需。如内因子缺乏，维生素 B_{12} 吸收障碍，可导致恶性贫血。

60. C 61. A 62. D 63. B

［解析］在食管、胃和小肠等部位，黏膜和黏膜下层共同向管腔面突起，形成皱襞。食管黏膜上皮为复层扁平上皮，其表面细胞不断脱落，由基底层细胞增殖补充。小肠黏膜表面有许多细小的肠绒毛，是由上皮和固有层向肠腔突起而成，长 0.5～1.5mm，形状不一，以十二指肠和空肠头段最发达。

【X/型/题】

64. AC

［解析］食管黏膜下层结缔组织中含有较多的黏液性的食管腺，其导管穿过黏膜开口于食管腔。十二指肠黏膜下层含大量黏液性的十二指肠腺。

65. AC

［解析］参见第 64 题解析。

66. ABC

［解析］颈黏液细胞数量很少，位于腺颈部，多呈楔形夹于其他细胞间。核多呈扁平形，居细胞基底，核上方有很多黏原颗粒，HE 染色浅淡，故常不易与主细胞相区分，其分泌物为含酸性黏多糖的可溶性黏液。表

面黏液细胞椭圆形的核位于基底部，顶部胞质充满黏原颗粒，在 HE 染色切片上着色浅淡以至于透明，细胞间有紧密连接，此细胞分泌含高浓度碳酸氢根的不可溶性黏液，覆盖于上皮表面，有重要保护作用，表面黏液性细胞不断脱落，由胃小凹底部的干细胞增殖补充，三至五天更新一次。杯状细胞是黏膜上皮中的黏液分泌细胞，底部狭窄，顶部膨大，充满黏原颗粒。

67. ABD

[解析] 小肠有环行皱襞、绒毛和微绒毛形成的纹状缘，能够不同程度地扩大表面积，有利于吸收。

68. AB

[解析] 绒毛由上皮和固有层向肠腔突起而成。

69. ABC

[解析] 分泌小管膜中有大量质子泵和氯离子通道，能分别把壁细胞（又称盐酸细胞）内形成的氢离子和从血液中摄取的氯离子输入小管，二者结合成盐酸后进入腺腔。

70. BD

[解析] 在肠集合淋巴小结处，局部黏膜成圆顶状向肠腔内隆起，此处无绒毛和肠腺。散在于此处的一些细胞游离面有微皱褶，称微皱褶细胞（M 细胞）。M 细胞基底面质膜内陷，形成一较大的穹隆，内含多个淋巴细胞。M 细胞可摄取肠腔内抗原物质，然后传递给下方的巨噬细胞，后者处理抗原后，提呈给淋巴细胞。

71. ABE

[解析] 绒毛上皮有吸收细胞、杯状细胞和少量内分泌细胞组成。小肠腺除上述细胞外，还有帕内特细胞和干细胞（未分化细胞）。

二、名词解释

1. 皱襞：消化管的黏膜与黏膜下层共同向管腔内形成的突起。
2. 小肠腺：又称 Lieberkuhn 隐窝，由绒毛根部的上皮下陷至固有层形成的管状结构，直接开口于肠腔。
3. 肠绒毛：由上皮和固有层向肠腔突起而成，长 0.5～1.5mm，形状不一，可扩大小肠表面积。
4. 中央乳糜管：绒毛中轴固有层结缔组织中 1～2 条纵行毛细林淋巴管，起始部为盲端，向下穿过黏膜肌进入黏膜下层形成淋巴管丛。吸收细胞释出的乳糜微粒入中央乳糜管输出。

三、填空题

1. 表面黏液细胞；黏原颗粒
2. 碳酸酐酶；碳酸；细胞内分泌小管
3. 乳糜微粒；中央乳糜管
4. 壁细胞；内因子；维生素 B_{12}
5. 皱襞；绒毛；微绒毛

四、简答题

1. 呈分支管状，由主细胞、壁细胞、颈黏液细胞、干细胞和内分泌细胞组成。
2. 黏膜上皮为复层扁平上皮，固有层为细密结缔组织，黏膜肌层由纵行平滑肌束组成，黏膜下层结缔组织中含黏液性的食管腺，肌层由上至下从骨骼肌过渡到平滑肌，外膜为纤维膜。
3. 由内向外分为四层：①黏膜：分上皮、固有层和黏膜肌层；②黏膜下层；③肌层；④外膜。
4. 多分布于胃底腺的颈部和体部，胞体大，圆形或三角形，胞质嗜酸性，核圆位于中央。电镜下，顶部细胞膜向内凹陷形成细胞内小管，滑面内质网形成微管泡系统，线粒体丰富，还有其他细胞器，并含碳酸酐酶。
5. 多分布于胃底腺的体部和底部，细胞呈柱状，核圆形位于基底部，胞质嗜碱性。电镜下，细胞顶部有许多酶原颗粒，核上部有发达的高尔基复合体，基部有丰富的粗面内质网和线粒体。
6. （1）有环行皱襞、绒毛和微绒毛形成的纹状缘，能够不同程度地扩大表面积，有利于吸收。（2）绒毛中轴：内含淋巴细胞、浆细胞等起免疫作用；有少数分散的平滑肌细胞，可使绒毛收缩，促进血液淋巴的运行；毛细血管丰富，有利于氨基酸和葡萄糖等的吸收；绒毛中央有纵行的中央乳糜管，是毛细淋巴管，能输送脂肪物质。（3）有肠腺，是绒毛之间的上皮凹陷形成的管状腺，由柱状细胞、杯状细胞、未分化细胞、潘氏细胞和内分泌细胞五种细胞组成。

（海米提·阿布都力木）

第十五章　消化腺

【同步习题】

一、选择题

【A/型/题】

1. 酶原颗粒存在于下列哪种腺细胞内
A. 肝细胞　B. 浆液性腺细胞
C. 黏液性腺细胞　D. 类固醇内分泌细胞
E. 多肽分泌细胞

2. 黏原颗粒存在于下列哪种腺细胞内
A. 肝细胞　B. 浆液性腺细胞
C. 黏液性腺细胞　D. 类固醇内分泌细胞
E. 多肽分泌细胞

3. 半月由下列哪项构成
A. 浆液性腺细胞
B. 黏液性腺细胞
C. 浆液性腺细胞和黏液性腺细胞
D. 类固醇内分泌细胞
E. 多肽分泌细胞

4. 下列哪项纹状管发达
A. 腮腺　B. 下颌下腺
C. 舌下腺　D. 胰腺
E. 味腺

5. 管壁上皮细胞基部可见垂直纵纹的消化腺导管是
A. 闰管　B. 纹状管
C. 肝管　D. 小叶间导管
E. 总导管

6. 肌上皮细胞分布于
A. 唾液腺腺泡周围　B. 胰腺腺泡周围
C. 骨骼肌周围　D. 胰岛周围
E. 平滑肌周围

7. 肝血窦内的血液是
A. 静脉血　B. 动脉血
C. 动、静脉混合血　D. 血细胞匮乏的血
E. 毛细血管的血

8. 分泌物以黏液为主的腺体是
A. 腮腺　B. 舌下腺
C. 胰腺　D. 胸腺
E. 下颌下腺

9. 唾液腺导管的哪一段管壁为假复层柱状上皮
A. 闰管　B. 纹状管
C. 小叶间导管　D. 总导管近口腔处
E. 以上都不是

10. 腮腺的腺细胞是
A. 浆液性腺细胞　B. 黏液性腺细胞
C. 多肽分泌细胞　D. 类固醇分泌细胞
E. 肌上皮细胞

11. 与唾液腺腺泡直接相连的导管是
A. 分泌管　B. 小叶间导管
C. 纹状管　D. 总导管
E. 闰管

12. 下述哪种细胞的核呈扁圆形且居细胞底部
A. 脂肪细胞　B. 黏液性腺细胞
C. 浆液性腺细胞　D. 肥大细胞
E. 浆细胞

13. 具有泡心细胞的腺泡分布于
A. 腮腺　B. 下颌下腺
C. 舌下腺　D. 胰腺
E. 肾上腺

14. 胰腺的外分泌部的腺泡是
A. 浆液性腺泡　B. 黏液性腺泡
C. 混合性腺泡　D. 滤泡
E. 胚泡

15. 下述哪种管道由单层扁平上皮构成
A. 腮腺的纹状管　B. 胆小管
C. 骨小管　D. 胰腺的闰管
E. 胰腺主导管

16. 胰腺实质的构成是
A. 腺泡和结缔组织　B. 腺泡和导管
C. 腺泡和胰岛　D. 外分泌部和内分泌部
E. 外分泌细胞和内分泌细胞

17. 分泌胰岛素的细胞是
A. 泡心细胞　B. 胰岛 A 细胞
C. 胰岛 B 细胞　D. 胰岛 D 细胞
E. 胰岛 PP 细胞

18. 分泌胰高血糖素的细胞是
A. 泡心细胞　B. 胰岛 A 细胞

C. 胰岛B细胞　D. 胰岛D细胞
E. 胰岛PP细胞

19. 胰岛中数量最多的细胞是
A. 泡心细胞　B. 胰岛A细胞
C. 胰岛B细胞　D. 胰岛D细胞
E. 胰岛PP细胞

20. 分泌胰多肽的细胞是
A. 泡心细胞　B. 胰岛A细胞
C. 胰岛B细胞　D. 胰岛D细胞
E. 胰岛PP细胞

21. 分泌生长抑素的细胞是
A. 泡心细胞　B. 胰岛A细胞
C. 胰岛B细胞　D. 胰岛D细胞
E. 胰岛C细胞

22. 糖尿病可因下列哪种细胞退化所致
A. 泡心细胞　B. 胰岛A细胞
C. 胰岛B细胞　D. 胰岛D细胞
E. 胰岛PP细胞

23. 肝板由下列哪项构成
A. 肝细胞
B. 内皮细胞
C. 肝细胞和内皮细胞
D. 肝细胞和窦周隙
E. 内皮细胞和窦周隙

24. 窦周隙存在于
A. 肝小叶之间
B. 肝细胞之间
C. 肝细胞与胆小管之间
D. 肝板之间
E. 肝细胞与血窦内皮之间

25. 胆汁由何处产生
A. 肝血窦　B. 胆小管
C. 肝小叶　D. 肝细胞
E. 窦周隙

26. 肝血窦内定居的细胞有
A. 肝细胞和内皮细胞
B. 肝巨噬细胞和大颗粒淋巴细胞
C. 贮脂细胞和大颗粒淋巴细胞
D. 肝细胞和肝巨噬细胞
E. 贮脂细胞和肝巨噬细胞

27. 贮脂细胞存在于
A. 肝血窦　B. 胆小管
C. 窦周隙　D. 白色脂肪组织
E. 棕色脂肪组织

28. 胆小管周围的肝细胞膜有
A. 连接复合体　B. 紧密连接
C. 桥粒　D. 缝隙连接
E. 基膜

29. 构成肝小叶的主要细胞是
A. 内皮细胞　B. 肝巨噬细胞
C. 肝细胞　D. 贮脂细胞
E. 大颗粒淋巴细胞

30. 胆汁溢入窦周隙的原因是
A. 肝细胞变性坏死
B. 贮脂细胞变性坏死
C. 库普弗细胞变形运动
D. 内皮细胞脱落
E. 大颗粒淋巴细胞脱颗粒

31. 肝的基本结构和功能单位是
A. 中央静脉　B. 小叶间动脉
C. 肝血窦　D. 肝板
E. 肝小叶

32. 小叶间胆管的上皮是
A. 单层扁平上皮　B. 单层立方上皮
C. 假复层柱状上皮　D. 未角化的复层扁平上皮
E. 变移上皮

33. 胆小管位于
A. 肝板与血窦之间
B. 肝板与窦周隙之间
C. 肝板与肝板之间
D. 肝细胞与肝细胞之间
E. 肝血窦与窦周隙之间

34. 血浆中何种成分不能透过肝血窦壁
A. 乳糜微粒　B. 脂蛋白
C. 葡萄糖　D. 凝血酶原
E. 白蛋白

35. 胰腺外分泌部的导管不包括
A. 闰管　B. 纹状管
C. 小叶内导管　D. 小叶间导管
E. 总导管

36. 下列何处无肌上皮细胞
A. 腮腺腺泡周围　B. 下颌下腺腺泡周围
C. 舌下腺腺泡周围　D. 胰腺腺泡周围
E. 汗腺腺泡周围

37. 下列哪项不存在于肝小叶内
A. 淋巴管　B. 中央静脉
C. 肝血窦　D. 胆小管
E. 窦周隙

38. 下列哪种细胞不存在于人胰岛
A. A 细胞　B. B 细胞
C. C 细胞　D. D 细胞
E. PP 细胞

39. 关于闰管以下哪一项是错误的
A. 与腺泡相连
B. 单层柱状上皮
C. 管径较细
D. 下颌下腺和舌下腺的闰管短或无
E. 腮腺和胰腺的闰管长

40. 患者，男性，48 岁，腹痛，腹胀，发热 3 天就诊。体检：体温 39.5℃，皮肤、巩膜明显黄染，实验室检查：血清总胆红素 690μmol/L，直接胆红素 684μmol/L，间接胆红素 6.1μmol/L，尿胆红素强阳性，粪胆素原和尿胆素原均阴性，大便呈灰白色，尿颜色深黄。血常规检查：白细胞升高，其余均正常。根据患者临床表现和实验室检查，诊断为梗阻性黄疸。请你用所学过的组织学知识解释皮肤、巩膜黄染可能与肝脏的哪个结构有关系
A. 肝血窦　B. 中央静脉
C. 窦周隙　D. 胆小管
E. 肝板

41. 下图箭头所指是何结构

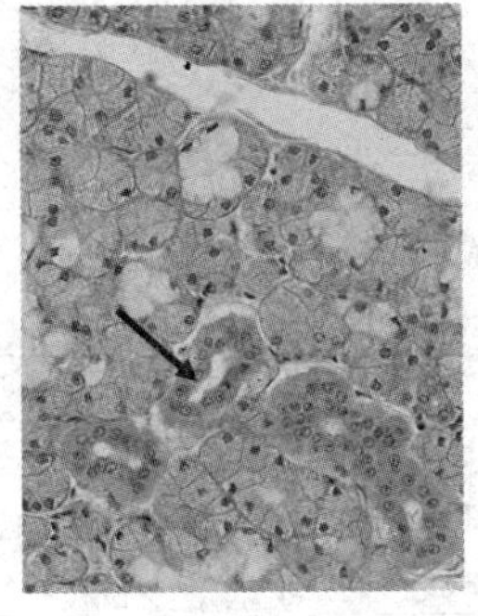

A. 纹状管　B. 小动脉
C. 微动脉　D. 腺泡
E. 小叶间胆管

42. 下图箭头所指是何结构

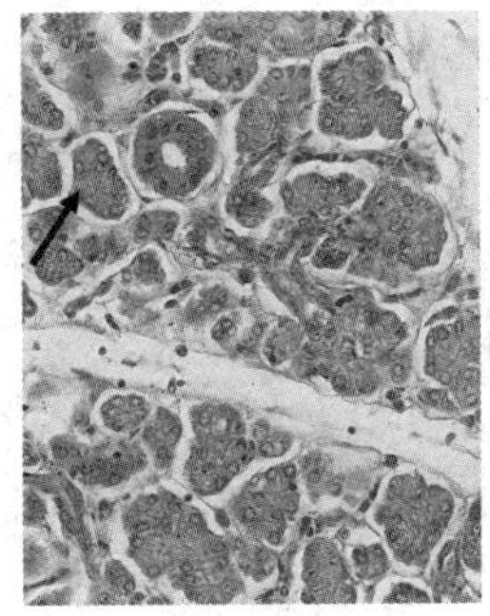

A. 纹状管　B. 小动脉
C. 微动脉　D. 浆液性腺泡
E. 混合性腺泡

43. 下图箭头所指是何结构

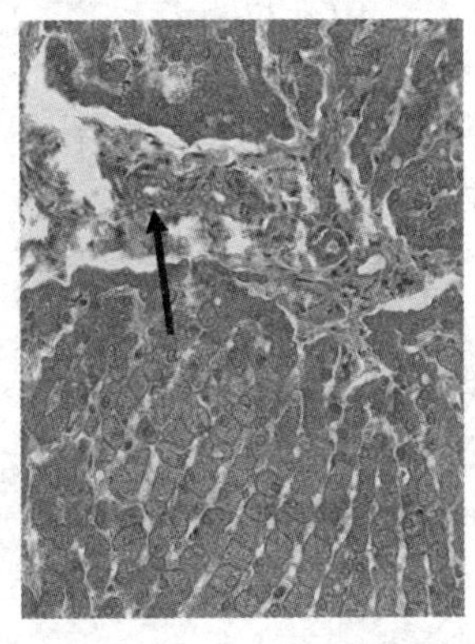

A. 小叶间胆管　B. 小叶间动脉
C. 小叶间静脉　D. 纹状管
E. 汗腺导管

44. 下图箭头所指是何结构

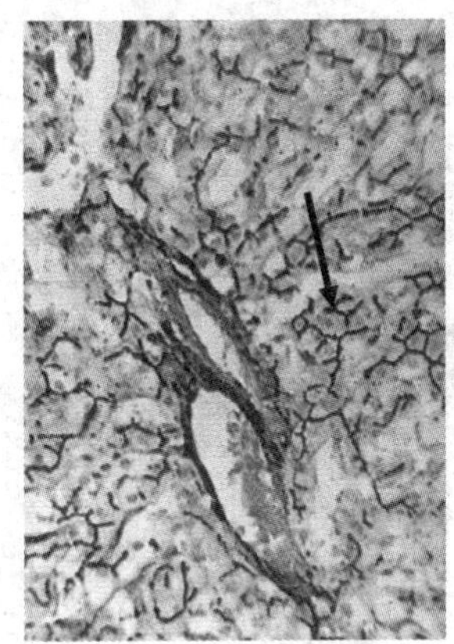

A. 胆小管　B. 骨小管
C. 横小管　D. 纵小管
E. 肾小管

45. 下图箭头所指是何结构

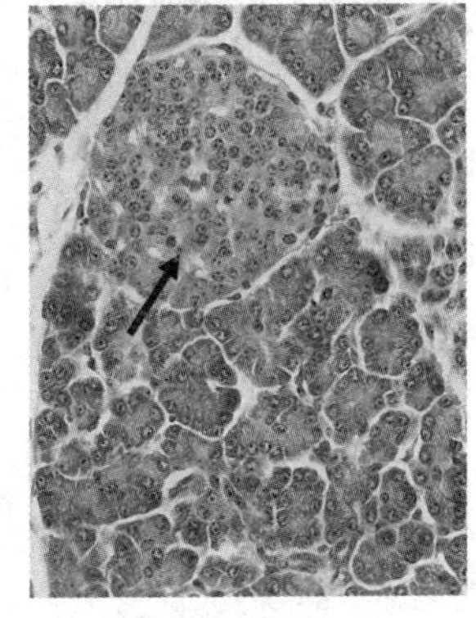

A. 腺泡　　B. 胰岛
C. 淋巴小结　　D. 胸腺小体
E. 神经节

【B/型/题】

A. 酶原颗粒　　B. 嗜银颗粒
C. 糖原颗粒　　D. 黏原颗粒
E. 膜被颗粒

46. 胰腺外分泌部腺细胞有
47. 肝细胞有

A. 肝细胞　　B. 肝巨噬细胞
C. 贮脂细胞　　D. 大颗粒淋巴细胞
E. 内皮细胞

48. 是构成肝血窦壁的主要成分
49. 单行排列成板状

A. 小叶间动脉　　B. 小叶间静脉
C. 小叶间胆管　　D. 中央静脉
E. 小叶下静脉

50. 为门静脉的分支
51. 为肝动脉的分支

A. 黏液性细胞　　B. 浆液性细胞
C. 二者均是　　D. 二者均不是

52. 构成浆液性腺泡的细胞是
53. 构成黏液性腺泡的细胞是
54. 构成混合性腺泡的细胞是
55. 构成胰岛的细胞是

A. 泡心细胞　　B. 浆液性腺泡
C. 二者均是　　D. 二者均不是

56. 胰岛内分泌部的特征是
57. 胰岛外分泌部的特征是
58. 胞质内含大量的粗面内质网和游离核糖体
59. 来自闰管上皮细胞的是

【X/型/题】

60. 胰腺所分泌激素包括
A. 胰岛素　　B. 高血糖素
C. 生长抑素　　D. 生长激素
E. 肾素

61. 人类胰岛的内分泌细胞
A. HE 染色切片中可进行分类
B. Mallory 染色可以分类
C. 电子显微镜下可以分类
D. 硝酸银染色进行分类
E. PAS 染色进行分类

62. 肝脏的特点包括
A. 是人体最大的外分泌腺
B. 肝细胞合成分泌胆汁
C. 人类肝小叶界限清楚
D. 参与脂类物质消化
E. 具有解毒功能

63. 肝小叶包括下列部分
A. 中央静脉　　B. 肝板
C. 肝血窦　　D. 胆小管
E. 门管区

64. 正常肝的窦周隙内有
A. 血浆　　B. 红细胞
C. 肝细胞微绒毛　　D. 储脂细胞
E. 肝巨噬细胞

65. 肝脏门管区包括
A. 小叶间动脉　　B. 小叶间静脉
C. 小叶下静脉　　D. 小叶间胆管
E. 肝静脉

二、名词解释

1. 肝板
2. 肝门管区
3. 窦周隙
4. 胰岛

三、填空题

1. Pancreatic islet 内 A、B、D 三种细胞中，细胞数量最多的是________，数量最少的是________，细胞数约占胰岛细胞总数 20%的是________。
2. Hepatocyte 分泌的胆汁排入________，后者在肝小叶边缘汇为________，其在 portal area 汇入________内，继而汇入________，后者汇合成________。
3. Liver 储脂细胞分布在________内，电镜下观察胞质内有许多________，其中贮存大量________。

四、简答题

1. 唾液腺分泌物经过哪些导管排入口腔？
2. 肝脏的功能有哪些？

【参考答案及解析】

一、选择题

【A/型/题】

1. B

［解析］浆液性细胞的核为圆形，位于细胞偏基底部；基底部胞质呈强嗜碱性染色，顶部胞质含较多嗜酸性的分泌颗粒，称酶原颗粒。

2. C

［解析］黏液性细胞电镜下可见基底部胞质中有一定量的粗面内质网，核上区有发达的高尔基复合体和极丰富的粗大黏原颗粒。

3. A

［解析］大部分混合性腺泡主要由黏液性细胞组成，少量浆液性细胞排列成半月形帽状结构附着在腺泡的底部，在切片中呈半圆形结构，称浆半月。

4. B

［解析］下颌下腺闰管短，纹状管发达，分泌物含唾液淀粉酶和黏液。

5. B

［解析］纹状管基底部可见垂直的纵纹，电镜下为质膜内褶和纵行排列的线粒体，此种结构使细胞基底部表面积增大，便于细胞与组织液进行水和电解质的转运。

6. A

［解析］大唾液腺腺细胞和部分导管上皮细胞与基膜之间有肌上皮细胞，其收缩有助于分泌物排除。

7. C

［解析］肝血窦含各种肠道吸收物的门静脉血液和含氧的肝动脉血液。

8. B

［解析］舌下腺为混合性腺，以黏液性腺泡为主，也多见混合性腺泡，无闰管，纹状管也较短，分泌物以黏液为主。

9. C

［解析］小叶间导管较粗，初为单层柱状上皮，以后移行为假复层柱状上皮。

10. A

［解析］腮腺的腺细胞为纯浆液性腺，闰管长，纹状管较短，分泌物含唾液淀粉酶。

11. E

［解析］闰管是导管的起始部，直接与腺泡相连，管径细，管壁为单层扁平或立方上皮。

12. B

［解析］黏液性细胞的核为扁圆形，位于细胞偏基底部；除在核周的少量胞质中有一定量的粗面内质网，核上区有发达的高尔基复合体和粗大的黏原颗粒。

13. D

［解析］胰腺腺泡无肌上皮细胞。胰腺腺泡腔面还可以见到一些较小的扁平或立方形的泡心细胞，是闰管上皮延伸到腺泡腔的结果。

14. A

［解析］胰腺的外分泌部为纯浆液性复管泡状腺。

15. D

［解析］胰腺闰管细而长，管壁为单层扁平或立方上皮，其深入腺泡的一段由泡心细胞组成。

16. D

［解析］胰腺的表面覆有薄层结缔组织被膜，结缔组织伸入腺内将实质分割为许多小叶。腺实质是由外分泌部和内分泌部（胰岛）组成。

17. C

［解析］B 细胞分泌胰岛素，主要促进肝细胞、脂肪细胞等细胞吸收血液内的葡萄糖，合成糖原或转化为脂肪存储，使血糖降低。

18. B

［解析］A 细胞分泌胰高血糖素，能促进肝细胞的糖原分解为葡萄糖，并抑制糖原合成，使血糖浓度升高，满足机体活动的能量需要。

19. C

［解析］又称为乙细胞，β 细胞，约占胰岛细胞总数的 70%，主要位于胰岛中央部。

20. E

［解析］PP 细胞分泌胰多肽，具有抑制胃肠运动、胰液分泌及胆囊收缩的作用。

21. D

［解析］D 细胞分泌生长抑素，以旁分泌方式或经缝隙连接直接作用于邻近 A 细胞、B 细胞或 PP 细胞，抑制这些细胞的分泌活动。

22. C

［解析］若胰岛发生病变，B 细胞退化，胰岛素分泌不足，可致血糖升高，并从尿中排出，即为糖尿病。

23. A

［解析］肝细胞单层排列称凹凸不平的板状结构称

肝板。

24. E

［解析］窦周隙为肝血窦与肝板之间的狭窄空间，宽约 0.4μm。

25. D

［解析］肝细胞中近胆小管处的高尔基复合体比较发达，参与胆汁的分泌。

26. B

［解析］肝血窦内定居的肝巨噬细胞，又称为库普弗细胞，其形态不规则；肝血窦内还有较多的 NK 细胞，称肝内大颗粒淋巴细胞。

27. C

［解析］窦周隙内有一种形态不规则的贮脂细胞，又称肝星状细胞，它们有突起附于内皮细胞基底面和肝细胞表面。

28. A

［解析］胆小管在电镜下肝细胞的胆小管面形成许多微绒毛，深入管腔。靠近胆小管的相邻肝细胞膜形成由紧密连接、桥粒等组成的连接复合体，可封闭胆小管周围的细胞间隙，防止胆汁外溢至细胞间或窦周隙。

29. C

［解析］肝小叶是组成干的基本结构单位，而组成肝小叶的基本单位是肝细胞。

30. A

［解析］当肝细胞发生变性坏死或胆道堵塞而内压增大时胆小管的正常结构被破坏，胆汁则溢入窦周隙。

31. E

［解析］肝小叶是组成干的基本结构单位，而组成肝小叶的基本单位是肝细胞。

32. B

［解析］小叶间胆管管壁为单层立方上皮，它们向肝门方向汇聚，最终形成左右肝管出肝。

33. D

［解析］胆小管是相邻两个肝细胞之间局部包膜凹陷形成的微细管道，在肝板内连接成网。

34. A

［解析］肝血窦内皮外无基膜，仅有少量网状纤维附着。因此，肝血窦内皮具有很高的通透性，除血细胞和乳糜微粒外，血浆各种成分均可进入窦周隙。

35. B

［解析］胰腺外分泌部包括腺泡、导管（闰管、小叶内导管、小叶间导管、总导管），不包括纹状管。是因为胰腺外分泌部缺乏纹状管。

36. D

［解析］胰腺外分泌部虽然是纯浆液腺，但是腺泡细胞周围无肌上皮细胞，胰腺腺泡腔内可见一些较小的扁平或立方形的泡心细胞。

37. A

［解析］肝小叶是由肝细胞、肝血窦、窦周隙、胆小管组成。肝小叶中央有一条沿着长轴走行的中央静脉。

38. C

［解析］人胰岛主要有 A、B、D、PP 四种细胞。

39. B

［解析］闰管是导管的起始部，直接与腺泡相连，管径细，管壁为单层扁平或立方上皮。

40. D

［解析］黄疸是指高胆红素血症，临床表现是血液中胆红素高从而使眼球巩膜、皮肤、黏膜黄染。正常情况下肝细胞合成的胆汁，经过胆小管、闰管、小叶间胆管、肝管排除进入胆囊储存或进入肠道，参与脂肪消化。胆道阻塞时胆汁排不出去使胆小管压力增大，破坏形成胆小管的紧密连接，桥粒等细胞连接，胆汁经细胞间隙进入窦周隙，再由内皮细胞孔进入血液循环，从而引起黄疸。

41. A

［解析］纹状管的管径粗，管壁为单层柱状上皮，细胞核位于细胞上部，胞质着鲜红色。周边有腺泡。

42. D

［解析］浆液性腺泡呈圆形或椭圆形，由锥形浆液性腺细胞围成，腺腔小。细胞顶部胞质常含嗜酸性的红色颗粒，细胞基部嗜碱性较强，细胞核圆，位于细胞基部。

43. A

［解析］小叶间胆管由单层立方上皮构成，核圆着色较浅。伴行小叶间动脉（有扁圆、着色深的内皮细胞核凸向腔面）。周围有肝细胞（排列成索互相连接成网，肝细胞体积较大，呈多边形，有 1～2 个核，核仁明显，胞质染成粉红色）。

44. A

［解析］胆小管位于肝细胞之间，染成棕黑色，呈细线条状，有的相互连接成网。

45. B

［解析］胰岛为着色较浅的细胞团，其腺细胞呈不规则排列，相互连接成索或团，其细胞质着色较外分泌部细胞浅，细胞核较外分泌部密集，腺细胞间的毛细血管（扁平形的细胞核为标志）丰富。外分泌部（图片周边区）的腺泡为浆液性腺泡，腺细胞呈锥形，顶部胞质为嗜酸性，基部胞质嗜碱性强。

【B/型/题】

46. A　47. C

[解析] 胰腺外分泌部主要由腺泡和导管构成，且胰腺的外分泌部为纯浆液性复管泡状腺，浆液性腺顶部胞质含较多的嗜酸性分泌颗粒，称酶原颗粒，胰腺外分泌部腺泡中分泌包括胰蛋白酶原在内的多种消化酶。肝细胞富含线粒体、溶酶体和过氧化物酶体，以及糖原颗粒、脂滴、色素等内含物。内含物的数量会随着机体的生理和病理状况不同而异。如进食后糖原增多，饥饿时糖原减少。

48. E　49. A

[解析] 肝血窦位于肝板之间，腔大而不规则，窦壁由内皮细胞围成；肝细胞单层排列成凹凸不平的板状结构称肝板。

50. B　51. A

[解析] 肝中门管区中小叶间静脉是门静脉的分支，管腔较大而不规则，管壁薄；小叶间动脉是肝动脉的分支，管腔小，管壁较厚。

52. B　53. A　54. C　55. D

[解析] 浆液性腺泡的核为圆形，位于细胞基底部，此腺细胞构成浆液性腺泡；黏液性细胞的核呈扁圆形，居细胞基底部，此种细胞构成黏液性腺；由浆液性细胞和黏液性细胞共同组成的腺泡称为混合型腺泡；胰腺中内分泌部胰岛构成细胞为A、B、D、PP四种细胞。

56. D　57. B　58. C　59. A

[解析] 胰岛内分泌部是由四种细胞组成：A、B、D、PP细胞，其中胰岛A细胞分泌胰高血糖素；胰岛B细胞分泌胰岛素；D细胞分泌生长抑素；PP细胞分泌胰多肽；胰岛外分泌部为纯浆液性复管泡状腺，胰腺泡细胞中含有多种消化酶，如胰蛋白酶原、胰糜蛋白酶原、胰淀粉酶、胰脂肪酶等；浆液性腺泡电镜下可见胞质中有密集的粗面内质网，在核上区可见较发达的高尔基复合体和数量不等的分泌颗粒；泡心细胞也含有大量的粗面内质网和游离核糖体；闰管细而长，管壁为单层扁平或立方上皮，其伸入腺泡的一段由泡心细胞组成。

【X/型/题】

60. ABC

[解析] 胰岛内分泌部是由四种细胞组成：A、B、D、PP细胞，其中胰岛A细胞分泌胰高血糖素；胰岛B细胞分泌胰岛素；D细胞分泌生长抑素；PP细胞分泌胰多肽。

61. BC

[解析] 胰岛内分泌部是由四种细胞组成：A、B、D、PP细胞，HE染色不易区分，目前主要用免疫组织化学（辣根过氧化物酶标记）进行鉴定，经过Mallory染色可以分出数种细胞：胰岛A细胞为红色颗粒；胰岛B细胞为橘黄色颗粒；胰岛D细胞为蓝色颗粒。除此，这三种细胞在电镜下结构也不相同。

62. ABDE

[解析] 肝是人体最大的腺体，具有极复杂的生物化学功能，被称为机体的化工厂。肝产生的胆汁作为消化液参与脂类食物的消化；肝合成多种蛋白质和多种物质，直接分泌入血；肝还参与糖、脂类、激素和药物的代谢。

63. ABCD

[解析] 肝小叶由肝细胞、肝血窦、窦周隙、胆小管组成，肝小叶中含有中央静脉；肝是由肝小叶和门管区构成。

64. ACD

[解析] 窦周隙内有一种形态不规则的储脂细胞，又称为肝星状细胞；由于肝血窦内皮通透性大，故窦周隙充满血浆，肝细胞血窦面的微绒毛伸入窦周隙，浸于血浆之中。

65. ABD

[解析] 肝脏门管区内有小叶间静脉、小叶间动脉、小叶间胆管。

二、名词解释

1. 肝板是肝脏的主要结构，由肝细胞以中央静脉为中心呈单行排列形成。肝板凹凸不平，大致呈放射状，相邻肝板吻合连接，形成迷路样结构。
2. 肝门管区是位于肝小叶之间的结构。从肝门进出的门静脉、肝动脉和肝管，在肝内反复分支，伴行于肝小叶间结缔组织内。在肝的切片中，肝小叶周围，可见较多结缔组织处，含三种伴行管道的切面，即小叶间动脉、小叶间静脉和小叶间胆管，故称该结构为肝门管区。
3. 窦周隙是血窦内皮与肝板之间的狭小间隙。血窦内血浆成分经内皮窗孔进入窦周隙，肝细胞的血窦面形成微绒毛伸入窦周隙，并浸泡在血浆中。此外，窦周隙内含有网状纤维和储脂细胞。
4. 胰岛是胰腺的内分泌部，是由内分泌细胞组成的细胞团，大小不等，数量很多，成人胰腺约有100万个胰岛，分布于腺泡之间。胰岛细胞呈索状排列，细胞间由丰富的有孔毛细血管，细胞释放激素入毛细血管。

三、填空题

1. B细胞；D细胞；A细胞

［解析］肝脏内细胞数量最多的是胰岛 B 细胞，约占胰岛细胞总数的 70%；数量最少的是 PP 细胞，主要存在于胰岛周边部；胰岛 A 细胞约占胰岛细胞总数的 20%。

2. 胆小管；赫令管；小叶间胆管；左右胆管；总胆管

［解析］肝细胞近胆小管处的高尔基复合体发达，参与胆汁的分泌并排入胆小管，胆小管内的胆汁从肝小叶的中央流向周边。胆小管于肝小叶边缘处汇集成若干短小的管道，为赫令管，继而向肝门方向汇集进入左右胆管，最后汇合成总胆管最终进入十二指肠。

3. 窦周隙；脂滴；维生素 A

［解析］窦周隙内有一种形态不规则的储脂细胞，又称为肝星状细胞；它们有突起附于内皮细胞基底面和肝细胞表面，或伸入肝细胞之间。其最主要的特点是胞质内含有许多大的脂滴。正常情况下，储脂细胞呈静止状态，它在肝脏中主要参与维生素 A 的代谢，储存脂肪。

四、简答题

1. 闰管→纹状管或分泌管→小叶间导管→总导管→口腔。

2. ①合成和贮存功能；②分泌胆汁；③解毒作用；④保护作用；⑤造血功能。

（海米提·阿布都力木）

第十六章 呼吸系统

【同步习题】

一、选择题

【A/型/题】

1. 肺小叶的组成是
A. 一个肺内支气管及其各级分支和肺泡
B. 一个小支气管及其各级分支和肺泡
C. 一个细支气管及其各级分支和肺泡
D. 一个终末细支气管及其各级分支和肺泡
E. 一个呼吸细支气管及其各级分支和肺泡

2. 嗅细胞是
A. 上皮细胞 B. 神经细胞
C. 感觉上皮细胞 D. 腺细胞
E. 双极神经元

3. 鼻腔黏膜
A. 前庭部含丰富的静脉
B. 呼吸部面积最大
C. 嗅部全部分布于鼻腔顶
D. 呼吸部有鼻毛
E. 嗅部为假复层纤毛柱状上皮

4. 鼻呼吸部黏膜上皮是
A. 单层柱状上皮 B. 复层柱状上皮
C. 单层柱状纤毛上皮 D. 假复层纤毛柱状上皮
E. 假复层柱状上皮

5. 鼻嗅黏膜上皮是
A. 假复层柱状上皮，杯状细胞多
B. 假复层柱状上皮，杯状细胞少
C. 假复层柱状上皮，无杯状细胞和纤毛细胞
D. 假复层纤毛柱状上皮，有杯状细胞和纤毛细胞
E. 假复层纤毛柱状上皮，无杯状细胞和纤毛细胞

6. 嗅腺是
A. 浆液腺 B. 黏液腺
C. 混合腺 D. 单管腺
E. 内分泌腺

7. 呼吸道浆细胞与上皮细胞联合分泌
A. IgA B. SIgG
C. IgM D. SIgA
E. IgE

8. 气管和支气管上皮中可感受刺激的细胞是
A. 纤毛细胞 B. 刷细胞
C. 杯状细胞 D. 基细胞
E. 小颗粒细胞

9. 气管和支气管上皮中具有神经内分泌功能的细胞是
A. 纤毛细胞 B. 刷细胞
C. 杯状细胞 D. 基细胞
E. 小颗粒细胞

10. 气管和支气管上皮中有分裂分化潜能的细胞是
A. 纤毛细胞 B. 刷细胞
C. 杯状细胞 D. 基细胞
E. 小颗粒细胞

11. 气管上皮中除纤毛细胞和杯状细胞外，还有
A. Clara 细胞、刷细胞、小颗粒细胞
B. 刷细胞、基细胞、小颗粒细胞
C. 支持细胞、基细胞、小颗粒细胞
D. 支持细胞、基细胞、弥散神经内分泌细胞
E. 柱状细胞、基细胞、弥散神经内分泌细胞

12. 支气管树可分为
A. 5～10 级 B. 11～13 级
C. 14～16 级 D. 23 级
E. 24 级

13. 下列哪项的平滑肌呈明显完整环行
A. 叶支气管 B. 段支气管
C. 小支气管 D. 终末细支气管
E. 呼吸细支气管

14. 肺实质是指
A. 肺内支气管的各级分支及其终端的大量肺泡
B. 肺内细支气管的各级分支及其终端的大量肺泡
C. 左右肺叶
D. 除胸膜脏层以外的肺组织
E. 以上都不是

15. 呼吸细支气管与终末细支气管结构的主要区别是
A. 无软骨片 B. 无腺体
C. 上皮细胞无纤毛 D. 无完整管壁
E. 无杯状细胞

16. 肺的结构单位是
A. 肺导气部 B. 肺小叶

C. 肺叶 D. 肺呼吸部
E. 以上都不是

17. 肺呼吸部是
A. 终末细支气管、肺泡管、肺泡囊、肺泡
B. 呼吸细支气管、肺泡管、肺泡囊、肺泡
C. 肺泡管、肺泡囊、肺泡
D. 肺泡囊、肺泡
E. 肺泡

18. 关于呼吸细支气管的结构特点，以下正确的是
A. 是细支气管的直接分支
B. 管壁上连有少量肺泡
C. 管壁内无平滑肌
D. 可见少量腺体
E. 可见少量软骨片

19. 肺导气部包括
A. 叶支气管、段支气管
B. 叶支气管、段支气管和小支气管
C. 叶支气管、段支气管、小支气管和细支气管
D. 叶支气管、段支气管、小支气管、细支气管和终末细支气管
E. 叶支气管、段支气管、小支气管、细支气管、终末细支气管和呼吸细支气管

20. 肺泡隔的主要成分是
A. 毛细血管、弹性纤维和巨噬细胞
B. 网状纤维和巨噬细胞
C. 弹性纤维和胶原纤维
D. 中性粒细胞和弹性纤维
E. 毛细血管、中性粒细胞和胶原纤维

21. 肺泡管的结构特点，以下正确的是
A. 是终末细支气管的直接分支
B. 管壁上连有多量肺泡
C. 管壁内无平滑肌
D. 可见少量腺体和软骨片
E. 管壁上皮为单层纤毛柱状

22. 吸气后，促使肺泡回缩的主要因素是
A. 肺泡隔的胶原纤维
B. 肺泡隔的弹性纤维
C. 肺泡隔的平滑肌纤维
D. Ⅰ型肺泡上皮细胞
E. 肺泡开口处的平滑肌纤维

23. 关于肺巨噬细胞的叙述，以下错误的是
A. 可见于肺泡隔和肺泡腔内
B. 来源于血液中的单核细胞
C. 吞噬尘粒后称尘细胞
D. 肺的重要净化装置
E. 参与构成肺泡上皮

24. 肺泡囊的结构特点，以下正确的是
A. 是呼吸性细支气管的直接分支
B. 由若干肺泡共同开口而成的囊腔
C. 管壁内有环形平滑肌束
D. 可见结节状膨大
E. 囊壁上皮为单层立方或单层扁平

25. 心力衰竭细胞是指
A. 功能衰竭的中性粒细胞
B. 功能衰竭的巨噬细胞
C. 吞噬了异物的中性粒细胞
D. 吞噬了红细胞的巨噬细胞
E. 功能衰竭了的心肌细胞

26. 终末细支气管上皮中具有增殖能力的细胞是
A. 纤毛细胞 B. 刷细胞
C. Clara 细胞 D. 基细胞
E. 弥散的神经内分泌细胞

27. 肺泡表面活性物质的主要成分与作用是
A. 磷脂，降低肺泡表面张力
B. 磷脂，提高肺泡表面张力
C. 糖脂，提高肺泡表面张力
D. 糖脂，降低肺泡表面张力
E. 糖脂，保护肺泡上皮

28. 关于鼻呼吸部黏膜结构特点，以下错误的是
A. 为复层扁平上皮
B. 生活状态的黏膜呈淡红色
C. 静脉丛丰富
D. 腺体较多
E. 淋巴组织丰富

29. 关于呼吸道净化空气的结构，以下错误的是
A. 纤毛摆动将尘粒推向咽部
B. 腺体分泌物可黏附灰尘和细菌
C. 鼻毛可阻挡空气中大的尘粒
D. 浆细胞产生分泌性 IgA 能杀灭病菌
E. 固有层中的淋巴组织参与免疫反应

30. 哪种细胞不存在于呼吸道黏膜上皮
A. 纤毛细胞 B. 刷细胞
C. 杯状细胞 D. 颈黏液细胞
E. 基细胞

31. 关于终末细支气管的结构，以下错误的是
A. 上皮为柱状或立方状
B. 上皮无杯状细胞
C. 腺体和软骨消失

D. 平滑肌呈明显环行
E. 偶见肺泡开口

32. 有关Ⅰ型肺泡细胞的描述，以下错误的是
A. Ⅰ型细胞较Ⅱ型细胞少
B. 细胞宽大而扁薄
C. 细胞器丰富
D. 吞饮小泡甚多
E. 与相邻细胞有紧密连接

33. 关于Ⅱ型肺泡细胞，以下错误的是
A. 较小，圆形或立方形
B. 数量较Ⅰ型肺泡细胞多
C. 散在于Ⅰ型肺泡细胞之间
D. 胞质着色浅，呈泡沫状
E. 胞质内含许多吞饮小泡

34. 关于肺血管的叙述，以下错误的是
A. 有功能性和营养性血管之分
B. 肺动脉的分支与支气管树伴行
C. 支气管动脉为肺组织提供营养
D. 肺泡壁毛细血管为有孔型
E. 肺静脉管腔较支气管静脉大

35. 关于鼻嗅部黏膜结构特点，以下错误的是
A. 为假复层柱状上皮
B. 固有层血管丰富
C. 嗅上皮内分布有双极神经元
D. 呈棕黄色
E. 位于鼻中隔中下份

36. 关于嗅黏膜的上皮，以下错误的是
A. 嗅细胞的嗅毛较长
B. 嗅细胞基部伸出轴突
C. 嗅毛是动力纤毛，可摆动
D. 支持细胞呈高柱状
E. 基细胞呈圆锥形

37. 关于喉黏膜结构，以下错误的是
A. 喉面上部表面为复层扁平上皮
B. 喉面下部表面为假复层纤毛柱状上皮
C. 上皮中有味蕾
D. 固有层为致密结缔组织
E. 深部与会厌软骨膜相连

38. 关于声带结构，以下错误的是
A. 声带游离缘较薄称为膜部
B. 表面为假复层纤毛柱状上皮
C. 固有层浅部为疏松结缔组织
D. 固有层深部为致密结缔组织
E. 固有层中有大量弹性纤维

39. 鼻前庭部黏膜上皮是
A. 全部为角化型复层扁平上皮
B. 全部为未角化型复层柱状上皮
C. 近外鼻孔处为角化型，其余为未角化型
D. 近外鼻孔处为未角化型，其余为角化型
E. 基本上为未角化型，但有散在的角化区

40. 人两侧嗅部黏膜的总面积
A. $1cm^2$　　B. $2cm^2$
C. $4cm^2$　　D. $8cm^2$
E. $10cm^2$

41. 喉室襞和声襞的表面被覆
A. 复层扁平上皮
B. 复层柱状上皮
C. 假复层纤毛柱状上皮
D. 分别为复层扁平上皮和假复层纤毛柱状上皮
E. 分别为假复层纤毛柱状上皮和复层扁平上皮

42. 有关肺泡的描述，错误的是
A. 是肺进行气体交换的部位
B. 壁很薄，由单层肺泡上皮组成
C. 肺泡上皮由Ⅰ型肺泡细胞和Ⅱ型肺泡细胞组成
D. 半球形囊状，直径约200μm
E. 壁完整，没有小孔

43. 气–血屏障的组成
A. Ⅰ型肺泡细胞与基膜、毛细血管基膜与内皮
B. 肺泡表面液体层、Ⅰ型肺泡细胞与基膜、结缔组织、毛细血管基膜与内皮
C. 肺泡表面液体层、Ⅱ型肺泡细胞与基膜、结缔组织、毛细血管基膜与内皮
D. 肺泡表面液体层、肺泡上皮与基膜、毛细血管基膜与内皮
E. Ⅱ型肺泡细胞与基膜、毛细血管基膜与内皮

44. 肺间质是指
A. 结缔组织
B. 血管和淋巴管
C. 结缔组织、血管和淋巴管
D. 血管、淋巴管及神经
E. 结缔组织、血管、淋巴管及神经

45. 关于气管管壁的结构特点，错误的是
A. 由黏膜层、黏膜下层、肌层和外膜构成
B. 黏膜层由上皮和固有层构成
C. 黏膜上皮为假复层纤毛柱状上皮
D. 黏膜下层中有混合腺
E. 外膜分布有C形透明软骨

46. 气管管壁黏膜上皮是

A. 单层扁皮上皮
B. 单层柱状上皮
C. 假复层纤毛柱状上皮
D. 变移上皮
E. 外复层扁平上皮

47. 患者，女，40 岁。反复咳嗽、胸闷、气喘 30 年。平素口服氨茶碱及“止咳祛痰”中药治疗，症状控制不理想。近 1 周来症状再次出现。查体：心率 86 次/分，呼吸 24 次/分。双肺可闻及散在哮鸣音。诊断为“支气管哮喘”。支气管哮喘发作与呼吸道平滑肌收缩有关。下列哪项结构中分布有较多平滑肌
A. 叶支气管
B. 段支气管
C. 细支气管和终末细支气管
D. 肺泡囊
E. 肺泡

48. 患者，女，2 岁，受凉后出现寒战、发热，咳嗽，咳少许黏痰 2 天。查体：体温 39℃，心率 120 次/分，呼吸 24 次/分。呼吸急促，右肺呼吸音减弱，语音震颤增强，血常规：白细胞 13.4×10^9/L，分类：嗜中性粒细胞 0.83，淋巴细胞 0.17。胸部 X 线片显示右下肺灶状阴影。诊断：小叶性肺炎。请问肺小叶的组织结构是
A. 一个肺内支气管及其各级分支和肺泡
B. 一个小支气管及其各级分支和肺泡
C. 一个细支气管及其各级分支和肺泡
D. 一个终末细支气管及其各级分支和肺泡
E. 一个呼吸细支气管及其各级分支和肺泡

49. 下图黑色箭头所指是何结构

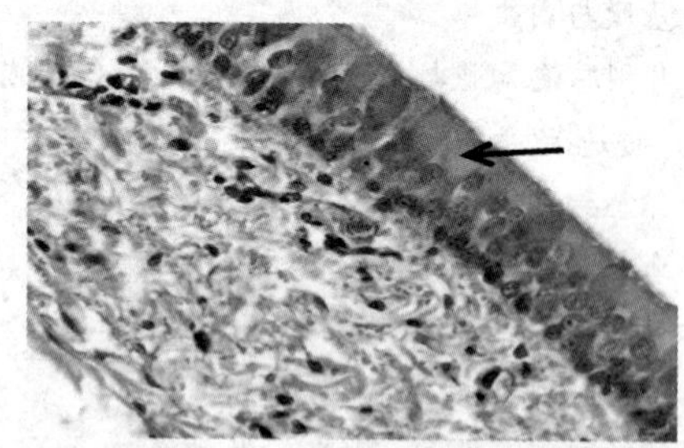

A. 单层柱状上皮　　B. 假复层纤毛柱状上皮
C. 单层立方上皮　　D. 复层柱状上皮
E. 复层扁平上皮

50. 下图黑色箭头所指是何结构
A. 终末细支气管　　B. 呼吸性细支气管
C. 肺泡管　　D. 肺泡囊
E. 小支气管

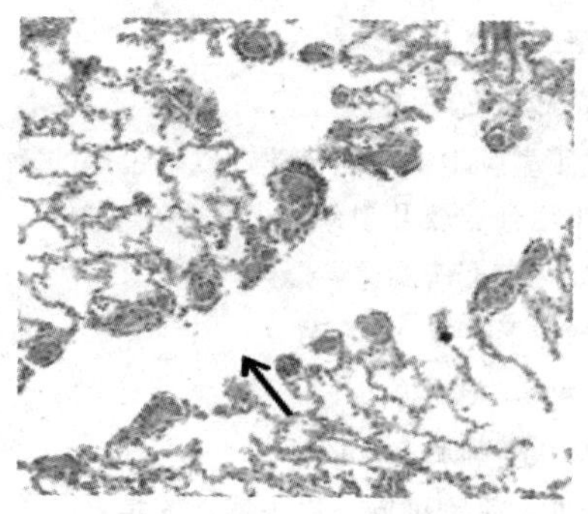

51. 下图黑色箭头所指是何细胞

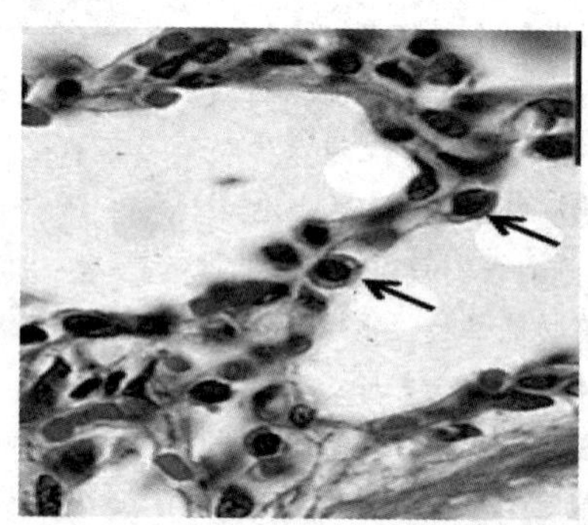

A. 刷细胞　　B. Ⅰ型肺泡细胞
C. Ⅱ型肺泡细胞　　D. 基细胞
E. 小颗粒细胞

52. 下图黑色箭头所指是何结构

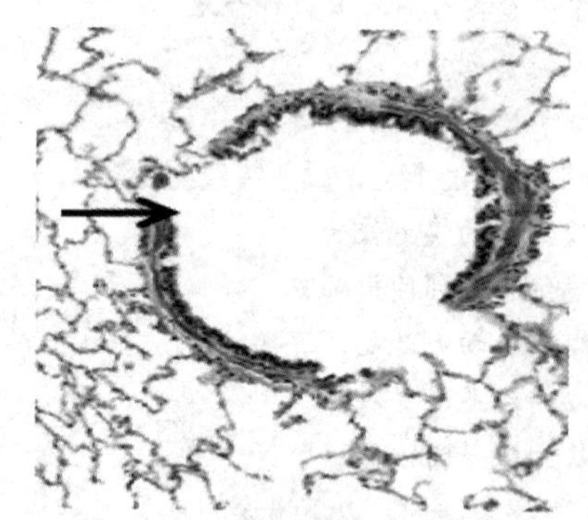

A. 小动脉　　B. 小支气管
C. 肺泡管　　D. 肺泡
E. 呼吸性细支气管

【B/型/题】

A. 刷细胞　　B. Clara 细胞
C. Ⅰ型肺泡细胞　　D. 基细胞
E. Ⅱ型肺泡细胞

53. 参与气体交换的细胞是
54. 表面活性物质分泌细胞是

A. 叶支气管　　B. 段支气管
C. 小支气管　　D. 终末细支气管
E. 呼吸性细支气管

55. 管壁中有完整环形平滑肌的是
56. 管壁上有肺泡开口的是

【C/型/题】

A. 单层扁平上皮/单层立方上皮
B. 平滑肌
C. 两者皆有
D. 两者皆无

57. 呼吸性细支气管管壁有
58. 肺泡囊有

【X/型/题】

59. Ⅱ型肺泡细胞的功能
A. 参与气血屏障构成
B. 吞入空气中微小尘粒
C. 分泌表面活性物质
D. 能分裂增殖并转化为Ⅰ型肺泡细胞
E. 转化为巨噬细胞

60. 呼吸系统中有净化空气功能的结构
A. 鼻毛　　B. 纤毛
C. 巨噬细胞　　D. 黏液
E. Ⅰ型肺泡细胞

61. Ⅰ型肺泡细胞的功能
A. 参与构成气–血屏障
B. 分泌表面活性物质
C. 增殖分化为Ⅱ型肺泡细胞
D. 吞噬吸入空气中的微小尘粒
E. 吞噬衰老的红细胞

二、名词解释

1. 气–血屏障
2. 肺泡孔
3. 嗅上皮
4. 肺小叶
5. 肺泡隔
6. 肺泡

三、填空题

1. 肺实质由________和________构成。
2. 嗅上皮包括________细胞、________细胞和________细胞。
3. 肺小叶是一条________及其所属的分支和肺泡组成。
4. 肺的呼吸部包括________、________、________和________。
5. 肺泡上皮由________细胞和________细胞组成。
6. 气–血屏障由________、________、________和________构成。
7. 肺的功能性血管是_______，营养性血管是_______。
8. 肺泡内气体与血液内气体分子交换所通过的结构称_______。

四、简答题

1. 简述气管壁的光镜结构。
2. 简述Ⅱ型肺泡细胞的微细结构和功能。
3. 简述气–血屏障的微细结构和功能。
4. 简述肺泡壁的组成及微细结构。
5. 简述肺泡隔的微细结构及其与呼吸功能的关系。

【参考答案及解析】

一、选择题

【A/型/题】

1. C
[解析] 每一细支气管连同其各级分支及末端的肺泡组成一个肺小叶。

2. E
[解析] 嗅细胞呈梭形，为双极神经元，是唯一存在上皮内的感觉神经元。

3. B
[解析] 鼻腔黏膜分为前庭部、呼吸部和嗅部。前庭部是邻近鼻孔的部分，黏膜表面为未角化的复层扁平上皮，近外鼻孔处上皮与皮肤相移行，出现角化，并有鼻毛和皮脂腺等。呼吸部是上鼻甲以下的部位，占鼻黏膜的大部分，血管丰富故呈淡红色，上皮为假复层纤毛柱状，固有层含丰富的腺体，静脉丛和淋巴组织。嗅部位于鼻中隔上部、上鼻甲及鼻腔顶部。嗅黏膜呈棕黄色，由上皮和固有层组成，上皮为假复层柱状，内有嗅细胞，支持细胞和基细胞。

4. D
[解析] 鼻呼吸部黏膜上皮为假复层纤毛柱状，含纤毛细胞、杯状细胞、刷细胞、基细胞、小颗粒细胞。

5. C

［解析］鼻嗅黏膜呈棕黄色，由上皮和固有层组成，上皮为假复层柱状上皮，又称嗅上皮，由嗅细胞、支持细胞和基细胞构成。

6. A

［解析］嗅腺为浆液性腺，分布在嗅黏膜固有层，嗅腺不断分泌浆液，可使嗅细胞保持对物质刺激的敏感性。

7. D

［解析］呼吸道管壁中的浆细胞分泌的IgA与上皮细胞的分泌片结合成SIgA，SIgA可杀灭细菌和减弱病毒对上皮的感染能力。

8. B

［解析］气管和支气管上皮内的刷细胞呈柱状，游离面有排列整齐的微绒毛，形如刷状。刷细胞的基底面与感觉神经末梢形成突触，故推断其有感受刺激的功能。

9. E

［解析］气管和支气管上皮内的小颗粒细胞数量少，呈锥体形，散在于上皮深部，是一种内分泌细胞，可分泌5–羟色胺、蛙皮素等。

10. D

［解析］气管和支气管上皮内的基细胞位于上皮深部，呈锥形，细胞顶部未达到上皮游离面，基细胞为干细胞，可增殖分化为上皮中其他各类型细胞。

11. B

［解析］气管黏膜由上皮和固有层组成。上皮为假复层纤毛柱状上皮，含纤毛细胞、杯状细胞、基细胞、刷细胞和小颗粒细胞。

12. E

［解析］支气管自肺门入肺后，反复分支，以支气管为第1级，每一次分支为一级，共有24级，支气管依序分支成叶支气管（第2级）、段支气管（第3～4级）、小支气管（第5～10级）、细支气管（第11～13级）、终末细支气管（第14～16级）、呼吸性细支气管（第17～19级）、肺泡管（20～22级）、肺泡囊（第23级）和肺泡（第24级）。这一系列的分支形如一棵倒置的大树，故称支气管树。

13. D

［解析］随着支气管分支，管壁渐薄，管径渐小，上皮由假复层纤毛柱状逐渐移行为单层柱状，杯状细胞、腺体、软骨片逐渐减少最终消失，固有层外出现少量环形平滑肌束并逐渐增多，到终末细支气管时形成完整环行层。

14. A

［解析］肺表面被覆浆膜，即胸膜脏层，肺组织分为实质和间质，间质是指肺内结缔组织及其中的神经、血管、淋巴管等，肺实质指肺内支气管的各级分支及其末端的肺泡。

15. D

［解析］呼吸性细支气管为终末细支气管的分支，管壁上开始有少量肺泡开口，故管壁不完整。

16. B

［解析］肺小叶是肺的结构单位，也是肺病理变化的基础。由一个细支气管及其分支和肺泡构成，呈锥形。每叶肺约有50～80个肺小叶。

17. B

［解析］肺呼吸部包括呼吸性细支气管、肺泡管、肺泡囊和肺泡，其特点是管壁上均有肺泡，是进行气体交换的主要场所。

18. B

［解析］呼吸性细支气管为终末细支气管的分支，管壁上开始有少量肺泡开口，为肺呼吸部的起始结构，开始具有气体交换功能。管壁上皮为单层立方上皮，上皮下有少量环行平滑肌束和弹性纤维。

19. D

［解析］从叶支气管到段支气管、小支气管、细支气管、终末细支气管为肺导气部，管壁上均无肺泡开口，主要起传导气体的功能。

20. A

［解析］相邻肺泡之间的薄层结缔组织为肺泡隔，内含密集的连续毛细血管网、大量的肺巨噬细胞和丰富的弹性纤维。

21. B

［解析］肺泡管是呼吸性细支气管的分支。管壁上有许多肺泡，故其自身的管壁结构很少，呈结节状膨大。管壁表面覆有单层立方或扁平上皮，上皮深部有少量环行平滑肌束和弹性纤维。

22. B

［解析］相邻肺泡之间的肺泡隔内含丰富的弹性纤维，弹性纤维与吸气后肺泡的回缩有关。当弹性纤维发生退行性改变，肺泡的回缩较差，潴留气体增多，久之，易患肺气肿。

23. E

［解析］肺巨噬细胞数量较多，来源于血液中的单核细胞，广泛分布于间质内，肺泡隔内最多，可游走进入肺泡腔。肺巨噬细胞具有吞噬、免疫等功能，在机体的免疫防御、肺内空气净化中发挥重要作用。肺巨噬细胞吞噬进入肺内的尘埃颗粒后，称为尘细胞。

24. B

［解析］肺泡囊是肺泡管的分支。由若干肺泡共同开口

而成的囊腔。相邻肺泡开口之间无环行平滑肌束，故无结节状膨大。

25. D

［解析］肺巨噬细胞具有活跃的吞噬功能，吞噬较多尘粒的巨噬细胞称尘细胞；吞噬红细胞的巨噬细胞称心力衰竭细胞。

26. C

［解析］终末细支气管上皮由纤毛细胞和无纤毛的克拉拉细胞组成。克拉拉细胞可分泌物蛋白水解酶，分解黏液降低分泌物的黏稠度，利于排出；克拉拉细胞还有可对吸入的毒物或某些药物进行生物转化；上皮受损时，克拉拉细胞能增殖分化为纤毛细胞。

27. A

［解析］Ⅱ型肺泡细胞内的分泌颗粒又称板层小体，其主要成分是二棕榈酰卵磷脂，被释放出来后在肺泡表面形成一层薄膜，称肺泡表面活性物质，可降低肺泡表面张力，呼吸时防止肺泡塌陷或过度膨胀，保证肺泡大小的稳定。

28. A

［解析］鼻腔黏膜分为前庭部、呼吸部和嗅部。呼吸部是上鼻甲以下的部位，占鼻黏膜的大部分，血管丰富故呈淡红色，上皮为假复层纤毛柱状，杯状细胞较多，固有层含丰富的腺体、静脉丛和淋巴组织。

29. D

［解析］呼吸道管壁中有假复层纤毛柱状上皮、混合腺、淋巴组织和散在的浆细胞等。腺体分泌的黏液，与杯状细胞的分泌物共同形成黏液层，构成一道黏液性保护屏障，可黏附空气中的尘粒、细菌等，溶解有毒气体，并通过纤毛运动推送黏液至咽后咳出体外。浆细胞合成的IgA与上皮细胞产生的分泌片（糖蛋白）结合形成分泌性免疫球蛋白（SIgA），排入管腔，具有防御功能。

30. D

［解析］呼吸道上皮主要为假复层纤毛柱状上皮，含纤毛细胞、杯状细胞、刷细胞、基细胞、小颗粒细胞。颈黏液细胞是分布在胃底腺中的一种分泌细胞。

31. E

［解析］终末细支气管是细支气管的分支，管壁上皮为单层柱状或立方状，管壁中杯状细胞、腺体、软骨片全部消失，环行平滑肌完整，没有肺泡开口。

32. C

［解析］Ⅰ型肺泡细胞数量少，细胞宽大而扁薄，覆盖肺泡上皮表面积的95%，是肺与血液进行气体交换的场所。胞质内细胞器较少，但吞饮小泡较多。与相邻细胞之间有紧密连接。

33. E

［解析］Ⅱ型肺泡细胞散在于Ⅰ型肺泡细胞之间。细胞小，立方形或圆形，约占肺泡上皮表面积的5%。胞核圆形，胞质色浅，呈泡沫状。电镜下细胞器丰富，核上方还有许多分泌颗粒即板层小体。Ⅰ型肺泡细胞内细胞器较少，吞饮小泡较多。

34. D

［解析］肺内分布有肺动脉和支气管动脉，前者是进行气体交换的功能性血管，后者是肺的营养血管，管径较细。肺动脉从肺门进肺，其分支与支气管树的各级分支伴行，最终在肺泡隔内形成连续性毛细血管网，分布在肺泡壁周围。

35. E

［解析］鼻腔黏膜分为前庭部、呼吸部和嗅部。嗅部位于鼻中隔上部、上鼻甲及鼻腔顶部，嗅黏膜呈棕黄色，由上皮和固有层组成，上皮为假复层柱状，又称嗅上皮，内有嗅细胞，支持细胞和基细胞，嗅细胞为双极神经元，是一种感受嗅觉的感觉神经元，嗅黏膜固有层内富含血管、淋巴管和神经及浆液性嗅腺。

36. C

［解析］嗅黏膜的上皮即嗅上皮，是假复层柱状上皮，由嗅细胞、支持细胞及基细胞构成。嗅细胞呈梭形，为双极神经元，其树突末端膨大成球状的嗅泡，嗅泡发出数十根较长的嗅毛，因其内含单微管而不可摆动，胞体基部伸出轴突参与构成嗅神经。支持细胞呈高柱状，顶部宽大，基部较细。基细胞呈锥形，位于上皮深部。

37. D

［解析］喉以软骨为支架，表面覆盖黏膜，中间有会厌软骨，其会厌舌面及喉面上半部的黏膜上皮为复层扁平上皮，舌面上皮内有味蕾，喉面下部分为假复层纤毛柱状上皮。固有层为疏松结缔组织，内有较多弹性纤维，混合腺和淋巴组织。固有层深部与会厌软骨的软骨膜相连。

38. B

［解析］喉侧壁黏膜形成上下两对皱襞，即室襞和声襞。声襞又称声带，分膜部和软骨部，膜部在声襞的游离缘，较薄；软骨部在声襞的基部，膜部上皮为复层扁平上皮，固有层较厚，其浅层疏松，中层和深层构成致密板状声韧带。

39. C

［解析］鼻腔黏膜分为前庭部、呼吸部和嗅部。前庭部是邻近鼻孔的部分，黏膜表面为未角化的复层扁平上

皮，近外鼻孔处上皮与皮肤相移行，出现角化。

40. B

［解析］人嗅部位于鼻中隔上部、上鼻甲及鼻腔顶部，嗅黏膜的总面积约 $2cm^2$。

41. E

［解析］喉侧壁黏膜形成上下两对皱襞，即室襞和声襞，室襞黏膜上皮为假复层纤毛柱状，夹有杯状细胞，声襞又称声带，分膜部和软骨部，膜部在声襞的游离缘，表面上皮为复层扁平上皮。

42. E

［解析］肺泡呈半球形小囊，直径约 200μm，开口于肺泡囊、肺泡管及呼吸性细支气管，是肺进行气体交换的部位，构成肺的主要结构。肺泡壁很薄，由单层肺泡上皮组成，肺泡上皮由Ⅰ型肺泡细胞和Ⅱ型肺泡细胞组成。一个肺泡壁上可有一个或数个肺泡孔，可均衡肺泡间气体的含量。

43. B

［解析］气血屏障又称呼吸膜，是肺泡内气体与血液内气体进行交换所通过的结构，厚约 0.2～0.5μm，由肺泡表面液体层、Ⅰ型肺泡细胞及其基膜、薄层结缔组织、毛细血管基膜和内皮构成。

44. E

［解析］肺组织分为实质和间质。间质是指肺内结缔组织及其中的神经、血管、淋巴管等。肺实质指肺内支气管的各级分支及其末端的肺泡。

45. A

［解析］气管的管壁由内向外依次分为黏膜、黏膜下层和外膜三层，黏膜由上皮和固有层组成，上皮为假复层纤毛柱状上皮。黏膜下层为疏松结缔组织，内有较多混合腺。外膜较厚，主要含 16～20 个 C 形透明软骨环。

46. C

［解析］气管管壁黏膜由上皮和固有层组成，上皮为假复层纤毛柱状上皮。

47. C

［解析］细支气管管壁中环行平滑肌明显增加，到终末细支气管形成完整环行平滑肌层。平滑肌可改变管径大小，调节进入肺小叶的气流量，支气管哮喘发作时，平滑肌收缩痉挛导致气道狭窄。

48. C

［解析］肺小叶由一细支气管连同其各级分支及末端的肺泡构成。临床上把仅累及若干肺小叶的炎症称小叶性肺炎，多见于小儿和年老体弱者。

49. B

［解析］呼吸道管壁黏膜上皮主要为假复层纤毛柱状上皮，由纤毛细胞、杯状细胞、刷细胞、基细胞、小颗粒细胞组成。

50. C

［解析］肺泡管为呼吸性细支气管的分支，由于管壁上有许多肺泡的开口，故管壁结构很少，仅存在相邻肺泡开口之间，在切片上呈结节状膨大，并凸向管腔。

51. C

［解析］Ⅱ型肺泡细胞散在于Ⅰ型肺泡细胞之间。细胞小，立方形或圆形，稍凸向肺泡腔，胞核圆形，胞质色浅，呈泡沫状。

52. E

［解析］呼吸性细支气管为终末细支气管的分支，肺呼吸部的起始结构，由于管壁上有少量肺泡开口，故管壁不完整。管壁薄，上皮为单层立方，在肺泡开口处移行为单层扁平。上皮下有少量弹性纤维和平滑肌纤维。

【B/型/题】

53. C　54. E

［解析］肺泡上皮由Ⅰ型肺泡细胞和Ⅱ型肺泡细胞组成，Ⅰ型肺泡细胞覆盖肺泡上皮表面积的 95%，是肺与血液进行气体交换的场所，Ⅱ型肺泡细胞主要通过分泌表面活性物质来稳定肺泡直径，也可增殖分化为Ⅰ型肺泡细胞。

55. D　56. E

［解析］从叶支气管到终末细支气管为肺导气部，随着支气管分支，管壁渐薄，管径也渐小，固有层外出现少量环形平滑肌束并逐渐增多，到终末细支气管时形成完整环行层。由呼吸性细支气管到肺泡为肺呼吸部，其特点是管壁上均有肺泡开口，是进行气体交换的主要场所。

【C/型/题】

57. C　58. D

［解析］呼吸性细支气管管壁上有少量肺泡开口，故管壁不完整，管壁上皮为单层立方，上皮下有少量弹性纤维和平滑肌纤维；肺泡囊为许多肺泡共同开口的囊腔，无明显的管壁，肺泡开口处无平滑肌纤维。

【X/型/题】

59. CD

［解析］Ⅱ型肺泡细胞主要通过分泌表面活性物质来稳定肺泡直径，也可增殖分化为Ⅰ型肺泡细胞。

60. ABCDE

［解析］呼吸系统中的鼻毛可阻挡吸入气体中的尘埃等异物，是过滤吸入空气的第一道屏障；黏液可黏附和溶解气体中的尘埃颗粒、细菌、有毒气体等；纤毛能向咽部快速摆动，将黏液及附于其上的尘埃、细菌

等异物推向咽部而被咳出；巨噬细胞具有活跃的吞噬功能，吞噬进入肺内的尘埃、细菌等异物；Ⅰ型肺泡细胞可内吞肺泡空气中的微小尘埃。

61. AD

［解析］Ⅰ型肺泡细胞覆盖肺泡上皮95%的表面积，是肺与血液进行气体交换的场所；Ⅰ型肺泡细胞还可吞噬肺泡空气中的微小尘埃，形成吞饮小泡，被转运至肺泡间质。

二、名词解释

1. 又称呼吸膜，是肺泡内气体与血液内气体进行交换所通过的结构，厚0.2～0.5μm，由肺泡表面活性物质、Ⅰ型肺泡细胞及其基膜、薄层结缔组织、毛细血管基膜和内皮构成。
2. 是相邻肺泡之间气体流通的小孔，直径10～15μm，呈圆形或卵圆形，其功能是均衡相邻肺泡间气体含量。
3. 分布在嗅部黏膜，为假复层柱状，由嗅细胞、支持细胞和基细胞构成。
4. 肺小叶是肺的结构单位，由一个细支气管及其分支和肺泡构成，呈锥形，其尖朝向肺门，底部朝向肺表面，每叶肺约有50～80个肺小叶。
5. 相邻肺泡之间的薄层结缔组织为肺泡隔，内含密集的连续毛细血管网、大量的肺巨噬细胞和丰富的弹性纤维。
6. 为半球形的小囊，直径约200μm，开口于呼吸性细支气管、肺泡管、肺泡囊，是肺内气体交换的部位。

三、填空题

1. 肺内支气管的各级分支；终端的大量肺泡
2. 支持；嗅；基
3. 细支气管
4. 呼吸性支气管；肺泡管；肺泡囊；肺泡
5. Ⅰ型肺泡；Ⅱ型肺泡
6. 肺泡表面液体层；Ⅰ型肺泡上皮细胞与基膜；薄层结缔组织；毛细血管基膜与内皮
7. 肺动脉；支气管动脉
8. 气－血屏障

四、简答题

1. 气管管壁由内向外分黏膜、黏膜下层和外膜三层。黏膜表面为假复层纤毛柱状上皮，杯状细胞较多，上皮纤毛明显，基膜较厚；上皮深部固有层为细密结缔组织，常见淋巴组织，弹性纤维较多。黏膜下层为疏松结缔组织，与固有层和外膜无明显分界，含有较多混合性腺。外膜较厚，疏松结缔组织内主要含16～20个"C"形透明软骨环构成管壁支架，软骨环之间以弹性纤维组成的膜状韧带连接，缺口处有弹性纤维组成的韧带和平滑肌束。
2. Ⅱ型肺泡细胞数量多，但因细胞小，仅覆盖肺泡约5%的表面积。散在于Ⅰ型肺泡细胞之间，细胞呈立方形或圆形，凸向肺泡腔，细胞核圆形，胞质着色浅，呈泡沫状。电镜下，胞质中细胞器丰富，核上方有较多的高电子密度分泌颗粒，颗粒内含同心圆或平行排列的板层状结构，故称板层小体。

   功能：分泌表面活性物质；增殖分化为Ⅰ型肺泡细胞。
3. 肺泡内气体与血液内气体分子交换所通过的结构称气–血屏障。它由以下结构组成：肺泡表面液体层、Ⅰ型肺泡细胞与基膜、薄层结缔组织、毛细血管基膜与内皮。有的部位的肺泡上皮与血管内皮之间无结缔组织，两层基膜直接相贴而融合。气–血屏障很薄，总厚度0.2～0.5μm。
4. 肺泡壁由肺泡上皮与基膜构成。肺泡上皮包括Ⅰ型和Ⅱ型两种细胞组成。

   Ⅰ型肺泡细胞：数量少，呈扁平状，覆盖肺泡约95%的表面积，细胞除含核部分略厚，其余部分菲薄，厚约0.2μm，参与构成气－血屏障，是气体交换的部位。电镜下，Ⅰ型肺泡细胞细胞器少，胞质中有较多的吞饮小泡。相邻Ⅰ型肺泡细胞之间或与Ⅱ型肺泡细胞之间有紧密连接。

   Ⅱ型肺泡细胞：数量多，但因细胞小，仅覆盖肺泡约5%的表面积。散在于Ⅰ型肺泡细胞之间，细胞呈立方形或圆形，凸向肺泡腔，细胞核圆形，胞质着色浅，呈泡沫状。电镜下，胞质中细胞器丰富，核上方有较多的高电子密度分泌颗粒，颗粒内含同心圆或平行排列的板层状结构，故称板层小体。
5. 肺泡隔是相邻两个肺泡之间的薄层结缔组织，内含丰富的连续毛细血管网、肺巨噬细胞和弹性纤维。毛细血管网紧贴肺泡上皮，有利于气体交换；弹性纤维较多，使肺泡具弹性，有助于吸气后肺泡回缩；肺巨噬细胞丰富，能吞噬肺泡中的尘粒、细菌等异物，有净化空气的作用。

（张　彬）

第十七章　泌尿系统

【同步习题】

一、选择题

【A/型/题】

1. 肾叶的组成
   A. 一个肾锥体
   B. 一个肾锥体及相连的皮质
   C. 肾锥体之间的皮质
   D. 肾锥体底部对应的皮质
   E. 多个肾小叶融合而成
2. 肾小叶组成是
   A. 一个髓放线及周围的皮质迷路
   B. 肾小叶间动脉周围的皮质迷路
   C. 集合小管及相连的肾单位
   D. 两个髓放线之间的皮质迷路
   E. 两个肾锥体之间的皮质迷路
3. 肾柱位于
   A. 皮质之间　　B. 髓质内
   C. 皮、髓质交界处　　D. 肾锥体之间
   E. 肾小叶之间
4. 肾单位的组成是
   A. 肾小囊和肾小管
   B. 肾小体和肾小管
   C. 肾小体、肾小管和集合管
   D. 肾小体、近端小管和远端小管
   E. 肾小管和集合管
5. 肾皮质的组成是
   A. 皮质迷路、髓放线、肾柱
   B. 皮质迷路、肾柱
   C. 肾单位
   D. 肾单位、集合管
   E. 肾单位、髓放线、集合管
6. 肾髓质的组成是
   A. 10 余个肾锥体与髓放线
   B. 10 余个肾锥体
   C. 10 余个肾锥体与肾柱
   D. 髓放线及周围的皮质迷路
   E. 肾锥体、肾乳头、肾柱
7. 浅表肾单位的特点是
   A. 肾小体较小、髓袢短
   B. 肾小体较大，髓袢短
   C. 肾小体较小，髓袢长
   D. 肾小体较大，髓袢长
   E. 以上都不是
8. 肾小体
   A. 由肾小囊和血管球组成
   B. 由足细胞和血管球组成
   C. 即肾小球，位于髓放线内
   D. 即血管球，位于皮质迷路内
   E. 即血管球，位于肾柱内
9. 肾小囊壁层
   A. 为单层立方上皮，在尿极与近端小管连续
   B. 紧贴毛细血管基膜
   C. 为单层扁平上皮，在血管极与脏层连续
   D. 部分细胞分化为球旁细胞
   E. 参与构成滤过屏障
10. 肾滤过膜包括毛细血管有孔内皮，以及
    A. 肾小囊脏层
    B. 基膜和肾小囊脏层
    C. 基膜和足细胞裂孔膜
    D. 足细胞裂孔膜
    E. 基膜和肾小囊壁层
11. 肾球外系膜细胞
    A. 位于肾小体血管极三角处，与足细胞相延续
    B. 位于肾小体血管极三角处，与球内系膜细胞相延续
    C. 位于肾小体血管极三角处,与肾小囊壁层相延续
    D. 位于肾小体尿极处，与肾小囊壁层相延续
    E. 位于肾小体尿极处，与球内系膜细胞相延续
12. 正常情况下，肾小囊腔内的原尿包含
    A. 全部血浆成分
    B. 全部血液成分
    C. 除大分子蛋白质以外的血浆成分
    D. 除葡萄糖以外的所有血浆成分
    E. 除红细胞以外的所有血液成分
13. 肾单位袢由下列哪项组成

A. 近端小管和远端小管
B. 近端小管和细段
C. 近端小管、细段和远端小管
D. 近端小管直部、细段和远端小管
E. 近端小管直部、细段和远端小管直部

14. 球旁复合体包括
A. 球旁细胞和致密斑
B. 球旁细胞、致密斑和球外系膜细胞
C. 球旁细胞、致密斑和球内系膜细胞
D. 球外系膜细胞和致密斑
E. 系膜细胞和致密斑

15. 肾小管周围的毛细血管来自
A. 小叶间动脉 B. 入球微动脉
C. 出球微动脉 D. 直小动脉
E. 弓形动脉

16. 肾血管球毛细血管汇合成
A. 球后毛细血管网 B. 直小静脉
C. 弓形静脉 D. 出球微动脉
E. 小叶间静脉

17. 肾内血管胶体渗透压高的是
A. 入球微动脉 B. 球内毛细血管
C. 球后毛细血管 D. 小叶间静脉
E. 弓形动脉

18. 与肾直小血管伴行的是
A. 集合小管 B. 近端小管
C. 远端小管 D. 髓袢
E. 肾小体

19. 肾单位细段的结构是
A. 单层扁平上皮，含核部突向管腔
B. 单层立方上皮，胞质着色浅
C. 单层柱状上皮，无刷状缘
D. 细胞呈锥体形，胞质着色浅
E. 单层扁平上皮，胞质着色深

20. 抗利尿激素和醛固酮的靶细胞是
A. 近端小管上皮细胞
B. 远端小管上皮细胞
C. 远曲小管与集合小管上皮细胞
D. 髓袢上皮细胞
E. 肾小囊脏层细胞

21. 与集合管直接相连的是
A. 近端小管的直部
B. 近端小管的曲部
C. 远端小管的曲部
D. 远端小管的直部
E. 细段

22. 近端小管上皮细胞基部纵纹的构成
A. 大量纵向的小管和小泡
B. 大量纵向的微管和微丝
C. 质膜内褶与纵向排列的杆状线粒体
D. 质膜内褶与纵向排列的粗面内质网
E. 许多侧突的分支

23. 球旁细胞由哪种细胞分化而成
A. 小叶间动脉平滑肌细胞
B. 入球微动脉内皮细胞
C. 入球微动脉平滑肌细胞
D. 出球微动脉内皮细胞
E. 出球微动脉平滑肌细胞

24. 致密斑由哪段上皮细胞分化形成
A. 近端小管的曲部 B. 近端小管的直部
C. 集合小管 D. 细段
E. 远端小管

25. 关于肾血循环的特点，以下错误的是
A. 肾动脉粗而短
B. 有两次毛细血管
C. 皮质血流量大于髓质
D. 球后毛细血管内血浆胶体渗透压高
E. 入球微动脉比出球微动脉管径细

26. 关于致密斑的叙述，以下错误的是
A. 为离子感受器
B. 椭圆形斑状结构
C. 靠近肾小体尿极
D. 远端小管上皮细胞分化而来
E. 细胞呈高柱状，核椭圆形

27. 关于肾血管球的结构，以下错误的是
A. 为有孔毛细血管
B. 含球内系膜细胞
C. 与微动脉及微静脉相连
D. 基膜较厚
E. 足细胞突起紧贴基膜外

28. 关于足细胞的结构，以下错误的是
A. 胞体凸向肾小囊腔
B. 初级突起起于胞体
C. 次级突起指状相嵌
D. 次级突起间有裂孔
E. 裂孔上没有膜覆盖

29. 与近端小管重吸收无直接关系的是
A. 刷状缘
B. 顶小管和顶小泡

C. 粗面内质网
D. 质膜内褶
E. 细胞侧突

30. 关于集合管的描述，以下错误的是
A. 最终汇成乳头管
B. 与远端小管曲部相连
C. 从皮质伸向髓质
D. 无吸收与分泌功能
E. 为单层立方或柱状上皮

31. 不分布于皮质迷路内的结构是
A. 球旁复合体
B. 入球微动脉和出球微动脉
C. 远端小管直部
D. 近端小管曲部
E. 肾小体

32. 球旁细胞的结构特点是
A. 细胞呈高柱形，胞质嗜酸性
B. 核呈椭圆形，近细胞顶部
C. 胞质内细胞器不发达
D. 游离面有刷状缘，侧面有侧突
E. 细胞呈立方形，胞质弱嗜碱性，内含许多分泌颗粒

33. 光镜下，肾近曲小管的细胞界限不清，主要原因是
A. 相邻细胞侧突互相嵌合
B. 细胞间质特少
C. 细胞膜极薄
D. 细胞膜和细胞间质易于自溶
E. 相邻细胞膜互相融合

34. 关于近端小管的光镜结构，以下错误的是
A. 管壁厚
B. 管腔面有刷状缘
C. 细胞分界不清
D. 胞质嗜碱性
E. 细胞基部有纵纹

35. 远端小管与近端小管相比，以下错误的是
A. 上皮细胞体积较小
B. 细胞界限清楚
C. 管腔游离面无刷状缘
D. 胞质弱嗜酸性
E. 管径更粗，管壁更厚

36. 肾间质的分布
A. 皮质内多，近肾乳头更多
B. 皮质内多，近肾乳头少
C. 皮质内少，近肾乳头较多
D. 皮质内少，近肾乳头更少
E. 皮质内多，髓质内分布不均

37. 远端小管曲部与远端小管直部的区别在于
A. 管壁较薄
B. 管径较小
C. 微绒毛短少
D. 基部纵纹不如直部发达
E. 侧突不明显

38. 滤过膜包括
A. 有孔毛细血管内皮、基膜和裂孔膜
B. 连续毛细血管内皮、基膜和裂孔膜
C. 有孔毛细血管内皮、基膜和足细胞
D. 连续毛细血管内皮、基膜和足细胞
E. 有孔毛细血管内皮、基膜和肾小囊壁层

39. 肾内可分泌肾素的细胞是
A. 球旁细胞
B. 足细胞
C. 球外系膜细胞
D. 致密斑上皮细胞
E. 肾间质细胞

40. 在近端小管不被重吸收的物质是
A. 水　　B. 无机盐
C. 氨基酸　　D. 葡萄糖
E. 肌酐

41. 关于输尿管的结构，以下错误的是
A. 有多条纵行皱襞
B. 管腔呈星形
C. 衬以变移上皮
D. 上 2/3 段肌层为内纵外环两层
E. 环形肌加厚形成括约肌

42. 关于膀胱的结构，以下错误的是
A. 黏膜形成许多皱襞
B. 外膜大部分为纤维膜
C. 变移上皮较厚
D. 黏膜上皮表层细胞较大
E. 肌层较薄，为内环外纵两层

43. 患儿，5 岁，因发热、咳嗽一周，水肿、尿少 5 天入院，体查：全身明显水肿，为凹陷性，血压：110/60mmHg，尿检：蛋白（+++），红细胞 5～7 个/HP，血浆白蛋白 23g/L，胆固醇 9.2mmol/L。诊断：单纯性肾病综合征。该病系肾小球滤过膜通透性增加，导致血浆内大量蛋白质从尿中丢失的临床综合征。肾小球滤过膜包括
A. 有孔毛细血管内皮、基膜和裂孔膜

B. 连续毛细血管内皮、基膜和裂孔膜
C. 有孔毛细血管内皮、基膜和足细胞
D. 连续毛细血管内皮、基膜和足细胞
E. 有孔毛细血管内皮、基膜和肾小囊壁层

44. 刘某某，女性，57 岁，29 年前“感冒”后出现肉眼血尿伴有腰痛于当地医院诊断为“肾炎”，治疗后上述症状消失，此后多次复查尿蛋白++，有时潜血阳性。10 多年前开始间断出现双下肢水肿，诊断为“慢性肾小球肾炎”，间断用中药治疗。20 个月前下肢水肿加重，并出现眼睑水肿。2 个月前开始出现乏力，有时恶心，为系统治疗入院。体查：中度贫血貌，血压：190/100mmHg，双肾区叩痛阳性，双下肢轻度可凹陷性水肿。血常规：红细胞 2.56×10^{12}/L、血红蛋白 83g/L；尿常规：蛋白(+++)、红细胞 2～3 个/HP、白细胞 12～15 个/HP；肾功能：血肌酐 860μmol/L、尿素氮 25.1mmol/L、尿酸 680.6μmol/L。彩超提示双肾非对称缩小，血流减少。诊断：慢性肾小球肾炎、慢性肾衰竭（尿毒症期）。肾单位的持续破坏是肾衰竭的主要原因，请问肾单位组织结构包括

A. 肾小体、肾小管和集合管
B. 血管球、肾小管
C. 血管球、肾小囊
D. 肾小体、集合管
E. 肾小体、肾小管

45. 下图黑色箭头所指是何结构

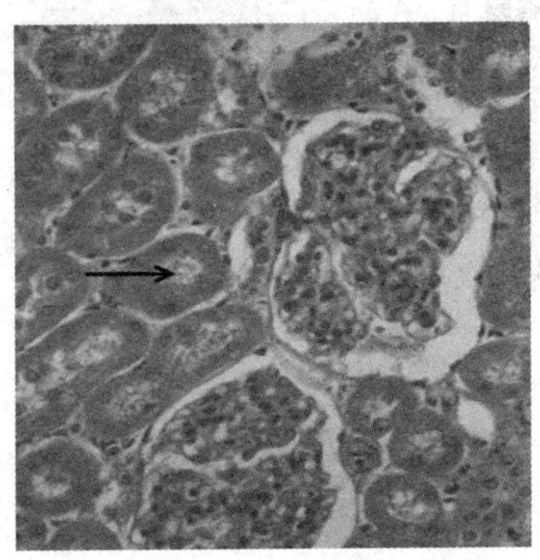

A. 集合管
B. 细段
C. 近端小管曲部
D. 近端小管直部
E. 远端小管曲部

46. 下图黑色箭头所指是何结构

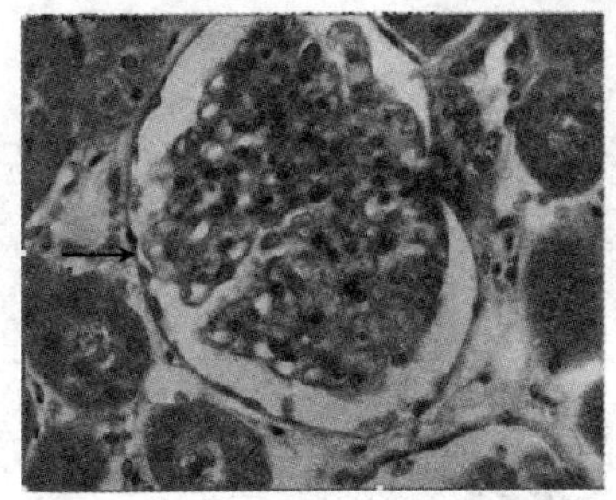

A. 肾小囊脏层　　B. 血管球
C. 细段　　D. 肾小囊壁层
E. 球旁细胞

47. 下图黑色箭头所指是何结构

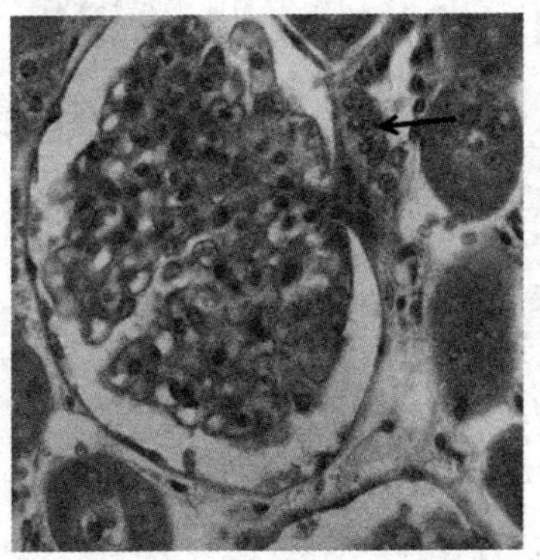

A. 近端小管　　B. 致密斑
C. 肾小囊　　D. 血管球
E. 球旁细胞

48. 下图黑色箭头所指是何结构

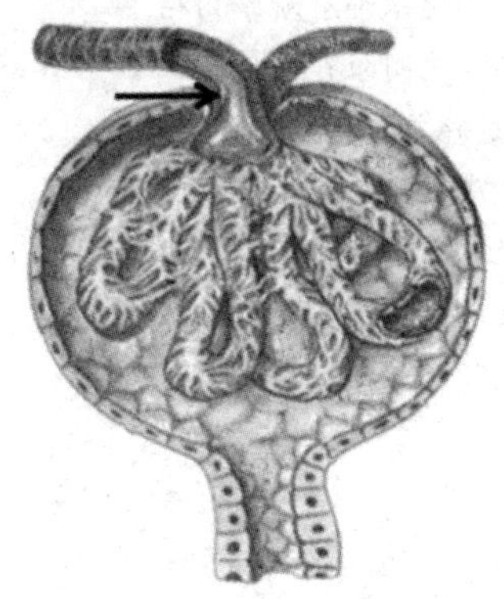

A. 近端小管　　B. 入球微动脉
C. 出球微动脉　　D. 肾小囊
E. 致密斑

【B/型/题】

A. 球旁细胞　　B. 足细胞

C. 球外系膜细胞　D. 致密斑
E. 肾间质细胞
49. 分泌肾素的是
50. 钠离子感受器是

【C/型/题】

A. 重吸收作用　B. 分泌作用
C. 两者均有　D. 两者均无
51. 近端小管的作用是
52. 远端小管的作用是

【X/型/题】

53. 与肾泌尿功能密切相关的血液循环特点
A. 入肾的血流量大
B. 血管球两端皆为微动脉且出球微动脉管径比入球微动脉细
C. 两次形成毛细血管
D. 直小血管袢与髓袢伴行
E. 皮质血流量和流速大于髓质
54. 球旁复合体包括
A. 致密斑　B. 球内系膜细胞
C. 球外系膜细胞　D. 球旁细胞
E. 出球微动脉
55. 与近曲小管重吸收功能有关的结构特点是
A. 大量密集排列的微绒毛
B. 刷状缘处有丰富的碱性磷酸酶和 ATP 酶
C. 上皮细胞有顶小管和顶小泡
D. 上皮细胞基部有质膜内褶
E. 上皮细胞侧面有侧突
56. 肾皮质迷路和肾柱内有
A. 近曲小管　B. 远曲小管
C. 肾小球　D. 直集合小管
E. 细段
57. 肾单位包括
A. 肾小体　B. 近端小管
C. 细段　D. 远端小管
E. 集合管

二、名词解释

1. 肾叶
2. 肾小叶
3. 肾单位
4. 肾小体
5. 滤过屏障
6. 球旁复合体

三、填空题

1. 肾的结构和功能单位称________，它由________和________组成。
2. 髓袢（肾单位袢）由________、________和________构成。
3. 肾小体有两个极，血管极是与________相连处；尿极是________与________相连处。
4. 球旁复合体由________、________和________组成。
5. 根据肾小体在皮质内的分布部位，将肾单位分为________、________两种。
6. 滤过屏障由________、________和________组成。
7. 肾单位由肾小体和肾小管构成，肾小体又由________和________组成，肾小管包括________、________和________。
8. 膀胱黏膜上皮为________。

四、简答题

1. 简述（列表）肾单位的组成及其各部分在肾内的分布。
2. 简述近曲小管和远曲小管的形态结构差别。
3. 简述肾血液循环的特点。
4. 简述球旁复合体的结构和功能。
5. 简述滤过屏障的结构和功能。

【参考答案及解析】

一、选择题

【A/型/题】

1. B
[解析] 肾叶由一个肾锥体与其相连的周围皮质构成。
2. A
[解析] 肾小叶由一个髓放线及其周围的皮质迷路构成。
3. D
[解析] 肾锥体之间的皮质称肾柱。
4. B
[解析] 肾单位是肾的结构和功能的基本单位，由肾小体和与其相连的肾小管两部分组成。
5. A
[解析] 肾实质包括皮质和髓质。皮质由皮质迷路、髓

放线和肾柱构成，髓质由 10 余个肾锥体构成。

6. B

［解析］参见第 5 题解析。

7. A

［解析］根据肾小体在皮质的位置不同，将肾单位分为两种：①浅表肾单位又称皮质肾单位，数量多，约占肾单位总数的 85%。肾小体位于皮质浅部和中部，体积较小，髓袢较短，浅表肾单位主要参与尿形成。②髓旁肾单位或称近髓肾单位，数量较少，约占肾单位总数的 15%，肾小体位于靠近髓质的皮质深部，体积较大，髓袢长，深入髓质深部，髓旁肾单位主要参与尿浓缩。

8. A

［解析］肾小体呈球形，又称肾小球，直径约 200μm，位于皮质迷路和肾柱内，由血管球及肾小囊两个部分构成。

9. C

［解析］肾小囊是肾小管起始部膨大凹陷而成的杯状双层上皮囊，壁层与脏层之间的窄腔为肾小囊腔，壁层是单层扁平上皮，在尿极处与近曲小管上皮相移行，在血管极处折返为脏层。脏层上皮细胞为足细胞，足细胞的次级突起间有裂孔，孔上覆有一层裂孔膜，裂孔膜紧贴毛细血管基膜，参与构成滤过屏障。球旁细胞由靠近肾小体血管极处的入球微动脉中膜中的平滑肌细胞分化而成。

10. C

［解析］滤过屏障又称滤过膜，是肾小体血管球内的血浆经滤过进入肾小囊腔形成原尿所要通过的结构，由血管球毛细血管有孔内皮、基膜和足细胞裂孔膜构成。

11. B

［解析］球外系膜细胞又称极垫细胞，位于肾小体血管极三角区中心处，形态结构与球内系膜细胞相似，并与其相延续，与邻近的球旁细胞、球内系膜细胞之间有缝隙连接，在球旁复合体功能活动中起传递信息的作用。

12. C

［解析］滤过膜的结构特点对滤入肾小囊腔形成原尿的血浆成分的分子大小和其所带的电荷具有选择性通透作用，一般情况下，直径 4nm 以下，分子量 7 万以下的物质可通过滤过膜，其中又以带正电荷的物质易于通过，如多肽、葡萄糖、尿素、电解质和水。因此原尿除不含大分子的蛋白质外，其成分与血浆基本相似。

13. E

［解析］髓袢又称肾单位袢，由近端小管直部、细段和远端小管直部三者构成“U”形的袢，髓袢先由皮质下行至髓质，而后又由髓质上行至皮质。

14. B

［解析］球旁复合体又称肾小球旁器，由球旁细胞、致密斑和球外系膜细胞组成，主要位于肾小体血管极处的三角区内，致密斑为三角区的底，入球微动脉和出球微动脉为三角区的两边，球外系膜细胞位于三角区中心。

15. C

［解析］肾动脉分支形成叶间动脉，叶间动脉在皮质与髓质交界处横向分出弓形动脉，弓形动脉再发出小叶间动脉，小叶间动脉发出入球微动脉进入肾小体，分支形成血管球，再汇集成出球微动脉，浅表肾单位的出球微动脉分支形成球后毛细血管网，分布在肾小管周围。髓旁肾单位的出球微动脉还分支形成 U 形直小动静脉血管袢与髓袢伴行。

16. D

［解析］小叶间动脉沿途发出入球微动脉进入肾小体，分支形成血管球毛细血管，再汇集成出球微动脉经血管极离开肾小体。

17. C

［解析］肾内血管通路中出现两次毛细血管，即血管球毛细血管和球后毛细血管网，由于血流经血管球时大量水分被滤出，因此分布在肾小管周围的球后毛细血管内血液的胶体渗透压甚高，有利于肾小管上皮细胞重吸收的物质进入血流。

18. D

［解析］髓旁肾单位的出球微动脉分支形成直小动脉直行于髓质，并返折为直小静脉，和直小动脉共同形成 U 形血管袢与髓袢伴行。

19. A

［解析］细段位于髓放线和肾锥体内，是髓袢的组成部分，管径细，直径 10～15μm，由单层扁平上皮构成，上皮细胞含核的部分突向管腔，胞质染色浅，无刷状缘。

20. C

［解析］抗利尿激素促进远曲小管与集合小管上皮细胞对水的重吸收，醛固酮促进远曲小管与集合小管上皮细胞重吸收 Na^+和向管腔排出 K^+。

21. C

［解析］肾小管长而弯曲，依次分为近端小管曲部、近端小管直部、细段和远端小管直部、远端小管曲部，远曲小管末端与集合管起始部分相接。

22. C

[解析] 近端小管上皮细胞基部有许多质膜内褶，褶间的胞质内有纵向排列的杆状线粒体，形成光镜下的基底纵纹。

23. C

[解析] 靠近肾小体血管极处的入球微动脉中膜的部分平滑肌细胞分化为上皮样细胞即球旁细胞。

24. E

[解析] 靠近肾小体血管极一侧的远端小管上皮细胞由立方形变成高柱状，形成一个椭圆形的斑块状隆起即致密斑。

25. E

[解析] 肾动脉直接起于腹主动脉，短而粗，血流量大。肾小体血管球的毛细血管两端皆为微动脉，入球微动脉管径比出球微动脉粗，使血管球内血流量大，血压高，有利于滤过。肾内有两次毛细血管，即血管球毛细血管和球后毛细血管网，由于血流经血管球时大量水分被滤出，因此分布在肾小管周围的球后毛细血管内血液的胶体渗透压甚高，有利于肾小管上皮细胞重吸收的物质进入血流。肾皮质血流量大，约占肾血流量的 90%，髓质血流量小。

26. C

[解析] 靠近肾小体血管极一侧的远端小管上皮细胞由立方形变成高柱状，形成一个椭圆形的斑块状隆起即致密斑。致密斑是一种离子感受器，能感受肾小管滤液中 Na^+浓度变化，并将信息传递给球旁细胞。

27. C

[解析] 入球微动脉经血管极进入肾小体后，分支形成毛细血管袢，血管袢之间有血管系膜（球内系膜细胞和系膜基质组成）支持，毛细血管袢汇聚为一条出球微动脉，经血管极离开肾小体。电镜下血管球毛细血管为有孔型，内皮外有基膜，基膜较厚，基膜外面紧贴足细胞次级突起。

28. E

[解析] 足细胞胞体大，凸向肾小囊腔，核浅染，胞质内细胞器丰富，胞体发出几个大的初级突起，初级突起再发出许多指状的次级突起，相邻足细胞的次级突起相互交叉嵌合成栅栏状，紧贴在毛细血管基膜外面，相邻次级突起间有 25nm 宽的裂隙称裂孔，裂孔上覆有一层 4～6nm 厚的裂孔膜。

29. C

[解析] 近端小管上皮细胞游离面的刷状缘为大量密集排列的长微绒，极大地增加了细胞的表面积，有利于重吸收，微绒毛根部之间的质膜内陷形成顶小管和顶小泡，与原尿中大分子物质的重吸收有关，细胞侧突及质膜内褶使细胞侧面及基底面面积扩大，有利于重吸收物的排出。

30. D

[解析] 集合管系包括弓形集合管、直集合管和髓乳头管三段。弓形集合管位于皮质迷路内，起始部与远曲小管末端相接，另一端呈弓形进入髓放线后与直集合管相通，后者在髓放线和肾锥体内下行至肾乳头，改称乳头管。从弓形集合管至乳头管，管径由细逐渐增粗，管壁上皮由单层立方逐渐变成单层柱状，乳头管处为单层高柱状上皮。集合管上皮细胞可重吸收水和交换离子，使原尿进一步浓缩。

31. C

[解析] 肾单位和集合管在肾的分布有规律，肾小体（由血管球和肾小囊组成）和肾小管曲部位于皮质迷路和肾柱内，肾小管的直部、细段与集合管位于髓放线和肾锥体内。球旁复合体靠近肾小体血管极处。

32. E

[解析] 靠近肾小体血管极处的入球微动脉中膜的平滑肌细胞转变为上皮样细胞即球旁细胞。细胞体积较大，呈立方形，核大而圆，胞质弱嗜碱性，电镜下可见高尔基复合体和粗面内质网丰富，以及大量的有膜包被的分泌颗粒，内含肾素。

33. A

[解析] 肾近曲小管上皮细胞侧面有许多侧突，相邻细胞的侧突相互嵌合，故光镜下细胞分界不清。

34. D

[解析] 近端小管管径较粗，管壁较厚，腔小不规则。管壁上皮细胞呈立方或锥体形，界限不清，腔面有刷状缘，基底部可见纵纹。胞核大而圆，位于近基底部，胞质嗜酸性。

35. E

[解析] 远端小管比近端小管细，管腔相对较大而规则。上皮细胞呈立方形，比近端小管的细胞小，胞质嗜酸性，染色较浅，细胞界限较清楚，核位于近腔侧，游离面无刷状缘，但基部纵纹明显。

36. C

[解析] 肾间质为肾内的结缔组织、血管、神经等，于皮质很少，越接近髓质越多。

37. D

[解析] 远端小管曲部结构与直部相似，但质膜内褶和线粒体不如直部发达，所以基部纵纹不如直部明显。

38. A

[解析] 滤过膜由毛细血管有孔内皮、基膜和足细裂孔膜三层结构组成，是血液滤入肾小囊腔形成原尿的重要屏障。

39. A

[解析] 球旁复合体包括球旁细胞、致密斑和球外系膜细胞，球旁细胞可分泌肾素，致密斑是一种离子感受器，能感受肾小管滤液中 Na^+浓度变化，并将信息传递给球旁细胞，球外系膜细胞起传递信息作用。足细胞是肾小囊脏层细胞，可合成血管球基膜蛋白成分，参与基膜的形成和更新，可胞吞降解基膜上的沉淀物，以及对血管球毛细血管起支持作用和调节裂孔宽度。肾间质细胞可合成间质内的纤维和基质，分泌前列腺素和肾髓质血管降压脂。

40. E

[解析] 近端小管是原尿中有用成分重吸收的重要场所。原尿中几乎全部的葡萄糖、氨基酸、多肽和小分子的蛋白质以及大部分水、钠离子等均在此重吸收。此外，近端小管还向管腔内分泌代谢产物，如氢离子、氨、肌酐和马尿酸等，还能转运和排出血液中的酚红、青霉素等药物。

41. E

[解析] 输尿管管壁分为黏膜、肌层和外膜三层。黏膜由变移上皮和固有层构成，两者向管腔突出形成许多纵行皱襞，故横断面上管腔呈星形。肌层从上到下有所变化，上 2/3 段为内纵、外环两层平滑肌，下 1/3 段肌层增厚，分为内纵、中环和外纵三层。外膜为疏松结缔组织，与周围结缔组织移行。

42. E

[解析] 膀胱壁分为黏膜、肌层和外膜三层。黏膜由变移上皮和固有层构成，两者向管腔突出形成许多皱襞。黏膜上皮为变移上皮，上皮较厚，表层细胞大，呈立方形。肌层较厚，由内纵、中环、外纵三层平滑肌组成，中层环形平滑肌在尿道内口增厚为括约肌。外膜大多为纤维膜，仅膀胱顶部为浆膜。

43. A

[解析] 参见第 38 题解析。

44. E

[解析] 肾单位是肾的结构和功能的基本单位，由肾小体和与其相连的肾小管两部分组成。

45. C

[解析] 参见第 34 题解析。

46. D

[解析] 肾小囊壁层为单层扁平上皮，在肾小囊尿极处与近端小管上皮相续，在血管极处向内返折为囊的内层（脏层）。上皮细胞呈扁平形，含核的部位突向肾小囊腔。

47. B

[解析] 致密斑由远端小管靠近肾小体血管极一侧的上皮细胞分化而成。致密斑细胞呈高柱状，排列紧密，细胞质色浅，核椭圆形，靠近细胞顶部。

48. B

[解析] 入球微动脉经血管极进入肾小体，分支形成毛细血管袢，毛细血管袢再汇合成出球微动脉经血管极离开。入球微动脉管径较出球微动脉粗，故血管球内血压较高，利于原尿形成。

【B/型/题】

49. A　50. D

[解析] 球旁细胞可分泌肾素，致密斑是一种离子感受器，能感受肾小管滤液中钠离子浓度变化，并将信息传递给球旁细胞，球外系膜细胞起传递信息作用。足细胞是肾小囊脏层细胞，可合成血管球基膜蛋白成分，胞吞降解基膜上的沉淀物，以及对血管球毛细血管起支持作用和调节裂孔宽度。肾间质细胞可合成间质内的纤维和基质，分泌前列腺素和肾髓质血管降压脂。

【C/型/题】

51. C　52. C

[解析] 近端小管是原尿中有用成分重吸收的重要场所。原尿中几乎全部的葡萄糖、氨基酸、多肽和小分子的蛋白质以及大部分水、钠离子等均在此重吸收。此外，近端小管还向管腔内分泌代谢产物，如氢离子、氨、肌酐和马尿酸等，还能转运和排出血液中的酚红、青霉素等药物。远端小管可进一步重吸收水、Na^+和向管腔排出 K^+，还能分泌 H^+和 NH_4^+。

【X/型/题】

53. ABCDE

[解析] 肾血液循环与肾的泌尿功能密切相关，其特点是：肾动脉直接起于腹主动脉，短而粗，血流量大。肾小体血管球的毛细血管两端皆为微动脉，入球微动脉管径比出球微动脉粗，使血管球内血压高，有利于滤过。肾内出现两次毛细血管，即血管球毛细血管和球后毛细血管网，由于血流经血管球时大量水分被滤出，因此分布在肾小管周围的球后毛细血管内血液的胶体渗透压甚高，有利于肾小管上皮细胞重吸收的物质进入血流。髓质内直小血管袢与髓袢伴行，有利于肾小管和集合小管的重吸收和尿液浓缩。肾内皮质血流量大，约占肾血流量的 90%，流速快，髓质血流量小，流速亦慢。

54. ACD

［解析］球旁复合体位于肾小体血管极处，由球旁细胞、致密斑和球外系膜细胞组成。

55. ABCDE

［解析］近曲小管上皮细胞游离面刷状缘为大量密集排列的长微绒毛，极大地增加了细胞的表面积，有利于重吸收。微绒毛表面分布有多肽酶、碱性磷酸酶和 ATP 酶，与细胞的重吸收功能有关。微绒毛根部间的质膜内陷形成顶小管和顶小泡，是细胞吞饮原尿中小分子蛋白质的方式。细胞侧突及质膜内褶使细胞侧面及基底面面积扩大，有利于重吸收物质的排出。

56. ABC

［解析］肾单位和集合管在肾的分布有规律，肾小体（由血管球和肾小囊组成）和肾小管曲部位于皮质迷路和肾柱内，肾小管的直部、细段与集合管位于髓放线和肾锥体内。

57. ABCD

［解析］肾单位是肾的结构和功能的基本单位，由肾小体和与其相连的肾小管两部分组成。肾小体又由血管球和肾小囊组成，肾小管包括近端小管、细段和远端小管。

二、名词解释

1. 每个肾锥体与其相连的周围皮质组成一个肾叶。
2. 每个髓放线及其周围的皮质迷路组成一个肾小叶。
3. 肾单位是肾的结构和功能的基本单位，由肾小体和与其相连的肾小管两部分组成。
4. 直径约 200μm 的球形结构，由血管球及肾小囊两个部分构成。肾小体有两个极，血管出入端为血管极，对侧端与肾小管起始部相连称尿极。
5. 又称滤过膜，由有孔内皮、基膜和足细裂孔膜三层结构组成，是血液滤入肾小囊腔形成原尿的重要屏障。
6. 又称肾小球旁器，由球旁细胞、致密斑和球外系膜细胞组成，位于肾小体血管极处的三角区内，致密斑为三角形的底，入球微动脉和出球微动脉为三角形的两边，球外系膜细胞位于三角形中心。

三、填空题

1. 肾单位；肾小体；肾小管
2. 近端小管直部；细段；远端小管直部
3. 微动脉；肾小囊；近端小管
4. 球旁细胞；致密斑；球外系膜细胞
5. 浅表肾单位；髓旁肾单位
6. 毛细血管有孔内皮；基膜；裂孔膜
7. 血管球；肾小囊；近端小管；细段；远端小管
8. 变移上皮

四、简答题

1.

组成	分布
肾小体	皮质迷路，肾柱
近曲小管	皮质迷路，肾柱
髓袢（近直小管、细段、远直小管）	髓放线，髓质
远曲小管	皮质迷路，肾柱

2. 近曲小管：①LM：腔小，形态不规则。管壁上皮细胞为立方形或锥体形，胞体较大，细胞分界不清，胞质嗜酸性，胞核呈球形，位于近基部。上皮细胞腔面有紧密排列的刷状缘，细胞基部有纵纹。②EM：游离面有大量密集而排列整齐的微绒毛。微绒毛基部之间细胞膜内陷形成顶小管和顶小泡。侧面有许多侧突，相邻细胞的侧突相互嵌合，或伸入相邻细胞质膜内褶的空隙内。基底面胞膜内陷成发达的质膜内褶，内褶之间有许多纵向排列的杆状线粒体。

   远曲小管：①LM：管径比近端小管细，管腔相对较大而规则，管壁上皮细胞呈立方形，细胞体积较近端小管的小，着色浅，细胞分界较清楚，核近腔侧，游离面无刷状缘，基部纵纹较明显。②EM：细胞表面有少量短而小的微绒毛，基部质膜内褶发达，长的内褶可伸达细胞顶部，线粒体细长。
3. 肾血液循环与肾的泌尿功能密切相关，其特点是：①肾动脉直接起于腹主动脉，短而粗，血流量大。②肾小体血管球的毛细血管两端皆为微动脉，入球微动脉管径比出球微动脉粗，使血管球内血流量大，血压高，有利于滤过。③肾内血管通路中出现两次毛细血管，即血管球毛细血管和球后毛细血管网，由于血流经血管球时大量水分被滤出，因此分布在肾小管周围的球后毛细血管内血液的胶体渗透压甚高，有利于肾小管上皮细胞重吸收的物质进入血流。④髓质内直小血管袢与髓袢伴行，有利于肾小管和集合小管的重吸收和尿液浓缩。⑤肾内不同区域的血流不同，皮质血流量大，约占肾血流量的 90%，流速快，髓质血流量小，流速亦慢。
4. 球旁复合体又称肾小球旁器，由球旁细胞、致密斑和球外系膜细胞组成，主要位于肾小体血管极处的三角区内，致密斑为三角区的底，入球微动脉和出球微动脉为三角区的两边，球外系膜细胞位于三角区中心。球旁细胞可分泌肾素，致密斑是一种离子感受器，能感受肾小管滤液中 Na^+ 浓度变化，并将信息传递给球旁细胞，调节球旁细胞分泌肾素，从而调节肾小管和集合管对 Na^+ 的重吸收，球外系膜细胞在其中起传递信息作用。

5. 滤过屏障又称滤过膜，是肾小体血管球内的血浆经滤过进入肾小囊腔形成原尿所要通过的结构，由血管球毛细血管有孔内皮、基膜和足细胞裂孔膜构成。有孔内皮孔径 50～100nm，孔上多无隔膜，在内皮细胞腔面还覆有一层带负电荷唾液酸糖蛋白的细胞衣。基膜较厚，以Ⅳ型胶原蛋白为骨架构成孔径为 4～8nm 的分子筛，骨架上结合着富含负电荷的硫酸肝素蛋白多糖。足细胞裂孔上覆有一层 4～6nm 厚的裂孔膜。滤过膜的这些结构特点对血浆成分的分子大小及其所带的电荷具有选择性通透作用，一般情况下，直径 4nm 以下，分子量 7 万以下的物质可通过滤过膜，其中又以带正电荷的物质易于通过，如多肽、葡萄糖、尿素、电解质和水。

（张　彬）

第十八章　男性生殖系统

【同步习题】

一、选择题

【A/型/题】

1. 成人的生精上皮是由
   A. 支持细胞和生精细胞
   B. 支持细胞和精原细胞
   C. 精原细胞和初级精母细胞
   D. 支持细胞、精原细胞、初级精母细胞和次级精母细胞
   E. 支持细胞、精原细胞、初级精母细胞、次级精母细胞和精子细胞
2. 青春期前生精小管除支持细胞外还有
   A. 生精细胞
   B. 精原细胞
   C. 精原细胞和初级精母细胞
   D. 精原细胞、初级和次级精母细胞
   E. 精原细胞和初级、次级精母细胞精子细胞
3. 生精上皮中进行第一次成熟分裂的是
   A. 初级精母细胞　B. 次级精母细胞
   C. 精子细胞　D. 精原细胞
   E. 精子
4. 生精上皮中进行第二次成熟分裂的是
   A. 精原细胞　B. 初级精母细胞
   C. 次级精母细胞　D. 精子细胞
   E. 精子
5. 每个睾丸小叶含有生精小管
   A. 1～4 条　B. 4～8 条
   C. 8～16 条　D. 16～32 条
   E. 32 条以上
6. 生精上皮内 DNA 含量为单倍体的细胞是
   A. 精子细胞　B. 精原细胞
   C. 初级精细胞　D. 次级精母细胞
   E. 支持细胞
7. 生精上皮的基底室内
   A. 有精原细胞　B. 有初级精母细胞
   C. 有次级精母细胞　D. 有精子细胞
   E. 无生精细胞
8. 从精原细胞发育为精子，人类约需
   A. 7 天　B. 14 天
   C. 28 天　D. 56 天
   E. 64 天
9. 一个 A 型精原细胞经过细胞分裂，最终可形成多少精子
   A. 4 个　B. 6 个
   C. 8 个　D. 12 个
   E. 难以确定
10. 人正常精子细胞的染色体数目是
    A. 23 条常染色体，2 条不同的性染色体
    B. 22 对常染色体，2 条不同的性染色体
    C. 22 对常染色体，1 条 X 和 1 条 Y 染色体
    D. 22 条常染色体，1 条 X 或 1 条 Y 染色体
    E. 23 条常染色体，2 条相同的性染色体
11. 生精细胞同源细胞群的结构基础是
    A. 细胞质桥　B. 桥粒
    C. 细胞间桥　D. 细胞间质
    E. 缝隙连接
12. 生精细胞中体积最大的细胞是
    A. 支持细胞　B. A 型精原细胞
    C. B 型精原细胞　D. 初级精母细胞
    E. 次级精母细胞
13. 精子发生是指
    A. 精子细胞变态形成精子
    B. 从精原细胞至形成精子
    C. 从初级精母细胞至精子形成
    D. 生精细胞的两次成熟分裂
    E. 精子从睾丸进入附睾
14. 精子获得功能上成熟的部位是
    A. 生精小管　B. 直精小管
    C. 睾丸网　D. 输出小管
    E. 附睾管
15. 精子头主要包括
    A. 浓缩核
    B. 顶体
    C. 浓缩核和中心粒
    D. 线粒体蛋白和顶体

E. 浓缩核和顶体

16. 人精子尾部最短与最长的节段是
   A. 颈段与中段　　B. 颈段与主段
   C. 颈段与末段　　D. 中段与主段
   E. 主段与末段

17. 精子的顶体由下述哪项形成
   A. 细胞核　　B. 粗面内质网
   C. 滑面内质网　　D. 高尔基复合体
   E. 线粒体

18. 正常成人每毫升精液含精子数目一般为
   A. 400 万个　　B. 1000 万个
   C. 1 亿～2 亿个　　D. 3 亿～5 亿个
   E. 6 亿～8 亿个

19. 精液的组成是
   A. 精子和生精小管分泌的液体
   B. 精子和附属腺的分泌物
   C. 精子和附睾液
   D. 精子、生殖管道和附属腺的分泌物
   E. 精子、附睾液和前列腺的分泌物

20. 连通生精小管和睾丸网的是
   A. 输出小管　　B. 附睾管
   C. 直精小管　　D. 输精管
   E. 射精管

21. 血－生精小管屏障的主要结构是
   A. 间质血管内皮及基膜
   B. 结缔组织
   C. 生精上皮基膜
   D. 支持细胞紧密连接
   E. 睾丸间质细胞的紧密连接

22. 睾丸间质细胞属下列哪类细胞
   A. 分泌黏液的细胞
   B. 分泌类固醇激素细胞
   C. 分泌蛋白质激素的细胞
   D. 肌样细胞
   E. 吞噬细胞

23. 产生雄激素的细胞是
   A. 肌样细胞　　B. 支持细胞
   C. 睾丸间质细胞　　D. 精原细胞
   E. 精母细胞

24. 睾丸网的上皮是
   A. 单层扁平　　B. 单层立方
   C. 单层柱状　　D. 假复层纤毛柱状
   E. 变移上皮

25. 睾丸分泌雄激素受下列哪项调节
   A. 黄体生成素　　B. 卵泡刺激素
   C. 孕激素　　D. 雌激素
   E. 以上都不是

26. 前列腺腺泡的上皮细胞是
   A. 单层扁平
   B. 单层柱状
   C. 假复层柱状
   D. 单层立方、单层柱状及假复层柱状
   E. 单层立方及假复层纤毛柱状

27. 前列腺癌好发于
   A. 尿道周带　　B. 内带
   C. 外带　　D. 内、外带交界处
   E. 尿道周带与内带交界处

28. 关于 A 型精原细胞的叙述，以下错误的是
   A. 是生精细胞中的干细胞
   B. 染色体组型为 46，XY
   C. 减数分裂后分化为两个初级精母细胞
   D. 紧贴生精上皮基膜
   E. 来自原始生殖细胞

29. 关于睾丸支持细胞的功能，以下错误的是
   A. 支持、营养和保护精子
   B. 吞噬残余胞质
   C. 分泌雄激素结合蛋白
   D. 参与血－睾屏障的组成
   E. 分泌少量雄激素

30. 关于睾丸支持细胞的结构特点，以下错误的是
   A. 单层柱状，且轮廓清晰可辨
   B. 核不规则，着色浅
   C. 基部紧贴基膜，顶部伸达管腔
   D. 胞质内细胞器发达
   E. 相邻支持细胞基底侧有紧密连接

31. HE 染色的生精小管切片中，哪种细胞不易看到
   A. 精原细胞
   B. 初级精母细胞
   C. 次级精母细胞
   D. 精子细胞
   E. 精子

32. 关于生精细胞的分裂，以下错误的是
   A. 精原细胞以有丝分裂的方式增殖
   B. 精子细胞不能进行分裂
   C. 一个初级精母细胞经过成熟分裂产生四个精子
   D. 一个 A 型精原细胞分裂为两个 B 型精原细胞
   E. 两次成熟分裂中 DNA 仅复制一次

33. 下列细胞染色体组型，以下错误的是

A. 受精卵，46，XY
B. 成熟卵细胞，23，X
C. 第一极体，23，X
D. 精原细胞，23，XY
E. 精子细胞，23，XX 或 23，Y
34. 关于 A 型精原细胞的叙述，以下错误的是
A. 是干细胞
B. 紧贴生精小管的基膜
C. 经数次分裂后，均分化为初级精母细胞
D. 除核糖体外，其他细胞器不发达
E. 染色体组型为 46，XY
35. 关于初级精母细胞的叙述，以下错误的是
A. 位于精原细胞近腔侧
B. 细胞体积较大
C. 第一次成熟分裂中、后期较长
D. 核大而圆
E. 染色体核型为 46，XY
36. 关于精子细胞的叙述，以下错误的是
A. 是单倍体细胞
B. 胞体小、核圆
C. 位于生精小管近腔面
D. 由次级精母细胞分裂形成
E. 经成熟分裂后形成精子
37. 关于精子的结构特点，以下错误的是
A. 形似蝌蚪
B. 头部主要为浓缩的细胞核
C. 尾部分颈、中、主、末四段
D. 尾部的轴丝是由微管组成
E. 轴丝外侧包绕线粒体鞘
38. 关于精子细胞变态过程，以下错误的是
A. 细胞核浓缩，迁移细胞一侧
B. 高尔基复合体形成顶体泡
C. 中心体并入顶体泡
D. 线粒体向轴丝汇聚
E. 多余的胞质于尾侧脱落
39. 关于顶体的描述，以下错误的是
A. 由高尔基复合体演变而成
B. 呈双层帽状
C. 覆盖核的前 2/3
D. 内含多种水解酶
E. 为受精提供能量
40. 关于精子发生过程中同源细胞群现象的叙述，以下错误的是
A. 由一个精原细胞增殖分化而成
B. 细胞核完全分裂
C. 细胞质未完全分开
D. 可相互传递信息
E. 生精小管各同源细胞群发育同步
41. 关于阴茎结构，以下错误的是
A. 主要成分为勃起组织
B. 包有致密结缔组织
C. 外表的皮肤活动度大
D. 有大量不规则的血窦
E. 螺旋动脉穿行于海绵体背侧
42. 关于直精小管的描述，以下错误的是
A. 是生精小管的末段
B. 位于近睾丸纵隔处
C. 管道短而直
D. 管径较细
E. 单层立方或矮柱状，无生精细胞
43. 关于输精管的结构，以下错误的是
A. 壁厚、腔小
B. 上皮较薄
C. 肌层较厚
D. 弹性纤维丰富
E. 管壁分四层
44. 患者 52 岁，因排尿困难于 2012 年 11 月来该院就诊，检查发现：前列腺特异抗原（PSA）475.4μg/L，游离 PSA（fPSA）42.01μg/L，fPSA/PSA 为 8.8%。病理检查穿刺组织 15 份，14 份可见癌组织；格利森(Gleason)评分 4+5=9 分，CT 示前列腺 50mm×59mm×71mm，左侧髂外动脉旁 38mm×28mm×44mm 软组织影，侵犯双侧精囊，左侧髂外动脉旁淋巴结肿大，考虑前列腺癌。前列腺癌好发于
A. 尿道周带
B. 内带
C. 内、外带交界处
D. 尿道周带与内带交界处
E. 外带
45. 患者，男，26 岁，婚后同居 2 年，期间未采取任何避孕措施，至今不育。其妻经妇产科医生检查未见异常。自诉：足月顺产，无肝肾病史和结核病史，无家族特殊遗传病史。经查体温 37.2℃，呼吸 20 次/分，脉搏 85 次/分，血压 110/80mmHg。神志清楚，皮肤黏膜无黄染，浅表淋巴结无肿大，甲状腺无肿大，阴茎大小正常，无畸形，睾丸可触及；阴囊松弛下垂，左侧可触及蚯蚓状的索状结构，站立时明显，平卧后曲张征象消失，左侧睾丸容积 19ml，

右侧睾丸容积 17.5ml，双侧附睾无异常，前列腺正常，无尿道感染。精液常规分析显示，灰白色精液，量 3ml，pH7.0，液化时间 25 分钟，黏稠度阴性，无凝集，精子密度 1×10^5/ml，活动率 25%。可能少精导致的不育。正常成人每毫升精液含精子数目一般为

A. 400 万个
B. 1000 万个
C. 1 亿～2 亿个
D. 3 亿～5 亿个
E. 6 亿～8 亿个

46. 下面箭头所指是什么细胞

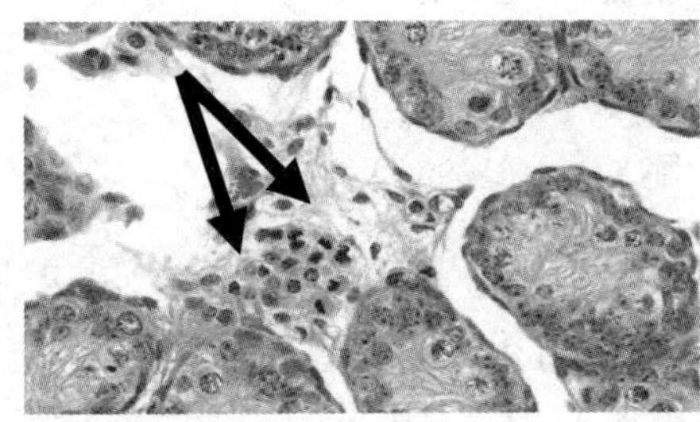

A. 精原细胞
B. 睾丸间质细胞
C. 支持细胞
D. 初级精母细胞
E. 次级精母细胞

47. 下面箭头所指是什么细胞

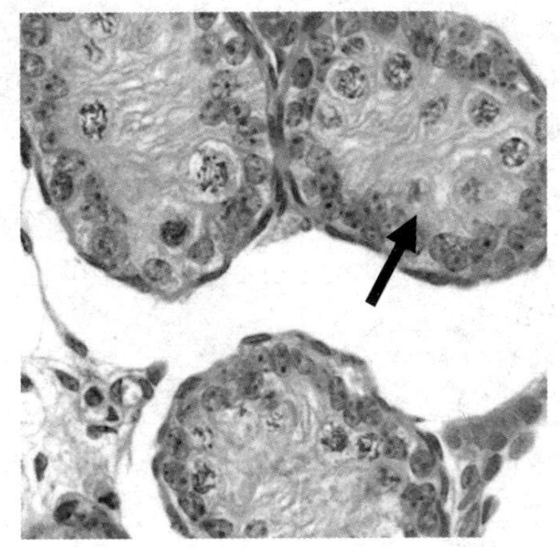

A. 精原细胞
B. 肌样细胞
C. 支持细胞
D. 初级精母细胞
E. 次级精母细胞

48. 下面箭头所指是什么细胞

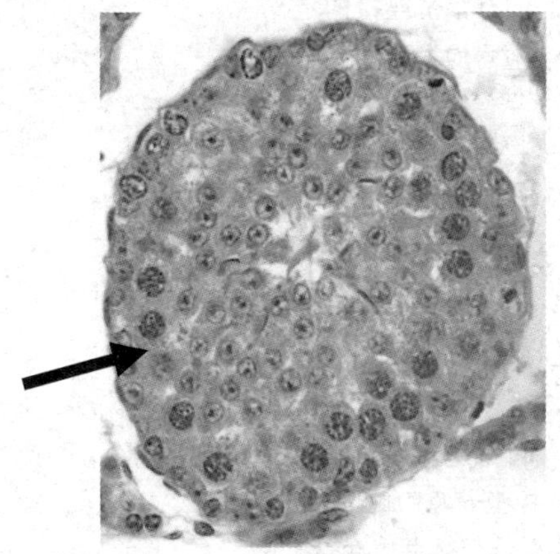

A. 精原细胞　　B. 睾丸间质细胞
C. 支持细胞　　D. 初级精母细胞
E. 次级精母细胞

49. 下面箭头所指是什么细胞

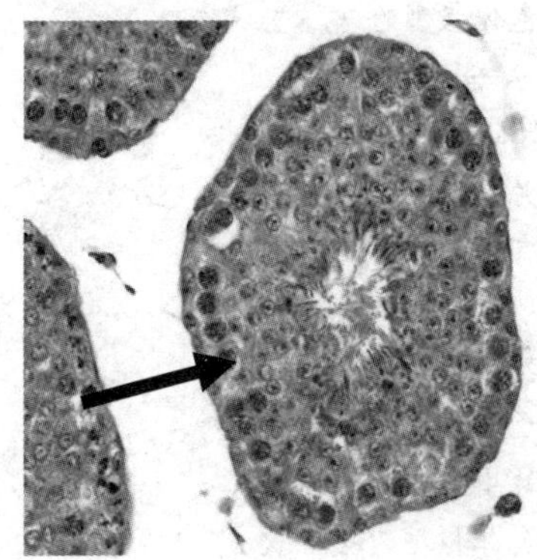

A. 精原细胞　　B. 睾丸间质细胞
C. 支持细胞　　D. 初级精母细胞
E. 次级精母细胞

【B/型/题】

A. 睾丸间质细胞
B. 睾丸支持细胞
C. 前列腺腺泡上皮细胞
D. 附睾管上皮细胞
E. 直精小管上皮细胞

50. 分泌雄激素结合蛋白的细胞是
51. 分泌甘油磷酸胆碱的细胞是
52. 分泌雄激素的细胞是

A. 支持细胞　　B. 精原细胞
C. 两者均有　　D. 两者均无

53. 青春期前，生精小管管壁有

54. 青春期后，生精小管管壁有
55. 细胞之间有紧密连接的是
56. 各种细胞器均发达的是

【X/型/题】

57. 生精上皮中具有分裂能力，DNA 含量为二倍体的细胞是
    A. 精子细胞　　B. 精原细胞
    C. 支持细胞　　D. 初级精母细胞
    E. 次级精母细胞
58. 初级精母细胞
    A. 由 B 型精原细胞分化而成
    B. 在生精细胞中体积最大
    C. DNA 复制后为 4n
    D. 染色体核型为 46，XY
    E. 进行第一次成熟分裂
59. 次级精母细胞
    A. 染色体核型为 23，X 或 23，Y
    B. DNA 含量为 2n
    C. 位于近腔室
    D. 切片中易于见到
    E. 具有分裂能力
60. 精子细胞
    A. 具有分裂能力
    B. 位于生精小管近腔侧
    C. 切片中不易见到
    D. 染色体核型为 23，X 或 23，Y
    E. DNA 含量为 1n
61. 精子
    A. 形似蝌蚪
    B. 由精子细胞分裂而成
    C. 核高度浓缩
    D. 尾部颈段最短，主段最长
    E. 线粒体鞘包绕于中段致密纤维外周
62. 顶体
    A. 位于精子头部
    B. 呈帽状覆盖核的前 2/3
    C. 顶体由溶酶体演变而来
    D. 内含多种水解酶
    E. 为受精提供能量
63. 生精上皮中支持细胞的结构特征是
    A. 锥体形
    B. 细胞器少
    C. 光镜下细胞轮廓清晰
    D. 生精细胞嵌于侧面和腔面
    E. 相邻的细胞基部侧面有紧密连接
64. 支持细胞的功能主要是
    A. 支持营养生精细胞
    B. 吞噬精子形成时脱落的残余胞质
    C. 合成分泌少量液体
    D. 微丝和微管与生精细胞位移有关
    E. 分泌雄激素结合蛋白
65. 睾丸间质细胞
    A. 胞质嗜酸性较强
    B. 滑面内质网丰富
    C. 含分泌颗粒
    D. 线粒体嵴呈管状
    E. 成群分布
66. 关于雄激素哪些正确
    A. 能与 ABP 结合
    B. 促进精子发生
    C. 促进男性生殖器官的发育
    D. 维持男性第二性征和性功能
    E. 与体内雌激素相抗

二、名词解释

1. 生精小管
2. 生精细胞
3. 精子发生
4. 精子形成
5. 胞质桥

三、填空题

1. 睾丸产生________和________。
2. 生精小管主要由________上皮构成。该上皮有两种细胞：________细胞和________细胞。
3. 精子发生过程：生精细胞依次包括________、________、________、________和精子等五个阶段。
4. 睾丸间质细胞位于________之间的结缔组织内。它能分泌________。
5. 生精小管产生的精子经________，________和________出睾丸。
6. 附睾的头主要由________组成；而体和尾由________组成。
7. 输精管黏膜为________。
8. 附睾管上皮是________，由________和________。
9. 睾丸支持细胞在 FSH 和雄激素的作用下，既能分泌________，又能分泌________，共同调节精子的发生。

四、简答题

1. 试述睾丸支持细胞的形态结构及其功能。

2. 试述精子的形态结构及其发生过程。
3. 简述睾丸间质细胞的形态结构及其功能。
4. 简述血－睾屏障的组成及其功能。

【参考答案及解析】

一、选择题

【A/型/题】

1. A
［解析］成人的生精上皮是由支持细胞和生精细胞组成，生精细胞包括精原细胞、初级精母细胞、次级精母细胞、精子细胞和精子。
2. B
［解析］青春期前，生精小管管腔很小或缺如，管壁只有支持细胞和精原细胞，自青春期开始，在垂体促性腺激素的作用下，B 型精原细胞增殖分化，形成精子，生精小管壁内可见不同发育阶段的生精细胞。
3. A
［解析］B 型精原细胞经过数次分裂，增殖分化形成初级精母细胞，初级精母细胞经过 DNA 复制，进行第一次减数分裂，形成次级精母细胞。
4. C
［解析］次级精母细胞不进行 DNA 复制，进入第二次成熟分裂。染色体着丝粒分裂，染色单体分离，移向两极，形成两个精子细胞。
5. A
［解析］每个睾丸小叶含有 1～4 条弯曲细长的生精小管。
6. A
［解析］精子细胞的染色体组型为 23，X 或 23，Y，为单倍体细胞。
7. A
［解析］精原细胞紧贴生精上皮的基膜，而初级精母细胞位于精原细胞的近腔侧、次级精母细胞和精子细胞位于近腔面。
8. E
［解析］从精原细胞发育为精子大约需要 64 天左右。
9. E
［解析］一个 A 型精原细胞分裂增殖形成一个 A 型精原细胞和一个 B 型精原细胞，B 型精原细胞经数次分裂，才增殖分化生成初级精母细胞，故最终形成的精子数不确定。
10. D
［解析］精子细胞是由次级精母细胞进行第二次减数分裂产生的，次级精母不进行 DNA 复制，染色体的着丝粒分裂，染色单体分离，移向两极，形成两个精子细胞，所以染色体数目和次级精母细胞相同，染色体组型为 23，X 或 23，Y。
11. A
［解析］精子发生中，除早期的几次精原细胞分裂是完全分裂外，以后的多次细胞分裂都是胞质分裂不完全，有胞质桥相连，形成同步发育的同源群。
12. D
［解析］精原细胞的直径约 12μm，初级精母细胞直径约 18μm，次级精母细胞直径约 12μm，精子细胞直径约 8μm。所以生精细胞中体积最大的细胞是初级精母细胞。
13. B
［解析］精子的发生和精子的形成是两个概念，精子的发生是指精原细胞形成精子的过程，包括精原细胞的增殖，精母细胞的减数分裂和精子形成 3 个阶段。
14. E
［解析］附睾管上皮可以分泌十种与精子成熟有关的蛋白质和多肽，精子在附睾内停留 8～17 天，并经历一系列成熟变化才能获得运动能力，达到功能上成熟。
15. E
［解析］精子的头内主要有一个染色质高度浓缩的细胞核，核的前 2/3 有顶体覆盖。
16. B
［解析］精子的尾部由颈段、中段、主段和末段组成，颈段最短，主要由中心粒组成，中段由中心粒发出的微管构成鞭毛中心的轴丝，轴丝外有致密纤维和线粒体鞘，主段最长，轴丝外无线粒体鞘，有纤维鞘，末段短，仅有轴丝。
17. D
［解析］高尔基复合体形成顶体泡，逐渐增大，凹陷为双层帽状覆盖在核的头部，成为顶体。
18. C
［解析］每毫升精液含有 1 亿～2 亿个的精子，若每毫升的精子数低于 400 万个，可导致不育症。
19. D
［解析］精液是由精子和精浆组成，生殖管道和附属腺的分泌物共同构成精浆。

20. C

[解析] 生精小管近睾丸纵隔处变成短而直的直精小管，直精小管进入睾丸纵隔内分支吻合成网状的管道，即睾丸网。故连通生精小管和睾丸网的是直精小管。

21. D

[解析] 血-生精小管屏障由毛细血管内皮及其基膜、结缔组织、生精上皮基膜和支持细胞的紧密连接，而支持细胞紧密连接是其主要结构。

22. B

[解析] 睾丸间质细胞具有滑面内质网结构，能够分泌类固醇激素细胞。

23. C

[解析] 睾丸间质细胞的主要功能合成、分泌雄激素。

24. B

[解析] 睾丸网的上皮是单层立方，无生精细胞。

25. A

[解析] 黄体生成素促进睾丸间质细胞合成分泌雄激素。

26. D

[解析] 前列腺分泌部由单层立方、单层柱状及假复层柱状上皮交错构成。

27. C

[解析] 前列腺癌主要发生在腺的外带。

28. C

[解析] A 型精原细胞是生精细胞中的干细胞，分裂增殖形成 A 型精原细胞和 B 型精原细胞，B 型精原细胞经数次分裂，才增殖分化生成初级精母细胞，所以 A 型精原细胞到初级精母细胞没有发生减数分裂。

29. E

[解析] 雄激素是睾丸间质细胞分泌的。睾丸支持细胞合成分泌雄激素结合蛋白和抑制素。

30. A

[解析] 光镜下，支持细胞轮廓不清。

31. C

[解析] 次级精母细胞存在时间短，大约 6～8 小时，故在生精小管切面中不易见到。

32. D

[解析] 一个 A 型精原细胞分裂为一个 A 型精原细胞和一个 B 型精原细胞。

33. D

[解析] 精原细胞，46，XY。

34. C

[解析] A 型精原细胞数次分裂增殖形成 A 型精原细胞、B 型精原细胞，B 型精原细胞数次分裂后，分化初级精母细胞。

35. C

[解析] 第一次成熟分裂前期较长，大约持续 22 天。

36. E

[解析] 精子细胞不再进行分裂，而是进行复杂的形态变化，由圆形的精子细胞变成蝌蚪形的精子。

37. E

[解析] 尾巴的中段轴丝外包绕线粒体鞘，主段和末段轴丝无线粒体鞘包绕。

38. C

[解析] 中心粒迁移到细胞核的尾侧（顶体相对侧），发出轴丝。

39. E

[解析] 线粒体鞘为受精提供能量。

40. E

[解析] 同源细胞是同步发育，不同的同源细胞群是处于不同的发育时期。

41. E

[解析] 阴茎深动脉的分支螺旋动脉穿行于小梁中，与血窦通连。

42. A

[解析] 生精小管近睾丸纵隔处变成短而直的直精小管。

43. E

[解析] 管壁分三层：黏膜、肌层和外膜。

44. E

[解析] 前列腺癌主要发生在腺的外带。

45. C

[解析] 每毫升精液含有 1 亿～2 亿个的精子，若每毫升的精子数低于 400 万个，可导致不育症。

46. B

[解析] 存在于生精小管之间，细胞呈圆形或多边形，胞质嗜酸性，含有小脂滴的成群分布的是睾丸间质细胞。

47. B

[解析] 上皮基膜的外侧梭形的细胞是肌样细胞，肌样细胞的收缩有利于精子排出。

48. A

[解析] 紧贴基膜，圆形或卵圆形的是精原细胞。

49. D

[解析] 位于精原细胞近腔侧，圆形，体积较大的是初级精母细胞。

【B/型/题】

50. B　51. D　52. A

[解析] A. 睾丸间质细胞从青春期开始，在黄体生成素刺激下，分泌雄激素。B. 睾丸支持细胞在卵泡刺激素和雄激素的作用下，合成和分泌雄激素结合蛋白。C. 前

列腺腺泡上皮细胞分泌稀薄的乳白色液体，富含酸性磷酸酶和纤维蛋白溶酶，柠檬酸和锌等物质。D. 附睾管上皮细胞有旺盛的分泌功能，可分泌甘油磷酸胆碱和唾液酸等有机小分子。E. 直精小管上皮细胞是单层立方或矮柱状细胞，无生精细胞。

53. C　54. C　55. A　56. A

［解析］青春期前，生精小管管壁有支持细胞和精原细胞，青春期后，生精小管管壁不仅有支持细胞和精原细胞，还有其他各级生精细胞。相邻支持细胞侧面近基部的胞膜形成紧密连接。支持细胞的胞质内高尔基复合体发达，有丰富的粗面内质网、滑面内质网、线粒体、溶酶体和糖原颗粒，并有许多微管微丝。精原细胞胞质内除核糖体外，细胞器不发达。

【X/型/题】

57. BCE

［解析］精子细胞 DNA 含量 1n，精原细胞 2n，支持细胞 2n，初级精母细胞 4n，次级精母细胞 2n。

58. ABCDE

［解析］初级精母细胞由 B 型精原细胞发生数次分裂后分化而成，在生精细胞中体积最大，经过 DNA 复制后，DNA 由 2n 变成 4n，进行第一次减数分裂后，形成两个次级精母细胞。

59. ABCE

［解析］次级精母细胞由于存在时间短暂，故生精小管切片中不易看到。

60. BDE

［解析］精子细胞位于生精小管近腔侧，不再进行分裂，经过复杂的变态变成精子，精子细胞存在时间长，在切片中容易看见。它的染色体是体细胞的一半，核型为 23，X 或 23，Y。精子细胞是单倍体，DNA 为 1n。

61. ACDE

［解析］精子细胞经过复杂的变态，由圆形细胞逐渐变成蝌蚪状的精子，而不是经过分裂形成的。

62. ABD

［解析］高尔基复合体形成顶体泡，凹陷为双层帽状覆盖在核的头端的 2/3，成为顶体。内含多种水解酶。线粒体鞘为受精提供能量。

63. ADE

［解析］支持细胞呈不规则长锥体形，由于侧面镶嵌着各级生精细胞，故光镜下轮廓不清楚，细胞器丰富，高尔基复合体发达，有丰富的粗面内质网、滑面内质网、线粒体、溶酶体和糖原颗粒，并有许多微管微丝。

64. ABCDE

［解析］支持细胞对生精细胞起支持和营养作用，在卵泡刺激素和雄激素作用下，合成和分泌雄激素结合蛋白。支持细胞还分泌少量液体进入生精小管管腔，成为睾丸液。微丝微管的收缩可使不断成熟的生精细胞向腔面移动。精子成熟后脱落的残余胞质，被支持细胞吞噬和消化。

65. ABDE

［解析］睾丸间质细胞成群分布，呈圆形或多边形，细胞质嗜酸性，具有类固醇激素分泌细胞的超微结构：丰富的滑面内质网；线粒体多，其嵴呈管状，含较多脂滴，无分泌颗粒。

66. ABCDE

［解析］雄激素和雄激素结合蛋白结合，保证生精小管内有较高的雄激素水平，促进精子的发生。雄激素可启动和维持男性生殖器官发育，维持第二性征和性功能，与体内雌激素相抗。

二、名词解释

1. 位于睾丸小叶内，由生精上皮、基膜和基膜外的胶原纤维、肌样细胞构成。生精上皮由支持细胞和 5～8 层生精细胞构成。青春期后，生精上皮内有精原细胞、初级精母细胞、次级精母细胞、精子细胞和精子等不同发育阶段的生精细胞。生精小管是睾丸内精子发生的场所，支持细胞为生精细胞提供精子发生所需的微环境。
2. 在曲细精管内，与支持细胞共同形成曲细精管的生精上皮。它们镶嵌于支持细胞的侧面和腔面，从基底部至腔面依次为：精原细胞、初级精母细胞、次级精母细胞、精子细胞和精子。
3. 是指从精原细胞到形成精子的过程。精子发生包括三个阶段：①精原细胞分裂增殖，形成精母细胞；②精母细胞减数分裂，形成单倍体的精子细胞；③精子细胞变态形成精子。
4. 是指圆形的精子细胞不再分裂，经过复杂的变态转变为蝌蚪形精子的过程，主要包括：核染色质浓缩；从高尔基复合体形成顶体；中心粒形成精子尾部的运动结构轴丝；线粒体集中在精子的中段，形成线粒体鞘；多余的细胞质脱落。
5. 在精子发生过程中，一个精原细胞增殖分化所产生的各级生精细胞，细胞质并未完全分开，有胞质桥相连，形成同步发育的同源细胞群。胞质桥的存在有利于细胞间信息传递，保证同源生精细胞同步发育。

三、填空题

1. 精子；雄激素
2. 生精；支持；生精
3. 精原细胞；初级精母细胞；次级精母细胞；精子

细胞
4. 生精小管；雄激素
5. 生精小管；直精小管；睾丸网
6. 输出小管；附睾管
7. 假复层柱状上皮
8. 假复层纤毛柱状；主细胞；基细胞
9. 雄激素激活蛋白；抑制素

四、简答题

1. 形态：不规则的长锥形，从生精小管基底伸达腔面，侧面相嵌着各级生精细胞，核呈三角形或不规则形，色浅。电镜下可见大量粗面内质网和滑面内质网，高尔基复合体发达，线粒体和溶酶体等丰富。相邻细胞侧面近基部有紧密连接，将生精上皮分成基底室和近腔室两部分。

   功能：支持和营养作用；合成和分泌雄激素结合蛋白；分泌抑制素，调节内分泌；分泌少量液体参与形成精液；吞噬和清除精子形成过程中脱落的多余胞质；参与构成血－睾屏障，保护生精细胞的发育环境。

2. 形态结构：形似蝌蚪，分为头、尾两部。

   头部：略扁的椭圆形，有一个高度浓缩的核，核前有顶体覆盖。

   尾部：精子的运动装置，分为颈、中、主、末四段。构成尾部全长的轴心是轴丝，由 9+2 排列的微管组成。中段有线粒体鞘，主段最长，外周有纤维鞘。末段短，仅有轴丝。

   精子的发生过程：精原细胞（46，XY；4n）→初级精母细胞（第一次减数分裂）（46，XY；4n）→次级精母细胞（第二次减数分裂）（23，X/Y；2n）→精子细胞（精子形成）（23，X/Y；1n）→精子（23，X/Y；1n）

3. 又称 Leydig 细胞，常成群分布于间质的小血管周围；细胞较大，圆形或多边形，细胞核圆，胞质嗜酸性；电镜下，细胞具有丰富的滑面内质网、管状嵴的线粒体和较多的脂滴。间质细胞的功能是合成和分泌雄激素，以调控精子的发生，促进男性生殖器官的发育和分化，维持男性第二性征和性功能。间质细胞受腺垂体分泌的 LH 的调节。

4. 由睾丸间质的毛细血管基膜和内皮、薄层结缔组织、生精小管基膜、支持细胞间近基部的紧密连接组成。该屏障既可阻止血液内的某些有害物质进入生精小管，也可阻止生精小管内精子抗原物质逸出导致自身免疫反应，对维持生精小管内微环境稳定具有重要意义。

（谭小华）

第十九章　女性生殖系统

【同步习题】

一、选择题

【A/型/题】

1. 次级卵母细胞的第二次成熟分裂完成于
A. 排卵前，卵巢内　B. 受精前，卵巢外
C. 排卵时，输卵管内　D. 受精时，输卵管内
E. 受精时，子宫腔内

2. 分泌形成透明带的是
A. 卵泡细胞　B. 卵原细胞
C. 卵母细胞　D. 卵泡细胞和卵母细胞
E. 卵泡细胞和梭形细胞

3. 卵巢髓质的主要成分是
A. 卵泡　B. 许多血管
C. 许多淋巴管　D. 疏松结缔组织
E. 平滑肌

4. 黄体的形成是
A. 闭锁卵泡增殖分化　B. 生长卵泡退化
C. 间质腺增殖分化　D. 间质细胞增殖分化
E. 残留的卵泡壁增殖分化

5. 闭锁卵泡是指
A. 退化的卵泡　B. 退化的次级卵泡
C. 退化的成熟卵泡　D. 退化的初级卵泡
E. 退化的生长卵泡

6. 卵巢排卵时，子宫内膜处于
A. 月经期　B. 增生早期
C. 增生末期　D. 分泌早期
E. 分泌晚期

7. 月经的发生是由于
A. 雌激素急剧减少　B. 雌激素和孕激素急剧减少
C. 孕激素急剧减少　D. 雌激素急剧增加
E. 雌激素和孕激素急剧增加

8. 月经规则、周期为 28 天的妇女，如本月 12 日来月经，下次排卵最有可能是在
A. 本月 22 日　B. 本月 26 日
C. 下个月 2 日　D. 下个月 7 日
E. 下个月 10 日

9. 子宫颈管黏膜特点是
A. 无皱襞、表面被覆单层柱状上皮
B. 无皱襞、表面被覆复层鳞状上皮
C. 有皱襞、表面被覆单层柱状上皮
D. 有皱襞、表面被覆复层鳞状上皮
E. 以上都不是

10. 卵巢皮质的主要成分是
A. 卵泡　B. 卵泡细胞
C. 卵母细胞　D. 黄体
E. 白体

11. 正常妇女一生大约可排出卵子
A. 4 万个　B. 70 万个
C. 200 万个　D. 1000 个
E. 400 个

12. 排卵时，释放出
A. 成熟卵细胞
B. 成熟卵细胞和透明带
C. 成熟卵细胞和透明带、放射冠
D. 成熟卵细胞和透明带、放射冠、卵泡液
E. 以上均不是

13. 原始卵泡的卵泡细胞是
A. 复层扁平形　B. 复层柱状形
C. 单层扁平形　D. 单层立方形
E. 单层柱状形

14. 初级卵母细胞完成第一次成熟分裂是在
A. 原始卵泡阶段　B. 初级卵泡阶段
C. 排卵时　D. 排卵前 36～48 小时
E. 受精时

15. 生长卵泡包括
A. 原始卵泡和初级卵泡
B. 初级卵泡和次级卵泡
C. 次级卵泡和成熟卵泡
D. 原始卵泡至成熟卵泡
E. 除闭锁卵泡外的各级卵泡

16. 囊状卵泡包括
A. 原始卵泡和初级卵泡
B. 初级卵泡和次级卵泡
C. 次级卵泡和成熟卵泡
D. 除闭锁卵泡外的各级卵泡

E. 以上都不是

17. 生长卵泡内的卵母细胞处于
A. 第一次成熟分裂前期
B. 第二次成熟分裂中期
C. 第一次成熟分裂末期
D. 第二次成熟分裂末期
E. 两次成熟分裂间期

18. 成熟卵泡内的卵细胞是
A. 卵原细胞　B. 初级卵母细胞
C. 次级卵母细胞　D. 成熟卵细胞
E. 以上都不是

19. 放射冠是指
A. 紧贴透明带的一层柱状卵泡细胞
B. 形成卵丘的卵泡细胞
C. 卵泡腔周围的颗粒细胞
D. 卵泡膜内层细胞
E. 以上均不是

20. 卵泡膜细胞具有下列哪类细胞特征
A. 分泌蛋白质激素细胞
B. 分泌类固醇激素细胞
C. 吸收细胞
D. 感觉细胞
E. 收缩细胞

21. 卵巢的白体是
A. 排卵后组织修复而成
B. 排卵后组织塌陷而成
C. 卵泡闭锁后形成
D. 黄体退化而成
E. 间质细胞退化后形成

22. 卵泡闭锁发生在
A. 原始卵泡阶段　B. 初级卵泡阶段
C. 次级卵泡早期　D. 次级卵泡晚期
E. 以上都不是

23. 经期规则的妇女，月经第 4 天的卵巢内除原始卵泡外，还有
A. 生长卵泡、闭锁卵泡、白体
B. 生长卵泡、成熟卵泡、白体
C. 成熟卵泡、闭锁卵泡、黄体
D. 次级卵泡、闭锁卵泡、黄体
E. 初级卵泡、次级卵泡、黄体

24. 卵巢门细胞分泌
A. 雌激素　B. 孕激素
C. 雄激素　D. 黏液
E. 以上都不是

25. 卵巢间质腺来自
A. 结缔组织细胞　B. 黄体细胞
C. 卵泡细胞　D. 闭锁的次级卵泡膜细胞
E. 早期次级卵泡膜细胞

26. 月经周期中最需避孕的时期是
A. 第 5～7 天　B. 第 8～11 天
C. 第 12～16 天　D. 第 17～21 天
E. 第 22～26 天

27. 输卵管黏膜上皮是
A. 单层柱状　B. 单层立方
C. 假复层纤毛柱状　D. 变移上皮
E. 复层柱状

28. 输卵管黏膜皱襞高而分支多的部位是
A. 漏斗部　B. 壶腹部
C. 峡部　D. 子宫部
E. 子宫部和峡部

29. 输卵管肌层较薄的部位是
A. 峡部　B. 子宫部
C. 壶腹部　D. 漏斗部
E. 壶腹部和漏斗部

30. 月经终止前，向子宫内膜表面分裂增生进行修复的是
A. 基质细胞
B. 子宫腺残端细胞
C. 血管残端的内皮细胞
D. 子宫颈黏膜柱状上皮细胞
E. 前蜕膜细胞

31. 子宫内膜的上皮是
A. 复层柱状　B. 单层柱状
C. 单层立方　D. 变移上皮
E. 假复层纤毛柱状

32. 绝经后，乳腺组织萎缩退化是因为
A. 催乳激素水平下降
B. 催产激素水平下降
C. 雌激素、孕激素水平下降
D. 促性腺激素水平下降
E. 以上都不是

33. 活动期乳腺与静止期乳腺的主要区别是
A. 结缔组织减少　B. 脂肪组织增多
C. 血液供应丰富　D. 腺体发育，腺腔充满乳汁
E. 腺细胞变矮

34. 妊娠后期，乳汁中的初乳小体是
A. 脱落的腺细胞
B. 脱落的导管上皮细胞

C. 分泌抗体的浆细胞
D. 吞噬脂滴的巨噬细胞
E. 乳汁凝集块

35. 宫颈癌的好发部位是
A. 子宫颈内口
B. 子宫颈外口
C. 子宫颈单柱上皮处
D. 宫颈复鳞上皮处
E. 两种上皮交界处

36. 绝经期妇女易患阴道炎是因为
A. 表层细胞角化不完全
B. 阴道上皮脱落变薄
C. 雌激素量少，阴道分泌物呈碱性
D. 糖皮质激素量少，阴道分泌物呈碱性
E. 促性腺激素减少，阴道分泌物呈酸性

37. 活动期乳腺的分泌方式是
A. 顶浆分泌 B. 全浆分泌
C. 局部分泌 D. 顶浆与全浆分泌交替进行
E. 以上均不是

38. 月经周期第 21 天，子宫腺的形态结构特点是
A. 腺腔扩大呈锯齿状，腔内充满分泌物
B. 腺腔扩大呈锯齿状，腔内无分泌物
C. 腺腔狭小，腺细胞核下区糖原聚集
D. 腺腔扩大，腺细胞核上区糖原聚集
E. 腺腔扩大，腺细胞核下区糖原聚集

39. 子宫内膜增生早期，卵巢内开始发生的变化主要是
A. 原始卵泡形成 B. 黄体发育
C. 排卵完成 D. 卵泡发育
E. 黄体退化

40. 前蜕膜细胞胞质内含丰富的
A. 膜被颗粒 B. 粗面内质网
C. 内吞小泡 D. 糖原和脂滴
E. 滑面内质网

41. 关于次级卵泡的叙述，以下错误的是
A. 含初级卵母细胞
B. 卵泡细胞达六层以上
C. 出现卵泡腔
D. 透明带变薄或消失
E. 放射冠是柱状的卵泡细胞

42. 不能进行细胞分裂的生殖细胞是
A. 卵原细胞 B. 精原细胞
C. 初级精母细胞 D. 次级卵母细胞
E. 精子细胞

43. 关于子宫内膜的叙述，以下错误的是
A. 月经期浅层内膜剥脱
B. 基底层可增生补充形成新的功能层
C. 上皮由纤毛细胞和分泌细胞组成
D. 子宫腺和螺旋动脉有周期性改变
E. 基质细胞的形态结构无周期性变化

44. 关于卵巢的组织结构，以下错误的是
A. 表面覆盖单层扁平或立方上皮
B. 上皮下方有白膜
C. 结构无明显的年龄变化
D. 皮质厚，主要含卵泡
E. 髓质狭窄，为疏松结缔组织

45. 关于卵泡的发育，以下错误的是
A. 可分原始卵泡、生长卵泡、成熟卵泡三个阶段
B. 自青春期起，所有原始卵泡同步生长发育
C. 每 28 天通常只有一个卵泡成熟并排卵
D. 大多数卵泡退化闭锁
E. 卵泡退化可发生在发育的各阶段

46. 关于原始卵泡的叙述，以下错误的是
A. 卵母细胞可长期停留于分裂前期
B. 卵母细胞的核大而圆，着色浅，核仁明显
C. 卵细胞由胚胎期的卵黄囊迁移而来
D. 由初级卵母细胞和单层立方的卵泡细胞构成
E. 青春期在两侧卵巢内约有 4 万个

47. 关于初级卵泡的结构，以下错误的是
A. 含初级卵母细胞
B. 出现卵丘
C. 透明带形成
D. 形成考尔–爱克斯诺小体
E. 卵泡膜与卵泡细胞之间隔有基膜

48. 关于次级卵泡的结构，以下错误的是
A. 含次级卵母细胞
B. 出现卵丘
C. 透明周围出现放射冠
D. 考尔–爱克斯诺小体增多
E. 卵泡膜分化内外两层

49. 在生育期的卵巢切片中下列哪项少见
A. 原始卵泡 B. 生长卵泡
C. 成熟卵泡 D. 闭锁卵泡
E. 黄体

50. 关于排卵的主要条件，以下错误的是
A. 卵泡成熟
B. 垂体释放 LH 量骤增
C. 卵泡刺激素出现高峰
D. 雌激素水平较低

E. 卵泡液中透明质酸酶活性增强

51. 排卵与哪种激素无关
A. 促性腺激素释放激素
B. 黄体生成素
C. 卵泡刺激素
D. 雌激素和孕激素
E. 催产素

52. 关于成熟卵泡的结构，以下错误的是
A. 卵泡直径可达 20mm
B. 卵泡腔大
C. 卵泡细胞继续分裂增生
D. 卵泡突向卵巢表面
E. 卵周间隙可见第一极体

53. 关于黄体的组织结构，以下错误的是
A. 结缔组织形成支架
B. 毛细血管极少
C. 粒黄体细胞肥大，数量多，染色浅
D. 膜黄体细胞较小，数量少，染色深
E. 细胞均具有类固醇激素细胞特征

54. 关于月经周期的叙述，以下错误的是
A. 临床上，将月经来潮的第一天作为周期的开始
B. 不受 FSH 和 LH 的调节
C. 每 28 天左右发生一次子宫内膜剥脱和出血
D. 分增生期、分泌期和月经期
E. 青春期女性子宫内膜周期性变化明显

55. 关于输卵管黏膜的叙述，以下错误的是
A. 为单层柱状上皮，有许多纵行而分支的皱襞
B. 含纤毛细胞和分泌细胞，黏膜上皮为单层柱状
C. 纤毛向子宫方向摆动，漏斗部和壶腹部纤毛最多
D. 有的上皮细胞有分泌功能
E. 上皮无周期性变化

56. 子宫内膜不含哪种成分
A. 基质细胞　B. 单层柱状上皮
C. 黏液腺　D. 网状纤维
E. 螺旋动脉

57. 未妊娠的子宫内膜基质中不存在
A. 基质细胞
B. 分叶核白细胞
C. 内膜颗粒细胞
D. 蜕膜细胞
E. 淋巴细胞和巨噬细胞

58. 关于子宫内膜增生期的结构变化，以下错误的是
A. 上皮修复
B. 子宫腺增长，稍弯曲
C. 子宫腺腔内充满分泌物
D. 结缔组织增生
E. 螺旋动脉增长，弯曲

59. 关于月经期子宫内膜的结构变化，以下错误的是
A. 功能层剥脱出血 3～5 天
B. 基底层保留
C. 组织液大量丧失，组织萎缩
D. 子宫腺分泌停止，并全部脱落
E. 螺旋动脉持续收缩后扩张

60. 关于子宫颈黏膜的叙述，以下错误的是
A. 由单层柱状上皮和固有层组成
B. 上皮含分泌细胞、纤毛细胞及储备细胞
C. 黏液稀薄，有利于精子通过
D. 上皮细胞的活动受雌、孕激素调节
E. 黏膜亦有周期性脱落

61. 关于阴道黏膜的叙述，以下错误的是
A. 非角化型复层鳞状上皮
B. 上皮细胞能合成大量糖原
C. 环行皱襞多
D. 上皮细胞不断脱落，细胞形态有周期性改变
E. 固有层有黏液腺和静脉丛等

62. 关于阴道肌层的叙述，以下错误的是
A. 为平滑肌
B. 较薄弱，肌束呈螺旋状
C. 阴道外口处平滑肌增厚成括约肌
D. 肌束呈格子状交错
E. 肌束间弹性纤维

63. 关于阴道上皮的结构，以下错误的是
A. 非角化型复鳞上皮
B. 上皮细胞间无桥粒，细胞易脱落
C. 各层上皮细胞间有通道
D. 中间层上皮细胞核周有明显的新月区
E. 有周期性变化

64. 关于乳腺的一般结构，以下错误的是
A. 分为若干个小叶
B. 为复管泡状腺
C. 腺上皮为单层立方或柱状
D. 无肌上皮细胞
E. 输乳管为复层扁平上皮

65. 患者，女，22 岁。主诉：阴道接触性出血半年。患者平时月经正常，半年前同房后阴道少量出血，未到医院诊治。近期同房后阴道出血较前增多，白带中夹有血丝，但无腹痛，无尿频、尿急、尿痛，

无便秘、下肢水肿。入院就诊：发病以来无发热，无恶心，呕吐，二便正常，无体重减轻。患者既往体健，否认手术及外伤史。月经规则、量中等、未婚，16 岁开始性生活，有多个性伴侣，无生育史。患者全身除妇科情况外，未发现明显异常体征。患者宫颈为不规则菜花状，触及时出血明显，宫旁无增厚，子宫及双附件未见异常，盆腔未触及包块，提示宫颈病变，高度怀疑宫颈恶性肿瘤。请问宫颈肿瘤一般发生在哪个结构

A. 子宫颈单柱上皮处

B. 宫颈复鳞上皮处

C. 两种上皮交界处

D. 子宫颈内口

E. 子宫颈外口

66. 患者，女，24 岁，未婚，因“停经 4 月余，伴下腹痛 10 天余、肛门坠感，加剧 6 小时” 急入院。尿早孕阳性，血白细胞 13.6×10^9/L，红细胞 4.57×10^{12}/L，血红蛋白 136g/L，血小板 147×10^9/L，中性粒细胞比率 80.1%。彩色 B 超检查：子宫平位，大小约 77mm × 50mm × 37mm，实质回声稍均匀，内膜厚约 11mm，右附件区见一大小约 49mm × 42mm 无回声区，边界清，左附件区见范围约 53mm × 27mm 杂乱回声区，内见一大小约 11mm 似孕囊回声区，子宫直肠窝处见深约 11mm 液性暗区，腹腔内可见液性暗区，肝肾隐窝较深约 19mm，下腹腔较深约 23mm。疑似宫外孕。胚胎发育的正常场所是

A. 子宫　　B. 卵巢

C. 输卵管壶腹部　　D. 输卵管漏斗部

E. 输卵管峡部

67. 下图方框内是什么结构

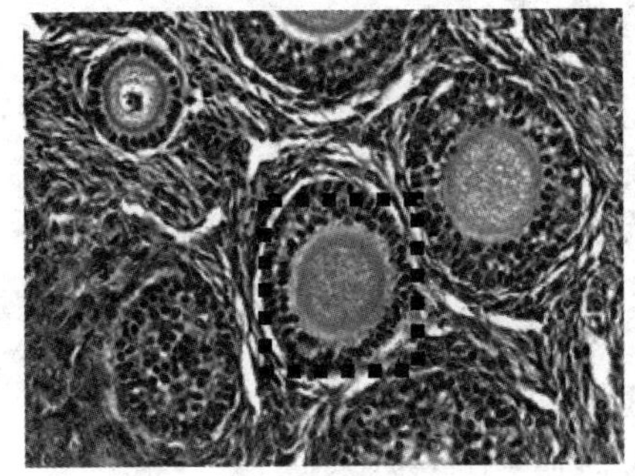

A. 原始卵泡　　B. 初级级卵泡

C. 次级卵泡　　D. 成熟卵泡

E. 闭锁卵泡

68. 下列方框内是什么结构

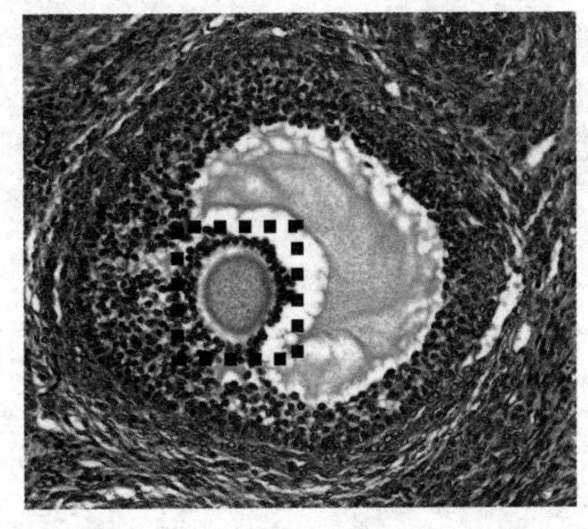

A. 透明带　　B. 放射冠

C. 卵丘　　D. 颗粒层

E. 卵泡膜

69. 下列方框内是什么结构

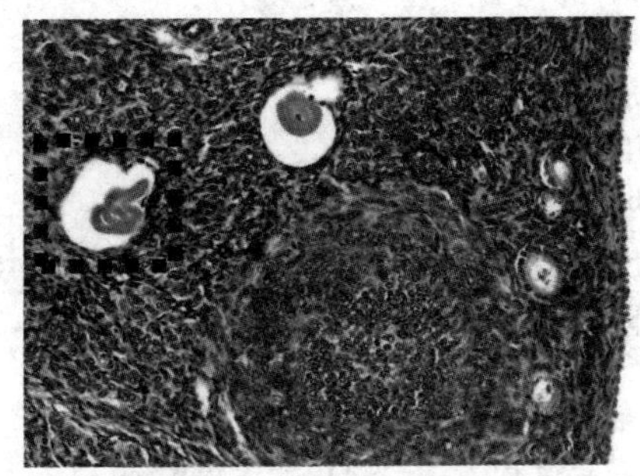

A. 原始卵泡　　B. 初级级卵泡

C. 次级卵泡　　D. 成熟卵泡

E. 闭锁卵泡

70. 下图子宫是处于什么时期

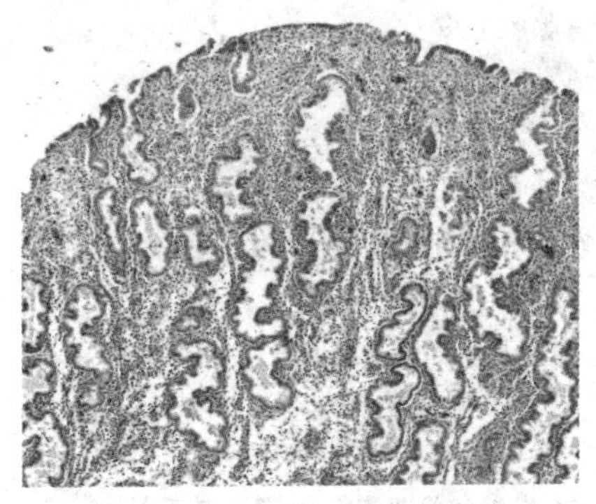

A. 月经早期　　B. 月经晚期

C. 增生早期　　D. 增生晚期

E. 分泌期

【B/型/题】

A. 雌激素　　B. 雄激素

C. 孕激素　　D. 松弛素

E. 以上均不是

71. 卵巢门细胞分泌
72. 卵泡膜的膜细胞合成
73. 子宫腺的腺细胞分泌

A. 单柱状上皮　B. 变移上皮
C. 单层立方上皮　D. 复层扁平上皮
E. 假复层纤毛柱状上皮

74. 膀胱黏膜上皮是
75. 子宫黏膜上皮是
76. 食管黏膜上皮是

A. 雌激素　B. 雄激素
C. 两者均分泌　D. 两者均不分泌

77. 卵巢膜黄体细胞分泌
78. 卵泡膜膜细胞分泌
79. 卵巢门细胞分泌
80. 卵巢间质腺分泌
81. 睾丸支持细胞分泌
82. 睾丸间质细胞分泌
83. 肾上腺网状带腺细胞分泌
84. 肾上腺束状带腺细胞分泌

A. 纤毛柱状细胞　B. 柱状分泌细胞
C. 两者均有　D. 两者均无

85. 子宫内膜上皮
86. 输卵管黏膜上皮
87. 子宫颈阴道部黏膜上皮
88. 妊娠期乳腺的腺上皮
89. 子宫腺腺上皮
90. 阴道黏膜上皮

【X/型/题】

91. 女性生殖器明显的年龄变化表现为
A. 10 岁前生长迟缓
B. 青春期开始月经形成
C. 13～18 岁发育成熟
D. 45～55 岁卵巢不排卵
E. 55 岁后卵巢退变，子宫内膜萎缩
92. 卵泡膜细胞的结构特征是
A. 粗面内质网丰富　B. 滑面内质网丰富
C. 线粒体嵴呈管状　D. 含分泌颗粒
E. 含脂滴
93. 下列哪些细胞分泌类固醇激素
A. 卵泡膜细胞　B. 黄体细胞
C. 卵巢门细胞　D. 卵巢间质腺细胞
E. 内膜颗粒细胞
94. 关于阴道黏膜上皮的叙述，以下正确的是
A. 为未角化的复层鳞状上皮
B. 具有周期性变化
C. 上皮细胞可合成糖原
D. 检查脱落细胞可了解卵巢内分泌功能
E. 阴道涂片检查是诊断生殖道肿瘤的方法之一
95. 幼儿期的卵巢内可见
A. 原始卵泡　B. 生长卵泡
C. 成熟卵泡　D. 闭锁卵泡
E. 黄体
96. 次级卵泡的结构特点是
A. 出现卵泡腔　B. 卵丘突向卵泡腔
C. 含次级卵母细胞　D. 卵泡细胞构成卵泡壁
E. 形成卵泡膜，并分内、外两层
97. 卵泡液是由
A. 卵母细胞分泌　B. 卵泡细胞分泌
C. 卵泡膜细胞分泌　D. 卵泡细胞和卵泡膜分泌
E. 卵泡膜血管渗出液
98. 性成熟期妇女的卵巢内可存在
A. 原始卵泡　B. 初级卵泡
C. 次级卵泡　D. 成熟卵泡
E. 闭锁卵泡
99. 原始卵泡的结构是
A. 位于皮质浅层，数量多
B. 中央为初级卵母细胞
C. 外层为单层扁平的卵泡细胞
D. 出现透明带
E. 卵泡细胞和卵母细胞之间有缝隙连接
100. 妊娠黄体可分泌
A. 雌激素　B. 雄激素
C. 孕激素　D. 松弛素
E. 催产素
101. 初级卵泡的结构是
A. 位于卵巢皮质
B. 卵泡细胞与卵母细胞之间有缝隙连接
C. 卵泡细胞为单层或多层
D. 卵泡细胞之间出腔隙
E. 有透明带和卵泡膜形成
102. 月经期排出物的成分有
A. 功能层的内膜碎片
B. 螺旋动脉溢出的血液
C. 基底层的组织
D. 子宫腺的分泌物
E. 小静脉血液

103. 女性分泌雌激素的细胞包括
A. 黄体细胞　　B. 肾上腺网状带细胞
C. 卵泡膜细胞　　D. 卵巢间质腺细胞
E. 子宫内膜基质细胞
104. 排卵时排出的成分包括
A. 次级卵母细胞　　B. 颗粒细胞
C. 透明带　　D. 放射冠
E. 卵泡液
105. 输卵管的特点包括
A. 黏膜形成高大而分支的纵行皱襞
B. 上皮由纤毛细胞和分泌细胞组成
C. 无黏膜下层
D. 上皮不受性激素的影响，无周期性变化
E. 上皮细胞分泌物参与输卵管液的形成
106. 阴道壁的结构特点为
A. 黏膜横行皱襞多
B. 为非角化型复层鳞状上皮
C. 固有层富含毛细血管和弹性纤维
D. 肌层平滑肌束呈螺旋状行走
E. 外膜为富含弹性纤维的致密结缔组织

二、名词解释
1. 卵泡
2. 生长卵泡
3. 卵泡膜
4. 排卵
5. 间质腺

三、填空题
1. 卵泡经历了四个阶段，包括：________、________、________和________。
2. 卵泡腔周边的卵泡细胞构成卵泡壁，称为________，卵泡周围的结缔组织内的基质细胞分化形成________。
3. 卵泡膜可分为内、外两层，内膜层含较多的________和________细胞；外膜层有环行排列的________和________。
4. 月经黄体维持________。妊娠黄体维持________。
5. 黄体主要由________细胞和________细胞组成。前者能分泌________。两种细胞还能协同分泌________。妊娠黄体还能分泌一种肽类激素即________。
6. 子宫内膜由________上皮和固有层组成。上皮细胞有两种：________和________。固有层有大量分化较低的________细胞。
7. 根据子宫内膜的结构和功能特点，内膜可分为两层，浅层为________，深层为________。
8. 子宫内膜的月经周期包括三个阶段________、________和________。
9. 子宫颈腺上皮为________上皮，由________细胞、________细胞和________细胞组成。
10. 卵巢皮质由不同发育阶段的________，________和________构成。
11. 阴道黏膜上皮为________上皮，输卵管黏膜形成许多纵行而分支的________，以________最发达，黏膜上皮为________，由________和________组成。

四、简答题
1. 简述初级卵泡的结构。
2. 简述次级卵泡的结构。
3. 简述黄体的形成和结构。
4. 简述输卵管黏膜的结构。
5. 简述卵巢的周期性变化。
6. 试述子宫内膜的一般结构。排卵后（未受精）第 12 天，子宫内膜的结构如何？

【参考答案及解析】

一、选择题

【A/型/题】

1. D
［解析］次级卵母细胞受精时，完成第二次减数分裂，产生一个成熟卵细胞和一个第二极体。输卵管的壶腹部是受精发生的部位。
2. D
［解析］卵泡细胞和初级卵母细胞共同分泌糖蛋白而形成透明带。
3. D
［解析］卵巢髓质比较小，由疏松结缔组织组成，含较多血管和淋巴管。
4. E
［解析］排卵后，残留于卵巢内的卵泡颗粒层和卵泡膜向卵泡腔塌陷，在黄体生成素的作用下，逐渐发育成黄体。
5. A
［解析］卵巢内的绝大多数卵泡不能发育成熟，它们在

发育的不同阶段发生退化，这些退化的卵泡就称为闭锁卵泡。

6. C

［解析］子宫增生期为月经周期的第 5～14 天，月经周期第 14 天左右，卵巢内通常有一个卵泡发育成熟并排卵，这时子宫内膜转入分泌期。故排卵时属于增生末期。

7. B

［解析］由于排出的卵未受精，卵巢内黄体退化，雌激素和孕激素水平骤然下降，引起螺旋动脉收缩，内膜缺血导致组织细胞坏死，继而螺旋动脉又突然短暂扩张，致使功能层血管破裂，与剥落的内膜一起经阴道排出，即发生月经。

8. B

［解析］正常排卵发生在月经周期的第 14 天，本月 12 日来月经，故本月 26 日可能发生排卵。

9. C

［解析］子宫颈管黏膜上皮为单层柱状，由少量纤毛细胞、较多分泌细胞及储备细胞构成。黏膜形成许多大而分支的皱襞。

10. A

［解析］卵巢皮质主要由不同发育阶段卵泡和卵泡间结缔组织构成的。

11. E

［解析］正常妇女一生两侧卵巢大约可排出卵子 400～500 个，其余卵泡均在不同阶段发生退化。

12. E

［解析］成熟卵泡破裂时，次级卵母细胞连同外周的透明带、放射冠与卵泡液一起，从卵巢中排出。

13. C

［解析］原始卵泡的中央是一个初级卵母细胞，周围是单层扁平的卵泡细胞。

14. D

［解析］在排卵前 36～48 小时，初级卵母细胞完成成第一次减数分裂，一个初级卵母细胞形成一个大的次级卵母细胞和一个很小的极体。

15. B

［解析］初级卵泡和次级卵泡合称为生长卵泡，

16. C

［解析］具有卵泡腔的卵泡称为囊状卵泡，次级卵泡和成熟卵泡均含有卵泡腔，所以囊状卵泡包括次级卵泡和成熟卵泡。

17. A

［解析］初级卵母细胞是在胚胎时期由卵原细胞分裂分化形成，并长期停滞在第一次减数分裂前期，直到排卵前才完成第一次减数分裂。

18. C

［解析］在排卵前 36～48 小时，初级卵母细胞完成第一次减数分裂，一个初级卵母细胞形成一个大的次级卵母细胞和一个很小的极体，故成熟卵泡内的卵细胞是次级卵母细胞。

19. A

［解析］紧靠透明带的一层高柱状细胞呈放射状排列，称放射冠。

20. B

［解析］卵泡膜细胞具有分泌类固醇激素细胞特征。

21. D

［解析］月经黄体或妊娠黄体最终都退化消失，逐渐被结缔组织代替，变成白色瘢痕，即白体。

22. E

［解析］闭锁卵泡从胎儿期已经开始，发生在卵泡的不同阶段，出生后一直持续整个生育期。

23. A

［解析］月经黄体维持半个月就会退化，而白体被吸收甚至消失需数月或数年。成熟卵泡出现在子宫增生期晚期，故经期第 4 天没有成熟卵泡和黄体，但存在生长卵泡、闭锁卵泡、白体。

24. C

［解析］卵巢门细胞结构类似睾丸间质细胞，分泌雄激素，若门细胞增生或发生肿瘤，患者可出现男性化特征。

25. D

［解析］卵巢间质腺的形成：次级卵泡和成熟卵泡闭锁时，卵母细胞凋亡消失，卵泡壁塌陷，膜细胞增大，胞质内充满脂滴，形似黄体细胞，并被结缔组织和血管分割成分散的细胞团索，该细胞团索称为间质腺。

26. C

［解析］正常排卵发生在月经周期的第 14 天左右。

27. A

［解析］输卵管黏膜上皮是由单层柱状上皮构成，由纤毛细胞和分泌细胞组成。

28. B

［解析］皱襞于壶腹部最发达，高而分支多，此处为受精发生的部位。

29. C

［解析］输卵管肌层为内环、外纵两层平滑肌，峡部最厚，漏斗部最薄。

30. B

［解析］在月经期末，基底层的子宫腺细胞开始增生，

向表面铺展，修复内膜上皮。

31. B

［解析］子宫内膜上皮是单层柱状上皮。

32. C

［解析］绝经后，由于体内雌激素和孕激素水平下降，所以乳腺萎缩退化，体积减小。

33. D

［解析］静止期的乳腺，导管和腺体均不发达，腺泡小而少。活动期乳腺在雌激素和孕激素的作用下，乳腺的小导管和腺泡迅速增生，腺泡增大，在妊娠后期，腺泡开始分泌。

34. D

［解析］初乳中还含有吞噬脂滴的巨噬细胞，称初乳小体。

35. E

［解析］子宫颈黏膜为单层柱状，子宫外口处，单层柱状上皮移行为复层扁平上皮，这两种上皮交界处是宫颈癌的好发部位。

36. C

［解析］绝经期，雌性激素水平下降，阴道上皮细胞内糖原减少，阴道液的 pH 值上升，使细菌容易生长繁殖，发生阴道感染。

37. A

［解析］在妊娠后期，在垂体分泌的催乳激素的作用下，腺泡开始分泌，乳腺为顶浆分泌腺。

38. A

［解析］月经第 21 天，子宫处于分泌期，腺腔扩大，糖原由腺细胞核下区转移到细胞核上区，并以顶浆分泌方式进入腺腔，腺腔内充满含有糖原等营养物质的黏稠液体。

39. D

［解析］增生早期主要是卵巢内若干卵泡开始生长发育，所以又称卵泡期。

40. D

［解析］在子宫分泌期，基质细胞继续分裂增殖，胞质内充满着糖原和脂滴，形成前蜕膜细胞。

41. D

［解析］透明带没有发生变化，它变薄或消失是在闭锁卵泡或胚泡植入前。

42. E

［解析］精子细胞不发生分裂，而是经过复杂的变态，由圆形逐渐转变成蝌蚪状精子。

43. E

［解析］基质细胞的形态结构随月经周期和妊娠的变化而增生与分化。在增生期，不断分裂增殖，产生大量纤维和基质。分泌期，基质细胞继续分裂增殖，胞质内充满糖原和脂滴，称为前蜕膜细胞，妊娠时，此细胞继续发育增大变为蜕膜细胞，如未妊娠，内膜功能层将脱落，经阴道排出，形成月经。

44. C

［解析］卵巢结构有明显的年龄变化。青春期前，卵巢表面光滑，新生儿两侧卵巢皮质中有 70～200 万个原始卵泡，7～9 岁约有 30 万个。青春期开始排卵后，表面逐渐凹凸不平，原始卵泡约 4 万个。40～50 岁时原始卵泡仅剩几百个，卵巢逐渐萎缩变小。

45. B

［解析］原始卵泡的发育没有同步生长发育。

46. D

［解析］原始卵泡由初级卵母细胞和单层扁平卵泡细胞。

47. B

［解析］卵丘是次级卵泡的结构。

48. A

［解析］次级卵母细胞出现在成熟卵泡中。

49. C

［解析］同一批次的次级卵泡，通常只有一个发育成熟，成熟卵泡一般在月经第 14 天左右发生排卵，所以成熟卵泡少见。

50. D

［解析］排卵是需要较高的雌激素水平。排卵前一周，卵泡分泌的雌激素急剧增多，血液中浓度增加，与此同时，血液中促卵泡生成素有所下降，但是雌激素浓度持续增加。排卵前一天，血液中雌激素浓度达到顶峰。

51. E

［解析］催产素与分娩有关，与排卵无关。

52. C

［解析］成熟卵泡的颗粒层卵泡细胞停止增殖。

53. B

［解析］黄体是一个体积较大富含血管的组织。

54. B

［解析］下丘脑 – 垂体 – 卵巢轴调节子宫内膜的周期性变化，主要通过卵泡刺激素和黄体生成素来调节。

55. E

［解析］输卵管黏膜上皮在卵巢激素的影响下，随月经周期而发生周期性变化。子宫内膜增生期时，上皮细胞变高，分泌细胞胞质内充满分泌颗粒；分泌期时，分泌细胞以顶浆分泌方式释放其分泌物，因而上皮细胞变低。

56. C

[解析] 子宫内膜由单层柱状上皮和固有层组成。固有层结缔组织发达，含有大量低分化的基质细胞、网状纤维、血管和子宫腺。不含黏液腺。

57. D

[解析] 蜕膜细胞是出现在妊娠的子宫内膜上。

58. C

[解析] 增生末期子宫腺才分泌，到了分泌期，腺腔内充满含有糖原等营养物质的黏稠液体。

59. D

[解析] 子宫内膜的基底层在月经和分娩时均不脱落，并有较强的增生能力和修复能力。月经期末，内膜基底层残留的子宫腺上皮就开始增生。

60. E

[解析] 子宫颈黏膜无周期性变化，但其分泌物的性质却随卵巢活动周期发生变化。

61. E

[解析] 阴道黏膜固有层由富含弹性纤维和血管的结缔组织构成，浅层较致密，深层较疏松。

62. C

[解析] 阴道外口处有骨骼肌构成的括约肌。

63. B

[解析] 阴道上皮较厚，为非角化的复层扁平上皮，浅层上皮细胞的脱落和新生与卵巢活动周期有密切关系。

64. D

[解析] 乳腺的腺腔很小，腺上皮与基膜之间有肌上皮细胞。

65. C

[解析] 子宫颈黏膜为单层柱状，子宫外口处，单层柱状上皮移行为复层扁平上皮，这两种上皮交界处是宫颈癌的好发部位。

66. A

[解析] 正常情况下，精子和卵子在输卵管壶腹部受精，然后植入子宫内膜中着床并发育成胎儿。如果炎症感染或其他因素引起输卵管内腔粘连、狭窄或闭锁，从而导致异位妊娠。

67. B

[解析] 初级卵泡的特点：卵泡细胞增生，由单层扁平变为立方或柱状，由单层变多层，并且出现透明带。

68. C

[解析] 随着卵泡液增多，卵泡腔增大，初级卵母细胞、透明带、放射冠及部分卵泡细胞突入卵泡腔内形成卵丘。

69. E

[解析] 闭锁卵泡的初级卵母细胞自溶消失，死亡的卵泡细胞或颗粒细胞被吞噬，透明带塌陷成不规则的嗜酸性环状物。

70. E

[解析] 分泌期子宫进一步变长、弯曲、腺腔扩大，腺腔内充满着含糖原等营养物质的黏稠物体。

【B/型/题】

71. B　72. B　73. E

[解析] 卵巢门细胞分泌的是雄激素，卵泡膜的膜细胞合成的也是雄激素，子宫腺的腺细胞分泌是含糖原等营养物质的黏稠液体。

74. B　75. A　76. D

[解析] 膀胱黏膜上皮是变移上皮，子宫黏膜上皮是单柱状上皮，食管黏膜上皮是复层扁平上皮。

77. A　78. B　79. B　80. A　81. D　82. B　83. C　84. D

[解析] 卵巢膜黄体细胞分泌雌激素。卵泡膜膜细胞、卵巢门细胞和睾丸间质细胞，三者均分泌雄激素。睾丸支持细胞在卵泡刺激素和雄激素的作用下，合成和分泌雄激素结合蛋白。肾上腺网状带腺细胞主要分泌雄激素，也分泌少量雌激素和糖皮质激素。肾上腺束状带腺细胞分泌糖皮质激素。

85. C　86. C　87. D　88. B　89. C　90. D

[解析] 子宫内膜上皮是单层柱状上皮，和输卵管黏膜上皮相似，由纤毛细胞和分泌细胞组成。子宫腺上皮也是单层柱状，主要是分泌细胞，纤毛细胞少。故这三者均有纤毛柱状细胞和柱状分泌细胞。子宫颈阴道部黏膜上皮和阴道黏膜上皮均由复层扁平上皮组成，没有纤毛柱状细胞和柱状分泌细胞。妊娠期乳腺的腺细胞呈高柱状，在妊娠后期，由于垂体分泌的催乳激素的作用，腺泡开始分泌，故妊娠期乳腺的腺上皮是柱状分泌细胞。

【X/型/题】

91. ABCE

[解析] 45～55 岁进入更年期，卵巢功能逐渐减弱，能够排卵，生殖器官逐渐萎缩，进入绝经期就不再排卵。

92. BCE

[解析] 卵泡膜细胞具有分泌类固醇激素细胞的结构特点：有丰富的滑面内质网、管状嵴的线粒体以及较多的脂滴。

93. ABCD

[解析] 类固醇激素是一类脂溶性激素，可分为肾上腺皮质激素和性激素。卵泡膜细胞具有分泌类固醇激素细胞的结构特点，分泌雄激素。黄体细胞包括颗粒黄

体细胞和膜黄体细胞，颗粒黄体细胞分泌孕激素，膜黄体细胞分泌雌激素。卵巢门细胞结构类似睾丸间质细胞，能够分泌雄激素。卵巢间质腺细胞能分泌雌激素。内膜颗粒细胞是将卵泡膜细胞分泌的雄激素在芳香化酶系的作用下转变为雌激素。

94. ABCDE

［解析］阴道黏膜上皮较厚，为非角化的复层扁平上皮。在卵巢分泌的雌激素作用下，上皮细胞内聚集大量的糖原。阴道上皮的脱落和新生与卵巢活动周期有密切关系，因而根据阴道脱落上皮细胞类型不同可推测卵巢的功能状态。阴道涂片检查是诊断生殖道肿瘤的方法之一。

95. ABD

［解析］从青春期开始，卵巢在脑垂体周期性分泌的促性腺激素的影响下，每隔 28 天左右有 15～20 个卵泡生长发育，通常只有 1 个优势卵泡发育成熟并排卵，其余卵泡在不同发育阶段退化为闭锁卵泡。故幼儿期的卵巢内可见原始卵泡、生长卵泡和闭锁卵泡，看不到成熟卵泡和黄体。

96. ABDE

［解析］次级卵泡的卵母细胞还是初级卵母细胞。

97. BE

［解析］卵泡液是由卵泡细胞分泌和血浆渗入而成。含脑垂体分泌的促性腺激素和卵巢分泌的雌激素及多种生物活性物质。

98. ABCDE

［解析］到了青春期，卵巢可见各种不同发育阶段的卵泡：原始卵泡、初级卵泡、次级卵泡、成熟卵泡和闭锁卵泡。

99. ABCE

［解析］透明带是从初级卵泡开始出现的。

100. ACD

［解析］妊娠黄体分泌大量的孕激素和雌激素，还分泌肽类的松弛素。

101. ABCE

［解析］卵泡细胞之间出腔隙的是次级卵泡。

102. ABDE

［解析］月经的形成：由于黄体退化，雌激素和孕激素含量骤然下降，引起子宫内膜功能层的螺旋动脉收缩，从而内膜缺血，功能层组织细胞发生萎缩坏死，继而螺旋动脉又突然短暂扩张，致使功能层的血管破裂，血液流出，并积聚在内膜浅层，最后和内膜一起排出。但是基底层在月经和分娩时均不脱落。

103. ABCD

［解析］黄体细胞分泌孕激素和雌激素，卵泡膜细胞分泌雄激素，卵巢间质腺细胞分泌雌激素。子宫内膜基质细胞随月经周期变化而增生与分化，不分泌雌激素。

104. ABCDE

［解析］从卵泡壁脱落的次级卵母细胞连同外源的透明带、放射冠、部分颗粒细胞与卵泡液一起从卵巢中排出到腹膜腔。

105. ABCE

［解析］输卵管黏膜上皮在卵巢激素的影响下随月经周期而发生周期性变化。

106. ABCDE

［解析］阴道黏膜向阴道腔内形成许多横行皱襞，上皮较厚，为未非角化型复层鳞状上皮。黏膜固有层由富含毛细血管和弹性纤维的结缔组织构成。肌层较薄，平滑肌束呈左、右螺旋状行走，其间的结缔组织富有弹性纤维。外膜为富含弹性纤维的致密结缔组织。

二、名词解释

1. 卵泡由卵母细胞和卵泡细胞组成，其生长过程分为原始卵泡、初级卵泡、次级卵泡和成熟卵泡，成熟后排卵。
2. 青春期在脑垂体促性腺激素的刺激下，卵巢中的原始卵泡生长发育成为生长卵泡。生长卵泡可分为初级卵泡和次级卵泡两个阶段。主要变化是卵母细胞增大，卵泡细胞增多，透明带、卵泡腔、卵丘、卵泡膜的形成。同时，生长卵泡分泌雌激素，刺激女性第二性征的发育，并引起某些女性生殖器官的周期性变化。
3. 在生长卵泡发育过程中，卵泡周围结缔组织内的基质细胞增生，并在卵泡周围聚集形成结缔组织膜样结构称卵泡膜。卵泡膜逐渐分为 2 层，内层含血管多，并有膜细胞；外层含纤维多，有平滑肌纤维。膜细胞可分泌雌激素。
4. 成熟卵泡破裂后，次级卵母细胞及其外面的透明带和放射冠与卵泡液一起从卵巢排出的过程。排卵大多发生在月经周期的第 14 天左右。
5. 次级卵泡和成熟卵泡退化时，卵泡壁塌陷，血管和结缔组织伸入其内，膜细胞增大，形成上皮样细胞，胞质中充满脂滴，并呈团索状分布，称为间质腺。间质腺能分泌雌激素。

三、填空题

1. 原始卵泡；初级卵泡；次级卵泡；成熟卵泡
2. 颗粒层；卵泡膜
3. 毛细血管；膜；平滑肌纤维；胶原纤维
4. 2 周；6 个月
5. 粒黄体；膜黄体；孕激素；雌激素；松弛素

6. 单层柱状；纤毛细胞；分泌细胞；基质
7. 功能层；基底层
8. 月经期；增生期；分泌期
9. 单层柱状；分泌；纤毛；储备
10. 卵泡；特殊结缔组织；黄体及白体
11. 复层扁平；皱襞；壶腹部；单层柱状；纤毛细胞；分泌细胞

四、简答题

1. 体积较原始卵泡大，随发育而不断增大，结构由简单到复杂。初级卵母细胞体积增大，卵泡细胞由单层扁平变为单层立方→柱状，进一步由单层变为多层，卵母细胞和卵泡细胞之间出现一层嗜酸性的透明带，卵母细胞和卵泡细胞的微小突起可穿过透明带相互接触。
2. 由初级卵泡发育形成，卵泡细胞数可增至6～12层，卵泡细胞间出现一个卵泡腔，腔内充满卵泡液。随卵泡液增多，卵泡增大，初级卵母细胞透明带、放射冠及部分卵泡细胞突入卵泡腔形成卵丘。卵泡周围的结缔组织增生分化形成卵泡膜，内层富含毛细血管和膜细胞，外层较致密。
3. 黄体的形成：排卵后，残留在卵巢内的卵泡壁的颗粒细胞和卵泡膜向腔内塌陷，颗粒细胞和卵泡膜细胞增殖分化形成一个大的内分泌细胞团，即黄体。

   黄体的结构：由粒黄体细胞和膜黄体细胞共同构成。粒黄体细胞多，体积大，染色浅，位于黄体中央，分泌孕激素。膜黄体细胞少，体积小，染色深，位于黄体周边，与粒黄体协同作用分泌雌激素。
4. 输卵管黏膜由单柱上皮和固有层构成。黏膜向肠腔内突出形成纵行有分支的皱襞。上皮由分泌细胞和纤毛细胞构成。分泌细胞的分泌物构成输卵管液。纤毛细胞的纤毛向子宫方向摆动。
5. 卵巢的周期性变化表现为周期性卵泡发育、排卵、黄体形成和黄体退化。

   卵泡发育：每个月经周期均有一群原始卵泡发育，卵泡发育历经原始卵泡、初级卵泡、次级卵泡和成熟卵泡四个阶段。正常时每个月经周期只有一个卵泡发育成熟。

   排卵：月经周期第14天，排卵前36～48小时，初级卵母细胞完成第一次成熟分裂，形成次级卵母细胞和第一极体（位于卵周隙），此时，成熟卵泡体积增大向卵巢表面突出破裂，次级卵母细胞从卵巢排出。

   黄体：排卵后黄体形成，如卵未受精，黄体维持两周退化，如受精，则发育至5～6个月后退化。
6. 一般结构：①上皮为单柱上皮，有纤毛细胞和分泌细胞两种。②固有层：结缔组织内基质细胞多，呈梭形或星形；子宫腺为单管腺，腺上皮似内膜上皮；血管丰富，浅层（功能层）分布的是弯曲的螺旋动脉及分支形成的毛细血管网、血窦；深层（基底层）小动脉则为直而短小的基底动脉。

   排卵后(未受精)第12天子宫内膜呈分泌晚期改变。①内膜增厚达5～7毫米。②子宫腺增长，高度扩张弯曲，腺腔充满分泌物；③螺旋动脉增长，更加弯曲；④固有层组织液增多（组织水肿）；⑤基质细胞增生肥大，胞质内充满糖原、脂滴。

（谭小华）

第二十章　胚胎学绪论

【同步习题】

一、选择题

【A/型/题】

1. 人胚胎在母体内平均经历
   A. 360 天　B. 180 天　C. 300 天　D. 280 天　E. 266 天
2. 按月经龄计算，人胚胎在母体内平均经历
   A. 360 天　B. 180 天　C. 300 天　D. 280 天　E. 266 天
3. 月经龄与受精龄相差的天数
   A. 28 天　B. 36 天　C. 14 天　D. 8 天　E. 5 天
4. 为什么临床上不采用受精龄计算胚胎龄
   A. 计算复杂　B. 难以判断受精时间　C. 计算不精确　D. 孕妇记忆不准　E. 易受情绪干扰
5. 胚期是指
   A. 第 1 周至第 2 周　B. 第 3 周至第 8 周　C. 第 9 周至第 38 周　D. 第 3 周至第 26 周　E. 第 12 周至第 28 周
6. 胚前期是指
   A. 第 1 周至第 2 周　B. 第 3 周至第 8 周　C. 第 9 周至第 38 周　D. 第 3 周至第 26 周　E. 第 12 周至第 28 周
7. 胎期是指
   A. 第 1 周至第 2 周　B. 第 3 周至第 8 周　C. 第 9 周至第 38 周　D. 第 3 周至第 26 周　E. 第 12 周至第 28 周
8. 描述胚胎学主要是
   A. 应用形态学研究方法
   B. 给予化学或物理等因素刺激
   C. 用分子生物学的理论和方法
   D. 通过人工方法介入早期生殖过程
   E. 关注先天性畸形
9. 胚胎学研究内容包括
   A. 新生儿发育　B. 婴儿发育　C. 幼儿发育　D. 生殖细胞的成熟　E. 青春期发育
10. 实验胚胎学起始于
    A. 显微镜的发明　B. 胚层学说　C. 缺损法与移植法　D. 重演学说　E. 分子生物学技术
11. 患者，女，31 岁。主诉：停经 41 天，少量阴道流血一天。
    患者停经 41 天，于一天前有少量阴道流血，无腹痛，未引起重视，一天来阴道流血无缓解，但量亦未增多，无组织块排出，来院就诊。发病以来，精神好，食欲佳，大小便无异常。平时身体健康，无妇科疾病史，月经规则，5/30 天；末次月经：2016－04－07（41 天前），量如平时，29 岁结婚，爱人体健，结婚后 2 个月有一次早孕人工流产史。未避孕半年。
    妇科检查子宫大小与停经月份相符；宫颈口闭，无组织堵塞，符合先兆流产表现。尿妊娠 HCG 试验：阳性。B 超宫腔内见孕囊，见胚芽，见胎心；孕囊周围见小的液性暗区，附件无异常发现。
    诊断为先兆流产。
    其胚胎发育时期属于
    A. 胚前期　B. 胚期　C. 胎期　D. 胎后期　E. 胚后期

【B/型/题】

A. 第 1 周至第 2 周　B. 第 3 周至第 8 周　C. 第 9 周至第 38 周　D. 第 3 周至第 26 周　E. 第 12 周至第 28 周

12. 胚期
13. 胎期

【X/型/题】

14. 胚胎学的研究内容包括
    A. 胎儿发育

B. 胚胎与输卵管的关系

C. 精子与卵子的特异性识别

D. 生殖细胞的分裂

E. 新生儿发育

二、名词解释

1. 胚期
2. 胎期
3. 月经龄
4. 受精龄
5. 描述胚胎学

三、填空题

1. 从 fertilized ovum 到胎儿发育成熟、娩出约需__________天。
2. 胚胎发育可分为三个时期，从 fertilization 到第 2 周末为__________期，从第 3 周到第 8 周为__________期，从第 9 周到第 38 周为__________期。

四、简答题

1. 胚胎发育分哪几个时期，并列出对应的时间（周）。
2. 简述胚胎学的研究内容。

【参考答案及解析】

一、选择题

【A/型/题】

1. E

［解析］按受精龄计算，也就是实际发育天数，人胚胎在母体中发育经历的天数平均为 266 天。

2. D

［解析］按月经龄计算，人胚胎在母体内平均经历的时间为 280 天。

3. C

［解析］从来月经那一天开始到排卵，时间相差 14 天，故相差 14 天。

4. B

［解析］因为人类属于隐秘性排卵，难以判断受精时间。

5. B

［解析］胚胎发育分 3 个时期，第 1 周至 2 周为胚前期，第 3 周至 8 周为胚期，第 9 周至 38 周为胎期，故胚期是指第 3 周至第 8 周。

6. A

［解析］胚胎发育分 3 个时期，第 1 周至 2 周为胚前期，第 3 周至 8 周为胚期，第 9 周至 38 周为胎期，故胚前期是指第 1 周至第 2 周。

7. C

［解析］胚胎发育分 3 个时期，第 1～2 周为胚前期，第 3～8 周为胚期，第 9～38 周为胎期，故胎期是指第 9 周至第 38 周。

8. A

［解析］描述胚胎学主要应用形态学研究方法研究胚胎发育过程中形态发生、形态演变及其演变规律，是胚胎学的基础内容。

9. D

［解析］胚胎学主要研究的内容包括生殖细胞的发生、受精、胚胎发育过程与规律、发育机制、胚胎与母体的关系、先天性畸形等。生殖细胞的成熟属于生殖细胞的发生。

10. D

［解析］斯佩曼通过移植的视杯可导致体表外胚层形成晶状体等提出了诱导学说。在这些实验与理论的基础上，实验胚胎学逐渐发展起来，斯佩曼也因此于 1935 年荣获诺贝尔生理学或医学奖。早于斯佩曼，W Roux（卢科斯）首先利用缺损法，即杀死一个卵裂球，观察另一个卵裂球的发育，研究胚胎两个细胞差别，开创了实验胚胎学。

11. B

［解析］月经龄是 46 天（停经 41 天+月经 5 天，停经前 5 天为末次月经第一天）。受精龄为 32 天（46－14=32）。胚前期时间是受精后 0～14 天，胚期 15～56 天，胎期为 57～266 天。故受精龄 32 天属于胚期。

【B/型/题】

12. B　13. C

［解析］胚胎发育分 3 个时期，第 1 周至 2 周为胚前期，第 3 周至 8 周为胚期，第 9 周至 38 周为胎期。

【X/型/题】

14. ABCD

［解析］胚胎学主要研究的内容包括生殖细胞的发生、受精、胚胎发育过程与规律、发育机理、胚胎与母体的关系、先天性畸形等。而新生儿为已经娩出的胎儿。

二、名词解释

1. 胚胎发育的第 3 周至第 8 周。

2. 胚胎发育的第9周至第38周。
3. 即从孕妇末次月经的第1天算起，至胎儿娩出共约40周（280天）。产科医生为了便于推算预产期，通常采用月经龄。由于妇女月经周期可受环境变化等因素的影响，故胚胎龄的推算难免有误差。
4. 即从受精之日算起，受精一般发生在月经第1天之后的第14天左右，故从受精到胎儿娩出约38周（266天），是实际的胎龄，是胚胎学者常采用的推算方法。
5. 要应用形态学研究方法研究胚胎发育过程中形态发生、形态演变及其演变规律，是胚胎学的基础内容。

三、填空题

1. 266
2. 胚前；胚；胎

四、简答题

1. 胚胎发育分3个时期，第1～2周为胚前期，第3～8周为胚期，第9～38周为胎期，故胎期是指第9周至第38周。
2. 胚胎学主要研究的内容包括生殖细胞的发生、受精、胚胎发育过程与规律、发育机制、胚胎与母体的关系、先天性畸形等。

（伍赶球）

第二十一章　胚胎学总论

【同步习题】

一、选择题

【A/型/题】

1. 受精时，精子能穿越透明带是由于
A. 平滑肌收缩　　B. 顶体酶的释放
C. 透明带反应　　D. 卵细胞皮质颗粒释放
E. 放射冠的诱导

2. 卵受精后产生男婴精子的染色体组型是
A. 22，Y　　B. 22，X
C. 23，Y　　D. 23，X
E. 46，Y

3. 受精后第 8 天
A. 已部分植入　　B. 在输卵管壶腹部
C. 包裹着透明带　　D. 为实心的细胞团
E. 含雌原核

4. 宫外孕常见的部位是
A. 卵巢　　B. 腹腔
C. 肠系膜　　D. 输卵管
E. 阴道

5. 人胚发育时，透明带消失发生在
A. 二细胞期　　B. 桑葚胚期
C. 胚泡期　　D. 二胚层期
E. 体节形成期

6. 胚泡的组成是
A. 滋养层、内细胞群、胚外体腔
B. 滋养层、胚泡腔、内细胞群
C. 胚盘、胚泡腔、内细胞群
D. 内细胞群、胚泡腔、绒毛膜
E. 滋养层、内细胞群、羊膜腔

7. 羊膜腔的发育是在
A. 滋养层与胚外中胚层之间
B. 内细胞群之内
C. 内细胞群与滋养层之间
D. 胚外中胚层之内
E. 上胚层细胞之间

8. 原条出现于胚胎发育的
A. 第 1 周　　B. 第 2 周
C. 第 3 周　　D. 第 5 周
E. 第 7 周

9. 胚内中胚层是由
A. 体节形成的　　B. 脊索形成的
C. 滋养层形成的　　D. 原条形成的
E. 绒毛膜形成的

10. 胚内中胚层在何处与胚外中胚层续连
A. 体蒂周围　　B. 脊索两侧
C. 胚盘边缘　　D. 原条前端
E. 口咽膜上下

11. 体蒂属于
A. 外胚层　　B. 内胚层
C. 胚内中胚层　　D. 滋养层
E. 胚外中胚层

12. 绒毛膜的组成是
A. 合体滋养层、细胞滋养层和羊膜
B. 合体滋养层、细胞滋养层和胚外中胚层
C. 合体滋养层、细胞滋养层和胚外体腔
D. 合体滋养层、细胞滋养层和胚内中胚层
E. 合体滋养层、细胞滋养层和外胚层

13. 二胚层胚盘形成的时间是在
A. 胚泡时期　　B. 植入过程
C. 侧褶过程　　D. 口咽膜形成时
E. 顶体反应时

14. 能诱导神经管发生的结构是
A. 原条　　B. 原结
C. 原凹　　D. 脊索
E. 体节

15. 胎膜包括
A. 羊膜、卵黄囊、尿囊、胎盘膜、绒毛膜
B. 羊膜、卵黄囊、脐带、绒毛膜、胎盘
C. 羊膜、卵黄囊、脐带、绒毛膜、尿囊
D. 羊膜、卵黄囊、尿囊、绒毛膜、胎盘隔
E. 羊膜、卵黄囊、绒毛膜、口咽膜、泄殖腔膜

16. 人胚初具人形的时间是
A. 第 2 周　　B. 第 4 周
C. 第 8 周　　D. 第 10 周
E. 第 3 月

17. 口咽膜的组成是
A. 外胚层和中胚层
B. 内胚层和中胚层
C. 外胚层、中胚层和内胚层
D. 外胚层与内胚层
E. 胚外中胚层与胚内中胚层
18. 第 4 周，胚胎发生卷折主要是由下列哪种结构迅速生长所引起的
A. 神经管 B. 胚盘边缘
C. 卵黄囊 D. 羊膜腔
E. 原始消化管
19. 胎盘的组成是
A. 丛密绒毛膜和包蜕膜
B. 丛密绒毛膜和基蜕膜
C. 丛密绒毛膜和壁蜕膜
D. 胎盘膜和胎盘隔
E. 平滑绒毛膜和壁蜕膜
20. 胎盘分泌激素的重要部位是
A. 合体滋养层 B. 细胞滋养层
C. 胚外中胚层 D. 胎盘隔
E. 基蜕膜
21. 出生时剪断脐带，从脐带流出的血液是
A. 胎儿和母体的动、静脉血
B. 母体的动、静脉血
C. 胎儿的静脉血和母体的动脉血
D. 胎儿的动脉血和母体的动脉血
E. 胎儿的动、静脉血
22. 人体的原基是
A. 二胚层胚盘 B. 体蒂
C. 受精卵 D. 脊索
E. 原条
23. 胚外中胚层最先出现在
A. 羊膜腔内 B. 内胚层与外胚层之间
C. 滋养层之间 D. 胚泡腔内
E. 绒毛间隙
24. 受精后第二周，羊膜腔与卵黄囊之间的结构为
A. 绒毛膜 B. 胚盘
C. 体蒂 D. 胚外中胚层
E. 脊索
25. 泄殖腔膜的组成是
A. 外胚层和中胚层
B. 内胚层和中胚层
C. 外胚层、中胚层和内胚层
D. 外胚层与内胚层
E. 胚外中胚层与胚内中胚层
26. 若原条细胞残留，可引起
A. 畸胎瘤 B. 脊柱裂
C. 脑积水 D. 脊髓裂
E. 双子宫
27. 胚内中胚层开始形成的时间是
A. 第 1 周 B. 第 2 周
C. 第 3 周 D. 第 5 周
E. 第 7 周
28. 间充质开始形成的时间是
A. 第 1 周 B. 第 2 周
C. 第 3 周 D. 第 5 周
E. 第 7 周
29. 最初形成的间充质来源于
A. 原条 B. 内胚层
C. 口咽膜 D. 体蒂
E. 神经褶
30. 哪项出现较晚
A. 体蒂 B. 羊膜腔
C. 卵黄囊 D. 胚内中胚层
E. 胚外中胚层
31. 判断第三周人胚的头尾，可根据
A. 颜面部的眼、耳 B. 额鼻隆起
C. 原条 D. 神经管
E. 外生殖器
32. 扁平形胚盘渐变为圆柱形胚体的时间是
A. 第 2 周～第 4 周 B. 第 4 周～第 8 周
C. 第 8 周～第 12 周 D. 第 12 周～第 16 周
E. 第 16 周～第 20 周
33. 原始脐带的形成与哪项同步
A. 原条出现 B. 内细胞群出现
C. 胚盘形成 D. 胚体形成
E. 脊索形成
34. 下列哪项参与原始脐带的构成
A. 原条 B. 内细胞群
C. 胚盘 D. 羊膜
E. 脊索
35. 内胚层卷折到胚体内形成
A. 神经管 B. 原条
C. 原始消化管 D. 原始脐带
E. 胚内体腔
36. 神经褶是
A. 神经沟两侧的隆起
B. 神经管背外侧的细胞索

C. 脊索背侧的神经板
D. 原结头端的细胞索
E. 原沟两侧的隆起

37. 神经嵴是
A. 神经沟两侧的隆起
B. 神经管背外侧的细胞索
C. 脊索背侧的神经板
D. 原结头端的细胞索
E. 原沟两侧的隆起

38. 下列哪项最先出现
A. 神经板　B. 神经沟
C. 神经褶　D. 神经管
E. 神经嵴

39. 下列哪项最后出现
A. 神经板　B. 神经沟
C. 神经褶　D. 神经管
E. 神经嵴

40. 下列哪项由神经管分化而来
A. 中枢神经系统、视网膜和神经垂体等
B. 周围神经系统和肾上腺髓质等
C. 内耳迷路、腺垂体和晶状体等
D. 脊柱、脊髓及其周围的骨骼肌等
E. 植物神经系统和感觉神经末梢等

41. 下列哪项由神经嵴分化而来
A. 中枢神经系统、视网膜和神经垂体等
B. 周围神经系统和肾上腺髓质等
C. 内耳迷路、腺垂体和晶状体等
D. 脊柱、脊髓及其周围的骨骼肌等
E. 自主神经系统和感觉神经末梢等

42. 皮肤的表皮来源于
A. 外胚层　B. 胚外中胚层
C. 胚内中胚层　D. 滋养层
E. 内胚层

43. 神经系统来源于
A. 外胚层　B. 胚外中胚层
C. 胚内中胚层　D. 滋养层
E. 内胚层

44. 泌尿生殖系统的主要器官来源于
A. 间介中胚层　B. 胚外中胚层
C. 轴旁中胚层　D. 侧中胚层
E. 轴旁中胚层和胚外中胚层

45. 血管、结缔组织、肌组织等来源于
A. 泄殖腔膜　B. 胚外中胚层
C. 内胚层　D. 外胚层
E. 间充质

46. 大部分中轴骨骼及其骨骼肌来源于
A. 间介中胚层　B. 胚外中胚层
C. 轴旁中胚层　D. 侧中胚层
E. 间充质

47. 侧中胚层可分化为
A. 心脏　B. 皮肤
C. 口腔　D. 肛门
E. 消化腺

48. 消化和呼吸系统的肌组织来源于
A. 间介中胚层　B. 胚外中胚层
C. 轴旁中胚层　D. 侧中胚层
E. 间充质

49. 喉、气管和肺的上皮来源于
A. 外胚层　B. 胚外中胚层
C. 胚内中胚层　D. 滋养层
E. 内胚层

50. 甲状腺、甲状旁腺、胸腺的上皮来源于
A. 外胚层　B. 胚外中胚层
C. 胚内中胚层　D. 滋养层
E. 内胚层

51. 体节由何分化而来
A. 外胚层　B. 胚外中胚层
C. 胚内中胚层　D. 滋养层
E. 内胚层

52. 胚内原始体腔在
A. 内、外胚层之间
B. 间介中胚层内
C. 体壁、脏壁中胚层之间
D. 口咽膜与泄殖腔膜之间
E. 胚外中胚层内

53. 下列哪项内可见血管
A. 二胚层胚盘　B. 初级绒毛干
C. 次级绒毛干　D. 三级绒毛干
E. 口咽膜

54. 绒毛间隙内充满
A. 胎血　B. 母血
C. 绒毛　D. 蜕膜
E. 组织液

55. 绒毛膜与基蜕膜牢固连接的是
A. 合体滋养层
B. 胚外中胚层的壁层
C. 胚外中胚层的脏层
D. 细胞滋养层壳

E. 绒毛间隙

56. 与母血接触的是
A. 细胞滋养层
B. 合体滋养层
C. 胚外中胚层
D. 绒毛内的毛细血管内皮细胞
E. 内胚层

57. 脐血管来源于
A. 卵黄囊　B. 尿囊
C. 绒毛膜　D. 基蜕膜
E. 体蒂

58. 人类的造血干细胞和原始生殖细胞来源于
A. 尿囊　B. 绒毛膜
C. 骨髓　D. 胚外中胚层
E. 卵黄囊

59. 羊水内含有
A. 胎儿脱落上皮细胞
B. 胎盘隔脱落细胞
C. 母体红细胞
D. 胎儿红细胞
E. 脐血

60. 分隔母血与胎血的结构是
A. 胚盘　B. 胎盘
C. 胎盘隔　D. 胎盘膜
E. 羊膜

61. 绒毛膜促性腺激素来源于
A. 尿囊　B. 胎盘
C. 胚盘　D. 体节
E. 卵黄囊

62. 下列哪项不是由胚内中胚层发育而来的
A. 体节　B. 脊索
C. 间充质　D. 骨骼
E. 原条

63. 关于单卵双胎的叙述，以下错误的是
A. 双精受精所致　B. 性别相同
C. 血型相同　D. 共一个绒毛膜囊
E. 器官互移植不被排斥

64. 关于胚盘的叙述，以下错误的是
A. 第二周由两胚层构成
B. 第三周由三胚层构成
C. 位于羊膜腔和卵黄囊之间
D. 经体蒂与绒毛膜相连
E. 将发育成胚胎所有组织、器官和胎盘的胎儿部分

65. 关于胎盘形态的描述，以下错误的是
A. 呈圆盘状，中央厚，边缘薄
B. 直径约 15～20 厘米，厚 2～4 厘米
C. 平均重量 500 克
D. 胎儿面和母体面不易区分
E. 与脐带相连

66. 对胎盘功能的描述，以下错误的是
A. 是胎儿和母体进行物质交换的场所
B. 物质交换必须通过胎盘屏障
C. 营养物质由脐动脉输入胎儿体内
D. 能分泌多种性激素
E. 游离绒毛浸泡在母血中

67. 下列哪项难以通过胎盘屏障
A. 风疹病毒　B. 四环素
C. IgG 抗体　D. 维生素
E. 红细胞

68. 下列哪项不是由受精卵发育而来的
A. 丛密绒毛膜　B. 鳃膜
C. 胎盘膜　D. 胎盘隔
E. 羊膜

69. 下列哪项不是胎盘膜的结构
A. 合体滋养层
B. 细胞滋养层及其基膜
C. 毛细血管内皮及其基膜
D. 羊膜及其基膜
E. 薄层结缔组织

70. 致畸敏感期通常为
A. 第 1～2 周　B. 第 3～8 周
C. 第 9～38 周　D. 第 9～28 周
E. 第 6～12 周

71. 有人说看了猴子耍把戏，也有人说看了别人盖新房等等就会生个无脑儿。有可能吗
A. 有可能，环境因素
B. 有可能，染色体畸变
C. 有可能，基因突变
D. 有可能，心理因素
E. 没有可能

72. 属于先天性畸形的第一级预防措施是
A. 服用叶酸预防无脑儿
B. 做 B 超检查
C. 做胎儿镜检查
D. 唇裂修复术
E. 宫内手术

73. 属于先天性畸形的第二级预防措施是
A. 服用叶酸预防无脑儿

B. 做B超检查
C. 戒烟戒酒
D. 新生儿唇裂修复术
E. 聋哑儿的教养

74. 李女士顺产一名女婴，但检查发现，婴儿面部发育不健全，婴儿大部分颅骨缺失，后脑塌陷，只有少量脑组织，双眼突出，鼻大而宽，舌大，没有颈部，像一只蛤蟆。各项生命体征较差，不能存活。产妇及其家属只好放弃治疗，把孩子抱回了家。到家后不久，孩子就离开了这个世界。诊断：多发畸形（无脑儿、唇裂）。请问无脑儿发生的原因是
A. 绒毛膜病变　　B. 后神经孔未闭
C. 前神经孔未闭　　D. 卵圆孔未闭
E. 口咽膜过早破裂

75. 患者，女，29岁，已婚，就诊日期：2015年10月27日。主诉：胎停育2次，IVF－ET（体外受精－胚胎移植）术后28天。请问此时的胚可见如下哪项
A. 胚泡腔　　B. 体节
C. 神经板　　D. 初具人形
E. 原条

76. 患者，女，19岁，停经40余天，用早早孕试纸自测怀孕，不规则少量出血15天，未见胚芽组织流出。B超检查所见，患者子宫大小101mm×72mm×47mm，肌层回声均匀。宫腔内未见胎囊结构，可见72mm×82mm×27mm低回声区，内可见密集小囊性无回声区。经可视清宫，清理出来的东西可以看到水泡结构。诊断：葡萄胎。请问葡萄胎是下列哪项病变所致
A. 胚外中胚层　　B. 外胚层
C. 内胚层　　D. 滋养层
E. 原条

77. 患者，女性，28岁，因“停经26周，发现胎死宫内1+d”入院。超声提示：宫内死胎，胎儿水肿变性，羊水过多，胎儿骶尾部区域占位，考虑为畸胎瘤。请问畸胎瘤因下列哪项病变所致
A. 间介中胚层　　B. 外胚层
C. 原条　　D. 滋养层
E. 体节

78. 患者，女，27岁，孕2产1，因妊娠7月余发现腹部过度肿大而来就诊。超声检查显示，羊水量过多，最大深度约115mm，子宫内可见一个胎头环，双顶径76mm，口鼻面部无异常，两条脊柱呈八字形，2个心脏，胎心率分别为150次/分，148次/分。4只手臂，4条腿，诊断：联体双胎畸形。其原因是
A. 原条分离不全
B. 脊索分离不全
C. 内、外胚层过于靠近
D. 滋养层与胚盘粘连
E. 脐带偏位

79. 下图为胚泡，箭头所指是

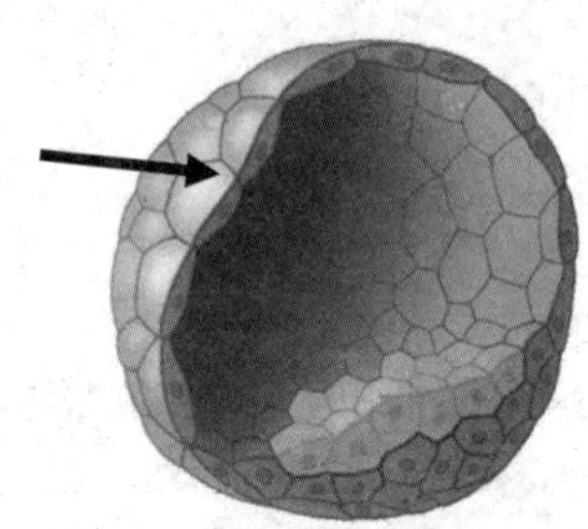

A. 滋养层　　B. 绒毛膜
C. 胚外中胚层　　D. 合体滋养层
E. 细胞滋养层

80. 下图为胚泡，箭头所指是

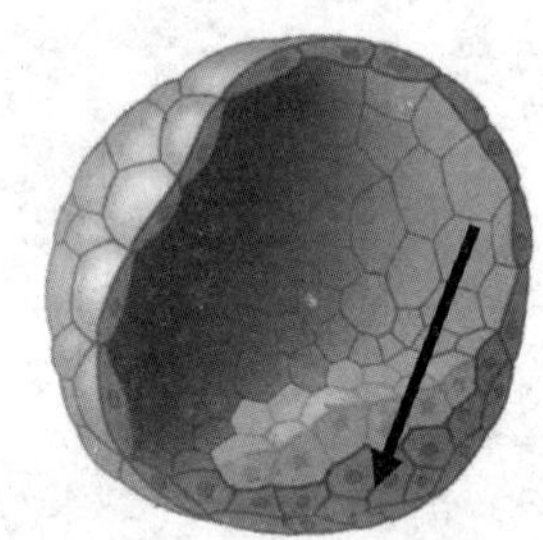

A. 滋养层　　B. 绒毛膜
C. 内细胞群　　D. 合体滋养层
E. 细胞滋养层

81. 示胎盘与子宫壁的关系，请问箭头所指是

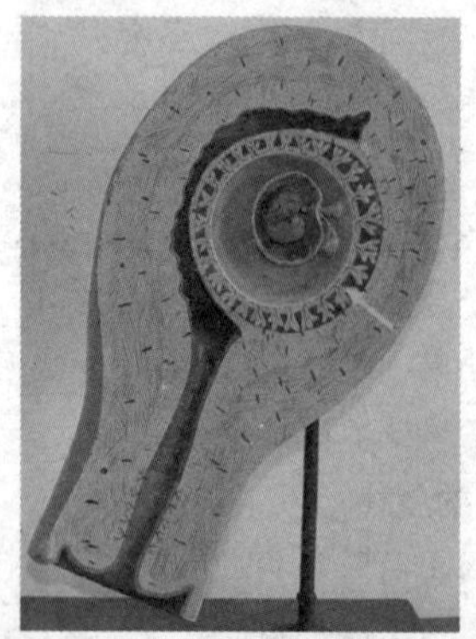

A. 丛密绒毛膜　　B. 平滑绒毛膜
C. 包蜕膜　　D. 壁蜕膜
E. 胎盘膜

82. 示胎盘与子宫壁的关系，请问箭头所指是

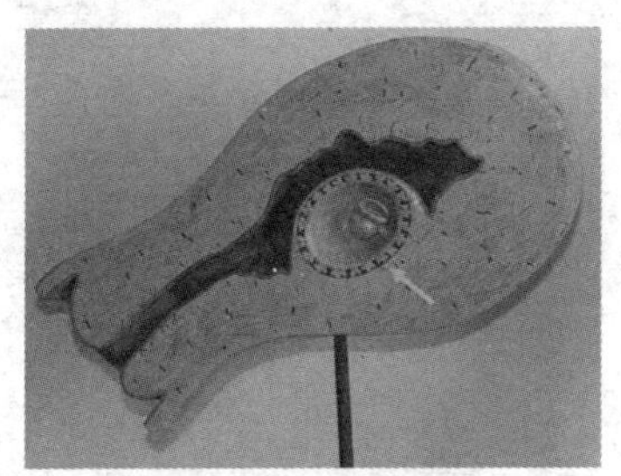

A. 壁蜕膜　　B. 包蜕膜
C. 底蜕膜　　D. 胎盘膜
E. 绒毛膜

83. 第 3 周初，胚盘的形成模型，请问箭头所指是

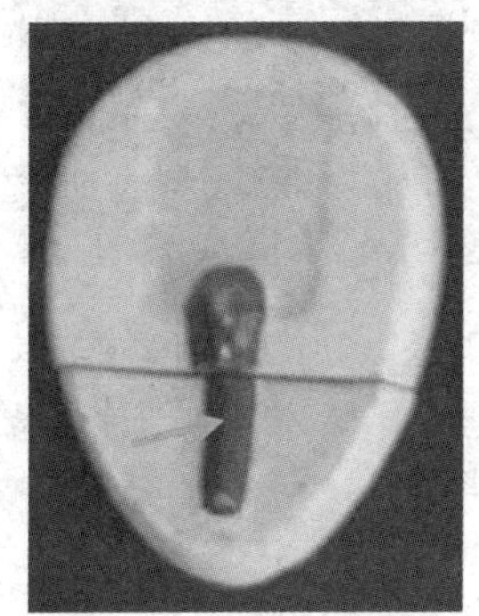

A. 原条　　B. 神经管
C. 脊索　　D. 动脉
E. 体蒂

84. 第三周胚盘的形成模型，请问箭头所指是

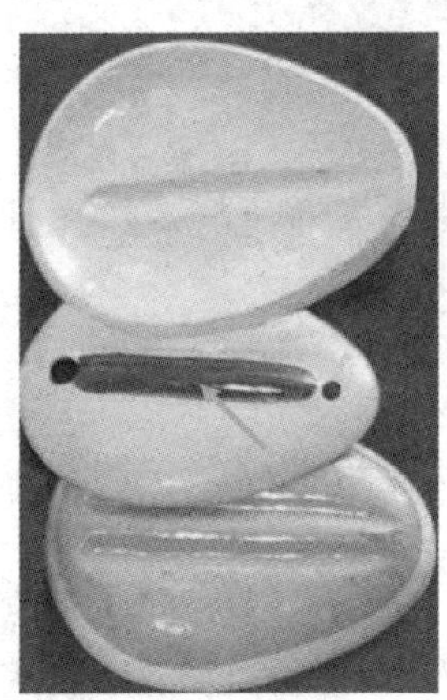

A. 原条　　B. 神经管
C. 脊索　　D. 动脉
E. 体蒂

85. 绒毛干发育模式图，请问箭头所指的是

A. 初级绒毛干　　B. 二级绒毛干
C. 三级绒毛干　　D. 特级绒毛干
E. 游离绒毛

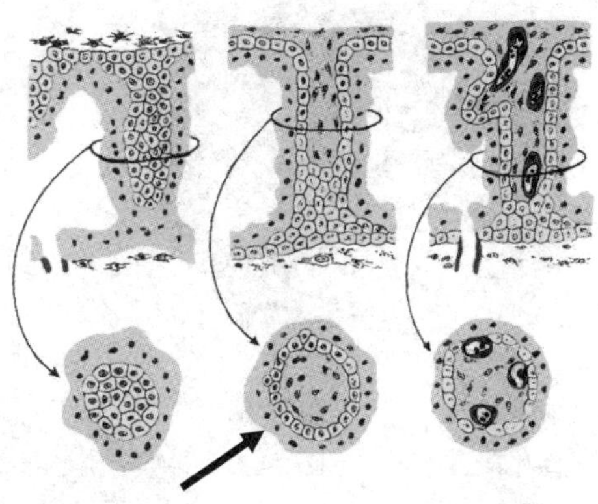

86. 绒毛干发育模式图，请问箭头所指的是

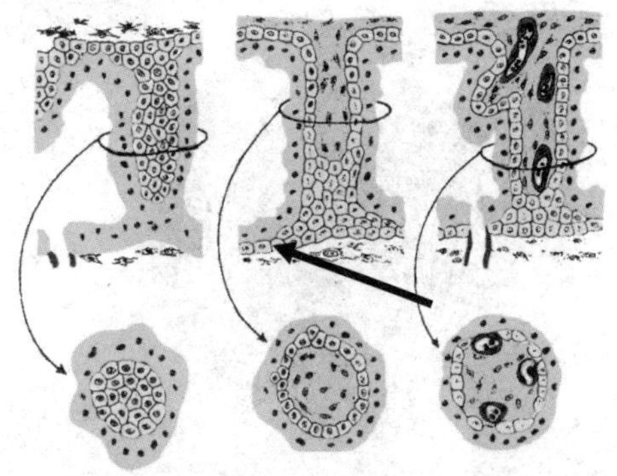

A. 胚外中胚层　　B. 细胞滋养层壳
C. 外胚层　　D. 合体滋养层
E. 泄殖腔膜

87. 第 3 周初人胚剖面模式图，请问箭头所指的是

A. 羊膜囊　　B. 卵黄囊
C. 胚泡腔　　D. 胚外体腔
E. 胚内体腔

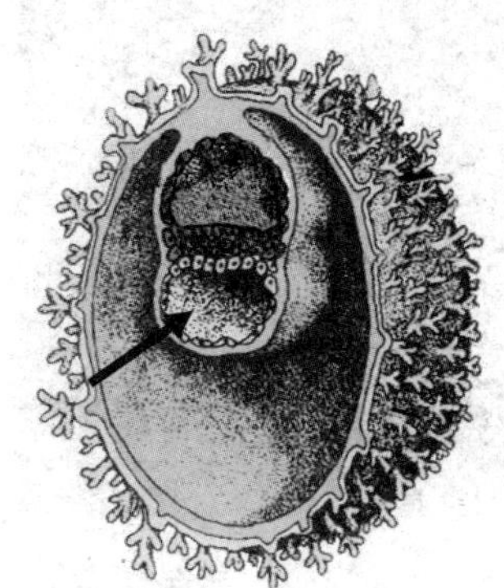

88. 第 3 周初人胚剖面模式图，请问箭头所指的是

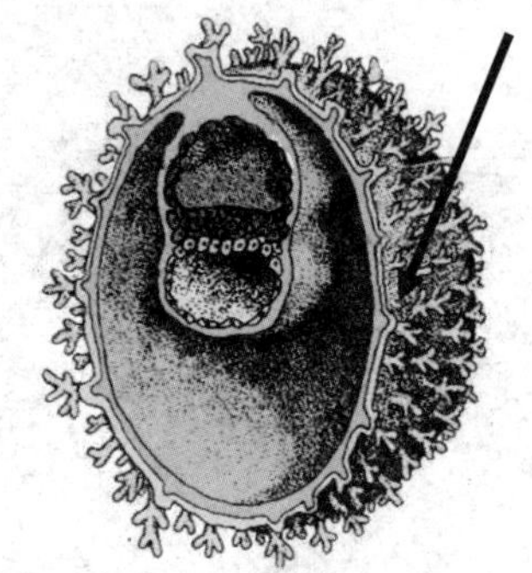

A. 羊膜　　B. 口咽膜
C. 胎盘膜　　D. 绒毛膜
E. 蜕膜

89. 第3周初人胚剖面模式图，请问箭头所指的是

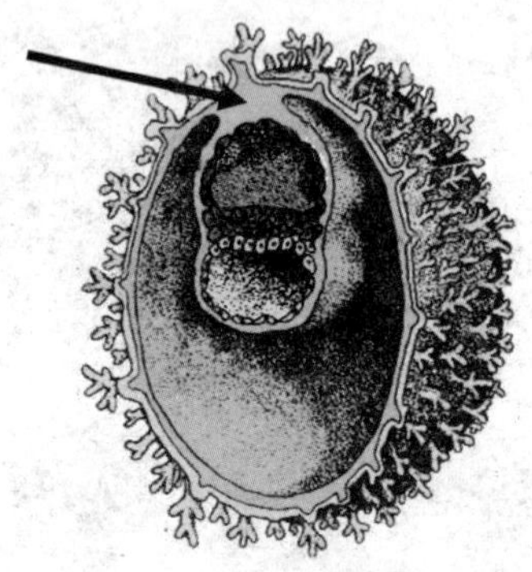

A. 体节　　B. 体蒂
C. 胚体　　D. 胚盘
E. 蜕膜

90. 示胎盘与子宫壁的关系，请问箭头所指是

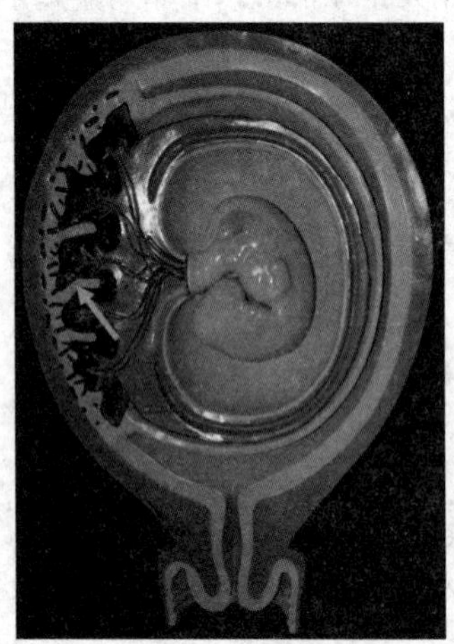

A. 绒毛干　　B. 胎盘隔
C. 包蜕膜　　D. 壁蜕膜
E. 绒毛膜板

91. 显微镜下观察鸡胚33小时，请问箭头所指是

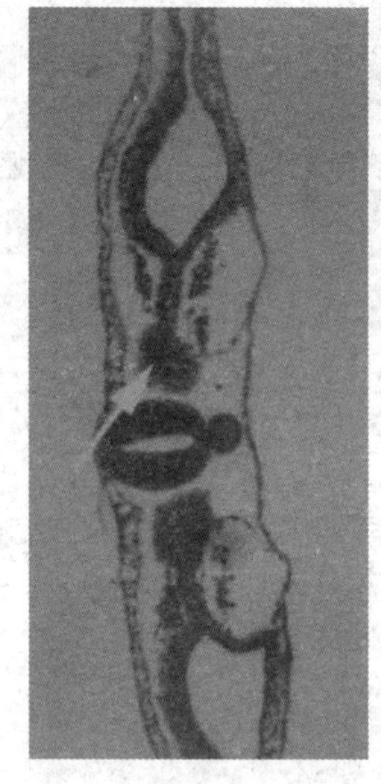

A. 间介中胚层　　B. 轴旁中胚层
C. 体壁中胚层　　D. 脏壁中胚层
E. 胚外中胚层

【B/型/题】

A. 外胚层　　B. 中胚层
C. 内胚层　　D. 滋养层
E. 胚外中胚层

92. 大脑来自于
93. 表皮来自于

A. 基（底）蜕膜　　B. 胎盘膜
C. 羊膜　　D. 丛密绒毛膜
E. 平滑绒毛膜

94. 构成胎盘隔的是
95. 被覆胎盘胎儿面的是

A. 体壁中胚层　　B. 脏壁中胚层
C. 体节　　D. 间介中胚层
E. 胚外中胚层

96. 分化形成椎骨的是
97. 参与形成呼吸道管壁结构的是

A. 绒毛膜　　B. 卵黄囊
C. 羊膜　　D. 尿囊
E. 脐带

98. 造血干细胞来源于
99. 原始生殖细胞来源于

A. 绒毛膜　B. 胎盘膜
C. 羊膜　D. 口咽膜
E. 基蜕膜

100. 含内胚层的是
101. 参与胎盘与脐带构成的是

A. 胚泡　B. 二胚层胚盘
C. 三胚层胚盘　D. 圆柱胚
E. 桑葚胚

102. 第 1 周人胚，含内细胞群的是
103. 第 6 周人胚包含

【C/型/题】

A. 外胚层　B. 内胚层
C. 两者均是　D. 两者均不是

104. 泄殖腔膜的组成是
105. 胎盘膜的形成

A. 卵黄囊　B. 尿囊
C. 两者均是　D. 两者均不是

106. 属于胎膜的是
107. 周围包绕胚外中胚层的是

A. 卵黄囊　B. 羊膜囊
C. 两者均是　D. 两者均不是

108. 属于胎膜的是
109. 位于胚盘背侧的是

A. 基蜕膜　B. 羊膜
C. 两者均有　D. 两者均无

110. 胎盘有
111. 脐带有

【X/型/题】

112. 精子进入卵子后
A. 激发透明带反应
B. 精子完成第二次成熟分裂，形成雄原核
C. 雄原核获能，发生顶体反应
D. 卵子完成第二次成熟分裂，形成雌原核
E. 雌、雄原核靠拢融合，透明带随即消失

113. 受精前，精子必须
A. 具备雄原核　B. 尾部脱落
C. 具备运动能力　D. 获能
E. 激发透明带反应

114. 受精的意义（或结果）在于
A. 启动细胞分裂　B. 维持物种的稳定性
C. 决定性别　D. 确定植入部位
E. 产生新个体

115. 受精前的卵子
A. 处在第二次成熟分裂的中期
B. 位于输卵管内
C. 已经获能
D. 经历了透明带反应
E. 包含有第一极体

116. 关于桑葚胚正确的是
A. 表面有透明带
B. 周围的卵裂球为滋养层
C. 卵裂球之间有腔隙
D. 由 12～16 个卵裂球组成
E. 受精后第 3 天形成

117. 在输卵管内进行的有
A. 受精　B. 卵裂
C. 透明带消失　D. 植入
E. 胚层分化

118. 蜕膜分为
A. 基蜕膜　B. 胎蜕膜
C. 包蜕膜　D. 壁蜕膜
E. 胚蜕膜

119. 胚泡植入的正常部位在
A. 子宫体部　B. 子宫颈部
C. 子宫底部　D. 输卵管子宫部
E. 阴道后穹窿

120. 植入后，胚泡的滋养层即分化为
A. 细胞滋养层　B. 极端滋养层
C. 合体滋养层　D. 蜕膜
E. 胎膜

121. 异常植入部位有
A. 子宫颈　B. 输卵管
C. 卵巢表面　D. 子宫阔韧带
E. 肠系膜

122. 胚泡植入的条件有
A. 子宫内膜处在分泌期
B. 透明带消失
C. 滋养层变薄
D. 胚泡适时进入宫腔
E. 子宫内膜出现蜕膜反应

123. 子宫蜕膜的结构特点
A. 血液供应更丰富

B. 腺体分泌更旺盛
C. 内膜进一步增厚
D. 内膜上皮萎缩，甚至脱落
E. 基质细胞肥大，富含糖原和脂滴

124. 第二周时，构成人体原基的是
A. 基蜕膜　B. 下胚层
C. 中胚层　D. 上胚层
E. 卵黄囊

125. 为胚胎提供营养和起保护作用的附属结构有
A. 滋养层　B. 羊膜腔
C. 卵黄囊　D. 脐带
E. 原条

126. 第二周胚外中胚层分布于
A. 滋养层内面　B. 卵黄囊外面
C. 羊膜的外面　D. 壁蜕膜
E. 体蒂

127. 下列哪些结构无胚内中胚层
A. 脊索　B. 口咽膜
C. 泄殖腔膜　D. 卵黄囊
E. 体蒂

128. 三胚层胚盘的构成为
A. 下胚层　B. 内胚层
C. 胚内中胚层　D. 胚外中胚层
E. 外胚层

129. 胚盘卷折为圆柱形胚体，其卷折方式有
A. 头褶　B. 尾褶
C. 左、右侧褶　D. 质膜内褶
E. 皱褶

130. 胚内中胚层分化为
A. 轴旁中胚层　B. 间介中胚层
C. 侧中胚层　D. 间充质
E. 胚外中胚层

131. 体节分化为
A. 皮肤的真皮　B. 脊髓
C. 腰椎骨　D. 骨骼肌
E. 胸椎骨

132. 来源于外胚层的有
A. 内皮　B. 表皮
C. 血细胞　D. 神经细胞
E. 视网膜

133. 来源于内胚层的有
A. 气管的上皮　B. 甲状腺上皮
C. 角膜上皮　D. 皮肤的表皮
E. 肺的上皮

134. 绒毛膜的结构包括
A. 合体滋养层　B. 胚外中胚层
C. 基蜕膜　D. 包蜕膜
E. 细胞滋养层

135. 胎盘产生的激素有
A. 绒毛膜促性腺激素
B. 雌激素
C. 孕激素
D. 胎盘素
E. 人胎盘催乳素

136. 羊水含少量的
A. 胎儿表皮细胞
B. 蜕膜细胞
C. 羊膜细胞
D. 骨骼肌细胞
E. 红细胞

137. 构成胚泡的是
A. 内细胞群　B. 滋养层
C. 胚泡腔　D. 胚外中胚层
E. 胚内中胚层

二、名词解释

1. 配子
2. 获能
3. 受精卵
4. 雌原核
5. 桑葚胚
6. 胚泡
7. 着床
8. 蜕膜
9. 基蜕膜
10. 二胚层胚盘
11. 羊膜囊
12. 卵黄囊
13. 胚外中胚层
14. 体蒂
15. 绒毛膜
16. 原条
17. 脊索
18. 三胚层胚盘
19. 口咽膜
20. 泄殖腔膜
21. 神经管
22. 神经嵴

23. 体节
24. 间介中胚层
25. 侧中胚层
26. 间充质
27. 原始消化管
28. 胚体
29. 胎膜
30. 初级绒毛干
31. 二级绒毛干
32. 三级绒毛干
33. 绒毛间隙
34. 丛密绒毛膜
35. 羊膜
36. 尿囊
37. 脐带
38. 胎盘
39. 胎盘隔
40. 胎盘膜
41. 人绒毛膜促性腺激素
42. 单卵孪生
43. 联体双胎
44. 先天性畸形
45. 致畸敏感期
46. 遗传度

三、填空题

1. 获能的部位在__________和__________。
2. 受精的部位通常在__________。
3. 受精后72小时的胚胎称为__________，它由12～16个__________构成。
4. 受精后第4天blastocyst形成，它由__________、__________和__________构成。
5. 胚泡植入的部位是__________或__________的子宫内膜功能层。
6. 宫外孕常发生的部位是__________。
7. Blastocyst植入子宫颈附近将形成__________。
8. 第2周末人胚的原基为__________，它由__________和__________构成。第3周，在它们之间形成__________。人胚各种组织和器官，均由三胚层发育形成；三个胚层均起源于__________。
9. 第3周初，__________形成即决定了胚胎中轴，并可判断胚体的头尾。
10. 脊索的头侧有一圆形区无中胚层，称为__________，原条的尾侧有一圆形区无中胚层，称为__________。
11. 第3周末，中胚层可分为三部分，从中央向两侧依次为__________、__________和__________。
12. 脊索可诱导背面的外胚层形成__________。
13. 第3周末，轴旁中胚层形成成对的__________。
14. 胚胎最早形成的血管和血细胞的部位是在__________，由__________细胞分化而来。
15. Yolk sac顶部的内胚层卷入胚体内形成__________。
16. 胎膜包括__________、__________、__________、__________和__________。
17. 胚盘与绒毛膜之间的胚外中胚层，称为__________，它是__________的原基。
18. 第2周羊膜腔形成，它位于__________与__________之间。
19. 从yolk sac顶部尾侧的内胚层伸向__________的盲管，称为__________。
20. 尿囊起初开口于__________，退化闭锁为__________。
21. Chorion由__________增殖分化形成，它由__________、__________和__________三层组成，表面有大量的绒毛。
22. 朝向__________的chorion发育好，称为__________，朝向__________的chorion表面绒毛退化，称为__________。
23. 妊娠子宫内膜功能层，称为__________。根据它与blastocyst植入的位置关系分为三部分：__________、__________和__________。
24. 胎盘由胎儿的__________和母体的__________所构成。
25. 早期的胎盘膜由__________、__________、__________和__________构成。
26. 胎盘分泌的激素包括__________、__________、__________和__________。

四、简答题

1. 简述受精的过程。
2. 简述fertilization的意义。
3. 简述胚泡植入的基本条件。
4. 简述羊水的生成和功能。
5. 简述平盘胚转变为圆柱胚的因素。
6. 简述placenta的血液循环。
7. 简述胚内中胚层的形成。
8. 简述神经管的发生。
9. 试述placenta的组成、结构和功能。

【参考答案及解析】

一、选择题

【A/型/题】

1. B

[解析] 释放的顶体酶，其中的顶体素可溶解局部透明带，形成一条孔道，精子方可穿越透明带。

2. C

[解析] 精子为单倍体，为 23 条染色体，其性染色体为 Y，方可形成男婴。23，Y 的这种书写形式表示 23 条染色体，其性染色体为 Y。

3. A

[解析] 受精后第 5～6 天开始植入，第 11～12 天完成。故已部分植入。此时已在子宫，不在输卵管内；透明带在植入前消失；实心细胞团为 3 天左右的桑葚胚；雌原核为受精卵形成过程的状态。

4. D

[解析] 宫外孕常见的部位是输卵管。

5. C

[解析] 胚泡植入时，透明带消失。透明带的存在会阻挡胚端滋养层释放的水解酶与子宫内膜接触。

6. B

[解析] 胚泡由滋养层、胚泡腔和内细胞群三部分组成。

7. E

[解析] 上胚层细胞增殖，细胞之间出现细胞间隙，称为羊膜腔。

8. C

[解析] 第 3 周初，胚盘上胚层正中线处一端的细胞增殖，形成一条增厚的细胞索，称原条。

9. D

[解析] 原沟底部的上胚层细胞，在上、下胚层之间，形成新的一层细胞，称中胚层。

10. C

[解析] 中胚层在胚盘边缘与胚外中胚层衔接。

11. E

[解析] 在羊膜上皮顶壁与细胞滋养层之间还有一束胚外中胚层细胞，称体蒂。

12. B

[解析] 绒毛膜由滋养层（包括细胞滋养层和合体滋养层）和衬于内面的胚外中胚层构成。

13. B

[解析] 在植入过程中，内细胞群也在演变，形成二胚层胚盘。

14. D

[解析] 脊索能诱导其背侧的外胚层细胞增厚呈板状，称神经板，由此发育形成神经管。

15. C

[解析] 胎膜包括羊膜、卵黄囊、脐带、绒毛膜、尿囊。

16. C

[解析] 至第 8 周末，胚体颜面形成，可见眼、耳、鼻、口和四肢，初具人形。

17. D

[解析] 在脊索的头端和原条的尾端，各有一个无中胚层的小区，此处的内、外胚层直接相贴呈薄膜状，头端的称口咽膜，尾端的称泄殖腔膜。

18. A

[解析] 卷折的原因是胚盘各处生长速度不均衡所致，如位于胚盘中轴部位的神经管和体节生长迅速，使胚体背侧隆起而突向羊膜腔内。

19. B

[解析] 胎盘由胎儿的丛密绒毛膜和母体的基蜕膜共同构成。

20. A

[解析] 胎盘的合体滋养层能分泌多种激素。

21. E

[解析] 脐带血是胎儿的血液，不含母体的血液。

22. A

[解析] 二胚层胚盘是人体的原基。

23. D

[解析] 在胚泡腔内形成一些星状细胞，充填于细胞滋养层与卵黄囊和羊膜之间，称胚外中胚层。

24. B

[解析] 上胚层构成羊膜囊的底，卵黄囊的顶为下胚层，上、下胚层之间为二胚层胚盘。

25. D

[解析] 参见第 17 题解析。

26. A

[解析] 若原条细胞残留，将在人体骶尾部分化形成畸胎瘤。

27. C

[解析] 第 3 周初，原条形成，胚内中胚层由原条上的

细胞迁移而来。

28. C

[解析] 第3周初，原条形成，胚内中胚层由原条上的细胞迁移而来。中胚层刚形成时，是一些散在分布的细胞，称间充质。

29. A

[解析] 第3周初，原条形成，胚内中胚层由原条上的细胞迁移而来。中胚层刚形成时，是一些散在分布的细胞，称间充质。

30. D

[解析] 胚内中胚层第3周出现，其他各项在第2周。

31. C

[解析] 原条的出现，确定胚盘的头尾，其所在的一端为尾。

32. B

[解析] 三胚层胚盘在第3周形成，此后，即第4～8周，胚盘包转形成圆柱形胚体。

33. D

[解析] 随着圆柱形胚体形成，体蒂和卵黄囊在胚体腹侧靠拢，外包羊膜，形成原始脐带。其余各项均早于原始脐带形成。

34. D

[解析] 体蒂和卵黄囊在胚体腹侧靠拢，外包羊膜，形成原始脐带。

35. C

[解析] 内胚层被包入胚体形成原始消化管。

36. A

[解析] 神经沟（脊索背侧）的两侧边缘隆起称神经褶。

37. B

[解析] 神经板外侧缘的一些细胞，迁移到神经管背侧形成两条纵形细胞索，称神经嵴。

38. A

[解析] 脊索能诱导其背侧的外胚层细胞增厚形成神经板，再形成神经沟与神经褶（同时）。神经褶向中线靠拢闭合，直至前端（前神经孔）和尾端（后神经孔）闭合才形成神经管。而神经嵴是在神经管形成的过程中，由神经板外侧缘的细胞迁移而来，故早于神经管。

39. D

[解析] 参见第38题解析。

40. A

[解析] 神经管分化为中枢神经系统的脑和脊髓，还有神经垂体、松果体和视网膜等。

41. B

[解析] 神经嵴分化形成周围神经系统（脑神经节、脊神经节、自主神经节）、肾上腺髓质嗜铬细胞和皮肤黑素细胞等。

42. A

[解析] 在神经管和神经嵴形成后，位于表面的外胚层细胞将分化为表皮、皮肤附属器以及角膜上皮、晶状体、牙釉质、内耳膜迷路、腺垂体等。故皮肤的表皮来源于外胚层。

43. A

[解析] 神经系统来自神经管与神经嵴，两者又来自脊索背侧的外胚层。

44. A

[解析] 间介中胚层分化为泌尿系统和生殖系统的主要器官。

45. E

[解析] 间充质分化为结缔组织、肌组织和血管。

46. C

[解析] 体节主要分化为皮肤真皮、骨骼肌和中轴骨骼。

47. A

[解析] 心脏来自于口咽膜头端的中胚层，此处位置在胚盘的边缘，也就是侧中胚层的位置。

48. D

[解析] 侧中胚层的脏壁中胚层，主要分化为消化系统和呼吸系统的平滑肌、结缔组织和间皮等。

49. E

[解析] 喉、气管和肺的上皮来源于喉气管憩室，该憩室是原始消化管原始咽部位向腹侧分离出来的，此处的上皮是内胚层，也就是喉、气管和肺的上皮来源。

50. E

[解析] 甲状腺、甲状旁腺、胸腺的上皮来源于咽囊，其囊壁为内胚层，故选内胚层。

51. C

[解析] 体节即轴旁中胚层，胚内中胚层包括轴旁中胚层。

52. C

[解析] 侧中胚层内部形成一个大腔，即体壁、脏壁中胚层之间，称胚内体腔。

53. D

[解析] 第3周末，在次级绒毛干的胚外中胚层发生小血管，此时改称为三级绒毛干。

54. B

[解析] 母体血液由子宫螺旋动脉流入绒毛间隙。

55. D

[解析] 绒毛干的末端以细胞滋养层壳固着于基蜕膜上。

56. B
[解析] 从绒毛干发出许多细小游离绒毛，浸泡在母血中，此处绒毛的表面被覆合体滋养层。
57. B
[解析] 尿囊壁的胚外中胚层形成一对尿囊动脉和一对尿囊静脉，后来右尿囊静脉退化，并演变为两条脐动脉和一条脐静脉，被包入脐带内。
58. E
[解析] ①卵黄囊壁的胚外中胚层细胞分化为造血干细胞；②卵黄囊尾侧壁的内胚层细胞分化为原始生殖细胞。
59. A
[解析] 羊水内含胎儿脱落细胞，可抽羊水检查染色体、DNA或代谢产物。
60. D
[解析] 胎儿血与母体血在胎盘内进行物质交换所通过的结构，即分隔母血与胎血的结构，称胎盘膜。
61. B
[解析] 胎盘的合体滋养层能分泌多种激素，包括绒毛膜促性腺激素。
62. E
[解析] 由原条发育形成胚内中胚层。
63. A
[解析] 单卵孪生是由一个受精卵发育为两个胎儿，依然是单精受精，不是双精受精。
64. E
[解析] 胎盘的胎儿部分来自绒毛膜，而不是胚盘。
65. D
[解析] 胎儿面光滑，母体面粗糙，很容易区分。
66. C
[解析] 脐动脉内含的是静脉血，将含代谢产物的胚胎血液运送到胎盘，通过胎盘膜运送到母血排出。
67. E
[解析] 胎盘屏障分隔母血与胎血，其实是分隔两者血液内的红细胞。
68. D
[解析] 胎盘隔系母体基蜕膜伸向绒毛间隙的短隔，属于母体组织。
69. D
[解析] 胎儿血与母体血在胎盘内进行物质交换所通过的结构，称胎盘膜或胎盘屏障。早期胎盘膜从绒毛表面向内依次由四层组成：①合体滋养层；②细胞滋养层和基膜；③绒毛内结缔组织；④绒毛内毛细血管基膜和内皮。显然，羊膜不在其中。
70. B
[解析] 受到致畸因子的作用最易发生畸形的胚胎发育时期称致畸敏感期。通常为胚期第3周至8周。此时间段的胚胎细胞增殖、分化活跃，器官组织正在发生的时期，最容易受到致畸因子的干扰。
71. A
[解析] 猴子身上可能会有寄生虫、致病菌，新房中有甲醛等有害物质，前者属于生物性致畸因子，后者属于化学性致畸因子，归属于环境因素，可能会影响胎儿的正常发育导致的畸形。
72. A
[解析] 第一级预防即去除病因，防止畸形发生的措施。服用叶酸可降低无脑儿发生，故属于第一级预防。
73. B
[解析] 第二级预防：早发现、早诊断、早治疗，减少先天性畸形儿的出生。二级预防的内容包括开展孕期监测，如B型超声波等检查。
74. C
[解析] 如果前神经孔未愈合将形成无脑儿。
75. B
[解析] 体节从第4周开始出现，至第5周总共形成42～44对，至第7周不可见。而胚泡腔、神经板、原条已不可见，初具人形要到第8周末。
76. D
[解析] 常见的妊娠滋养层细胞疾病有葡萄胎和绒毛膜癌。
77. C
[解析] 若原条细胞残留，将在人体骶尾部分化形成畸胎瘤。
78. A
[解析] 当一个胚盘出现两个原条并发育为两个胚胎时，两个原条未完全分离开。
79. A
[解析] 胚泡由三部分组成组成：内细胞群、滋养层、胚泡腔。箭头所指为滋养层。
80. C
[解析] 参见第79题解析。
81. A
[解析] 与底蜕膜相邻接的绒毛不断生长和扩大范围，称为丛密绒毛膜。
82. C
[解析] 位于植入胚泡深面的称底（基）蜕膜。
83. A
[解析] 第三周初，在二胚层胚盘尾端（较小的一端）

中轴线上有一条细胞索，即原条（红色）。

84. C

［解析］三胚层胚盘中轴的细胞索为脊索（红色）。

85. B

［解析］绒毛干的中轴为胚外中胚层，无血管形成，故属于二级绒毛干。

86. B

［解析］二级绒毛干阶段，其细胞滋养层在绒毛干的末端突破合体滋养层形成细胞滋养层壳与母体基蜕膜接触。

87. B

［解析］下胚层腹侧，为卵黄囊。

88. D

［解析］人胚的最外周，被覆着胚泡的滋养层来源的绒毛膜，表面伸出突起状的绒毛。

89. B

［解析］在羊膜上皮顶壁与细胞滋养层之间还有一束胚外中胚层细胞，称体蒂。

90. B

［解析］由底蜕膜伸向绒毛干之间的组织，称为胎盘隔，分隔绒毛间隙。

91. B

［解析］在切片中部可见神经管，神经管两侧的为中胚层。中胚层从中轴往周边依次为轴旁中胚层、间介中胚层与侧中胚层；所指处靠近神经管，故为轴旁中胚层。

【B/型/题】

92. A　93. A

［解析］神经外胚层分化形成神经系统，包括大脑。表面外胚层分化形成表皮。

94. A　95. C

［解析］胎盘隔是基蜕膜相隔一定距离向绒毛间隙伸出一楔形的短隔。胎盘的胎儿面光滑，表面覆有羊膜。

96. C　97. B

［解析］体节分化形成中轴骨骼，如椎骨。脏壁中胚层主要分化为消化系统和呼吸系统的平滑肌、结缔组织和间皮等。

98. B　99. B

［解析］卵黄囊壁的胚外中胚层细胞分化为造血干细胞。卵黄囊尾侧壁的内胚层细胞分化为原始生殖细胞。

100. D　101. C

［解析］口咽膜由内胚层与外胚层紧密相贴而成。胎盘的胎儿面光滑，表面覆有羊膜，脐带外包羊膜，内含胶状的黏液性结缔组织和两条脐动脉及一条脐静脉，故羊膜参与了胎盘与脐带两者的构成。而绒毛膜、胎盘膜和基蜕膜尽管参与胎盘的构成，但不参与脐带构成。

102. A　103. D

［解析］第 1 周人胚包括受精卵、桑葚胚和胚泡，胚泡包含内细胞群、滋养层和胚泡腔，故选胚泡。从第 4 周开始，胚盘包卷形成圆柱胚，至第 8 周初具人形，故选第 4～8 周之间的第 6 周人胚。

【C/型/题】

104. C　105. D

［解析］在三胚层胚盘形成后，泄殖腔膜处缺乏中胚层，由内、外胚层紧密相贴。胎盘膜是胎儿血与母体血在胎盘内进行物质交换所通过的结构，来自于绒毛膜，而不是来自于胚盘的 3 个胚层。

106. C　107. C

［解析］胎膜包括绒毛膜、羊膜、卵黄囊、尿囊和脐带。胚外中胚层分别贴附在细胞滋养层内表面及卵黄囊和羊膜囊的外表面，故卵黄囊周围包绕胚外中胚层；胚外中胚层还构成体蒂，尿囊位于卵黄囊尾侧的体蒂内，故尿囊周围也包绕胚外中胚层。

108. C　109. B

［解析］胎膜包括绒毛膜、羊膜、卵黄囊、尿囊和脐带。胚盘背侧是羊膜囊，腹侧是卵黄囊。

110. C　111. B

［解析］胎盘的母体面由基蜕膜构成，胎儿面的表面被覆羊膜。脐带外包羊膜，内含胶状的黏液性结缔组织和两条脐动脉及一条脐静脉。

【X/型/题】

112. AD

［解析］精子进入卵子后，激发透明带反应，卵子完成第二次成熟分裂。而精子的第二次成熟分裂是在睾丸内完成的；只有精子获能，不存在雄原核获能；透明带消失的时间要到胚泡植入前。

113. CD

［解析］具备运动能力的精子获能是其穿过放射冠和透明带的前提。而雄原核形成、透明带反应以及尾部脱落是受精后发生的。

114. BCE

［解析］精卵结合即受精活化了细胞代谢，启动细胞分裂；由单倍体恢复了双倍体，维持了物种的稳定；获得双亲有过交换即重新组合的遗传物质，因而具有新的特性；其生物学性别，由精子的性染色体确定，如果是 X 精子与卵细胞结合，则为女性，如果 Y 精子与卵细胞结合则为男性。而植入的部位与受精无关。

115. ABE

［解析］在受精前，排出的卵子已经完成了第一次成熟分裂，故有第一极体，处在第二次成熟分裂的中期。而只有精子获能，不需要卵子获能；透明带反应发生在受精之后；故此两项不符合。

116. ADE

［解析］桑葚胚为受精后第 3 天，卵裂球数量为 12～16 个，表面有透明带，要到植入前才会消失。而要到此后的胚泡阶段才会形成滋养层、卵裂球之间出现细胞腔隙为此后的胚泡所具有的特征。

117. AB

［解析］受精及其后卵裂，是在输卵管内进行的。而透明带消失、植入、胚层形成以及胚层分化等均是在子宫内进行的。

118. ACD

［解析］蜕膜分基蜕膜、包蜕膜和壁蜕膜三部分。

119. AC

［解析］胚泡植入的正常部位是子宫的底、体部，其他部位则为异位植入。

120. AC

［解析］植入后，胚泡的滋养层分化为细胞滋养层和合体滋养层。而极端滋养层是在植入前就存在于内细胞群一侧的滋养层；蜕膜是母体的组织；胎膜包括绒毛膜、卵黄囊、羊膜、脐带和尿囊等 5 部分。

121. ABCDE

［解析］胚泡植入的正常部位是子宫的底、体部，其他部位则为异位植入。

122. ABD

［解析］植入过程中，滋养层增厚，故滋养层变薄选项不符合。蜕膜反应是植入过程所引发的，因此不属于植入的条件。

123. ABCE

［解析］内膜上皮萎缩，甚至脱落是月经期子宫内膜的特征，故不符合。其他选项均是蜕膜化的子宫内膜的特点。

124. BD

［解析］二胚层胚盘由上胚层与下胚层构成，是人体的原基。

125. ABCD

［解析］原条属于胚内的结构，故不属于附属结构。

126. ABCE

［解析］在胚泡腔内形成一些星状细胞，称胚外中胚层，分布于滋养层内侧，卵黄囊、羊膜的外面以及体蒂。而壁蜕膜属于母体的组织，不属于胚外中胚层。

127. BC

［解析］口咽膜与泄殖腔膜为内、外胚层紧密相贴处，缺乏中胚层。

128. BCE

［解析］三胚层胚盘由内胚层，胚内中胚层与外胚层 3 层构成。

129. ABC

［解析］胚盘从两边向腹侧卷折，形成左右侧褶，从头端向腹侧卷折形成头褶，从尾端向腹侧卷折称尾褶。胚盘卷折成头大尾小的“C”字圆柱形胚体。

130. ABCD

［解析］中胚层刚形成时，是一些散在分布的细胞，称间充质。随着细胞增殖，在脊索两侧从内向外依次分为轴旁中胚层、间介中胚层和侧中胚层三部分。而胚外中胚层发生早于胚内中胚层，在胚盘之外。

131. ACDE

［解析］体节主要分化为皮肤真皮、骨骼肌和中轴骨骼（胸、腰椎骨）。而脊髓来自神经管。

132. BDE

［解析］外胚层分化为表皮以及神经组织。而内皮来源于结缔组织，血细胞来自卵黄囊壁上的胚外中胚层。

133. ABE

［解析］气管与肺的上皮来自原始底壁上膨出的喉气管憩室，甲状腺上皮来自甲状舌管，均属于原始消化管上的内胚层。而角膜上皮及表皮来自外胚层。

134. ABE

［解析］绒毛膜的组织结构包括 3 个部分，即合体滋养层、细胞滋养层和胚外中胚层。而基蜕膜、包蜕膜属于母体组织。

135. ABCE

［解析］胎盘的合体滋养层能分泌多种激素。主要激素有：①人绒毛膜促性腺激素；②人胎盘催乳素；③人胎盘雌激素和人胎盘孕激素等。而胎盘素不属于激素。

136. AC

［解析］羊水包裹在羊膜内，胎儿浸泡在羊水中，羊膜细胞以及胎儿表皮细胞可脱落在羊水中。

137. ABC

［解析］胚泡由滋养层、胚泡腔和内细胞群三部分组成。而胚外中胚层是在胚泡植入过程中，出现在胚泡腔内的细胞；胚内中胚层是在第 3 周才出现的。

二、名词解释

1. 生殖细胞又称配子，包括精子和卵子，两者均为单倍体细胞，即只有 23 条染色体。精子的染色体核型有两种：即 23，X 或 23，Y；卵子的染色体核型均为 23，X。

2. 精子获得对卵子受精能力的过程称获能。
3. 精子和卵子结合成为一个细胞，该细胞称为受精卵，这是个新的生命。
4. 精子进入卵子，激发次级卵母细胞迅速完成第二次成熟分裂，形成一个成熟的卵细胞和一个很小的第二极体。随后卵细胞的细胞核，其核膜消失，称雌原核或卵原核。
5. 受精第 3 天，卵裂球达 12～16 个，共同构成一个实心胚，故称桑葚胚。
6. 当卵裂球增至 100 个左右时，细胞间的腔隙汇合成一个大腔，腔内充满液体，整个胚呈囊泡状，故称胚泡。胚泡由滋养层、胚泡腔和内细胞群三部分组成。
7. 胚泡埋入子宫内膜的过程称植入，又称着床。植入的部位通常在子宫体或子宫底的子宫内膜功能层。
8. 胚泡植入后的子宫内膜称蜕膜。此时的子宫内膜进一步增厚，血液供应更加丰富，子宫腺分泌更旺盛，基质细胞肥大，富含糖原和脂滴，分化为蜕膜细胞。
9. 胚泡植入的子宫内膜后，位于胚泡深面的部分称基蜕膜。
10. 人胚第 2 周，内细胞群的细胞增殖分化，向胚泡腔一侧形成一层立方形细胞层，称下胚层。在下胚层上方形成一层柱状细胞层，称上胚层。两层之间隔以基膜。
11. 细胞滋养层内面的上胚层为一层扁平细胞形成羊膜，与柱状的上胚层一起围成羊膜囊。
12. 下胚层的边缘细胞增殖向腹侧延伸，围成一个囊，称卵黄囊。
13. 在胚泡腔内形成一些星状细胞，充填于细胞滋养层与卵黄囊和羊膜之间，称胚外中胚层，此后在胚外中胚层内形成胚外体腔。
14. 在羊膜上皮顶壁与细胞滋养层之间还有一束胚外中胚层细胞，称体蒂，将发育为脐带的主要部分。
15. 绒毛膜由滋养层和衬于内面的胚外中胚层构成。在绒毛膜表面形成许多绒毛状突起，突向蜕膜。
16. 第 3 周初，胚盘上胚层正中线处一端的细胞增殖，形成一条增厚的细胞索，称原条。
17. 原结背侧的原凹深部的上胚层细胞增殖，并在内、外胚层之间向头端迁移，形成一条单独的中胚层细胞索，称脊索。
18. 人胚第 3 周，二胚层胚盘发育形成外胚层、中胚层和内胚层，称三胚层胚盘。
19. 在脊索的头端和原条的尾端，各有一个无中胚层的小区，此处的内、外胚层直接相贴呈薄膜状，头端的称口咽膜。
20. 在脊索的头端和原条的尾端，各有一个无中胚层的小区，此处的内、外胚层直接相贴呈薄膜状，尾端的称泄殖腔膜。
21. 在脊索的背侧，外胚层来源的神经褶从两侧向神经沟中段靠拢并愈合，随后前、后神经孔相继闭合，使神经沟完全封闭成为神经管。
22. 在神经管形成过程中，神经板外侧缘的一些细胞，迁移到神经管背外侧形成两条纵形细胞索，称神经嵴。
23. 位于脊索两侧的一对纵行细胞索，随即断裂为成对的中胚层细胞团块，称体节。
24. 位于轴旁中胚层和侧中胚层之间的中胚层，称间介中胚层。
25. 位于中胚层的最外侧部分，称侧中胚层，侧中胚层内部形成一个大腔，即胚内体腔。
26. 中胚层刚形成时，是一些散在分布的细胞，称间充质。间充质分化为结缔组织、肌组织和血管。
27. 第 4 周开始，内胚层被包卷成管状的原始消化管，前段为前肠，中段与卵黄囊相通称中肠，末段为后肠。
28. 胚盘从两边向腹侧卷折，形成左右侧褶，从头端向腹侧卷折形成头褶，从尾端向腹侧卷折称尾褶。胚盘卷折成头大尾小的“C”字圆柱形胚体。
29. 包括绒毛膜、羊膜、卵黄囊、尿囊和脐带。胎膜由受精卵发育而来。
30. 绒毛膜表面的突起主干，其中轴为细胞滋养层，外裹合体滋养层，称初级绒毛干。
31. 绒毛膜表面的突起主干，其中轴为胚外中胚层，但尚无血管，外裹合体滋养层，称二级绒毛干。其细胞滋养层在绒毛的末端突破合体滋养层形成细胞滋养层壳与母体基蜕膜接触。
32. 绒毛膜表面的突起主干，其中轴的胚外中胚层内出现血管，称三级绒毛干。
33. 绒毛表面的合体滋养层能溶解破坏周围的蜕膜组织，使原来合体滋养层的小腔隙扩大，并融合成一个大腔，称绒毛间隙。绒毛间隙内充满来自子宫螺旋动脉的母血。
34. 绒毛膜面向基蜕膜侧的绒毛，生长茂盛，称丛密绒毛膜。
35. 羊膜为半透明薄膜，由羊膜上皮和少量的胚外中胚层组成。羊膜上皮分泌形成羊水。
36. 尿囊位于卵黄囊尾侧体蒂内，开口于原始消化管尾段。

37. 脐带是位于胎儿脐部与胎盘间的索状结构。脐带外包羊膜，内含胶状的黏液性结缔组织和两条脐动脉及一条脐静脉。
38. 胎盘由胎儿的丛密绒毛膜和母体的基蜕膜共同构成。胎儿面光滑，表面覆盖羊膜，母体面粗糙，可见浅沟分隔的胎盘小叶。
39. 基蜕膜相隔一定距离向绒毛间隙伸出一楔形的短隔，称胎盘隔。
40. 胎儿血与母体血在胎盘内进行物质交换所通过的结构，称胎盘膜或胎盘屏障。早期胎盘膜从绒毛表面向内依次由四层组成：①合体滋养层；②细胞滋养层和基膜；③绒毛内结缔组织；④绒毛内毛细血管基膜和内皮。
41. 胎盘的合体滋养层能分泌的一种激素，其作用是促进母体妊娠黄体发育，维持妊娠正常进行。
42. 单卵孪生是由一个受精卵发育为两个胎儿。
43. 单卵孪生中，两个胎儿局部相连，称联体双胎。
44. 先天性畸形是指胚胎发育过程出现的外形或内部结构的异常。
45. 受到致畸因子的作用最易发生畸形的胚胎发育时期称致畸敏感期。通常为胚期第 3 周至 8 周。
46. 多数先天性畸形是遗传因素与环境因素相互作用引起的。衡量遗传因素所起作用的指标称为遗传度。

三、填空题

1. 子宫；输卵管
2. 输卵管壶腹部
3. 桑葚胚；卵裂球
4. 滋养层；胚泡腔；内细胞群
5. 子宫底；子宫体
6. 输卵管
7. 前置胎盘
8. 胚盘；上胚层；下胚层；胚内中胚层；上胚层
9. 原条
10. 口咽膜，泄殖腔膜
11. 轴旁中胚层；间介中胚层；侧中胚层
12. 神经板
13. 体节
14. 卵黄囊壁，胚外中胚层
15. 原始消化管
16. 绒毛膜；羊膜；卵黄囊；尿囊；脐带
17. 体蒂；脐带
18. 上胚层；细胞滋养层
19. 体蒂；尿囊
20. 原始消化管尾段的腹侧；脐正中韧带
21. 滋养层；合体滋养层；细胞滋养层；胚外中胚层
22. 基蜕膜；丛密绒毛膜；包蜕膜；平滑绒毛膜
23. 蜕膜；基蜕膜（底蜕膜）；包蜕膜；壁蜕膜
24. 丛密绒毛膜；基蜕膜（底蜕膜）
25. 合体滋养层；细胞滋养层和基膜；薄层绒毛结缔组织；毛细血管内皮和基膜
26. 人绒毛膜促性腺激素；人胎盘催乳素；人胎盘孕激素；人胎盘雌激素

四、简答题

1. 其过程分为三期：①大量获能精子接触到卵子的放射冠，释放顶体酶解离放射冠的卵泡细胞，从而部分精子直接与透明带接触。②接触到透明带的精子与 ZP3（精子受体）结合，释放顶体酶在透明带中形成一条孔道，精子头部接触到卵子。③精子头侧面的细胞膜与卵子细胞膜融合，随即精子的细胞核及细胞质进入卵子内，精子与卵子的细胞膜融为一体。
2. ①受精使卵子的缓慢代谢转入代谢旺盛，启动细胞不断分裂。②恢复了细胞的二倍体核型，遗传物质随机结合，染色体联合和片断交换，新个体具有与亲代不完全相同的遗传性状。③决定了新个体的性别。
3. 母体激素水平正常；子宫内膜处于分泌期；透明带消失；胚泡形成并适时进入子宫腔。
4. 妊娠早期主要由羊膜上皮细胞分泌而来，无色透明。妊娠中晚期，羊水含越来越多的胎儿分泌物、排泄物和脱落的上皮，逐渐变浑浊，足月时可达 1000～1500ml。

   羊水不断动态循环，有三条出路：①胎盘的胎儿面和脐带表面的吸收。②胎儿体表的吸收。③胎儿的吞咽。

   其功能意义有：①为胎儿的生长发育提供适宜的环境。②保护胎儿免受外力压迫与震荡，防止胚胎局部与周围组织粘连。③分娩时促进宫颈扩张，冲洗产道。④穿刺抽取羊水可早期诊断某些先天性异常。
5. 其主要因素是由于各部分生长速度的差异而引起。

   胚盘中轴由于神经管和体节的生长而向背侧隆起，而外胚层的生长速度快于内胚层，导致了侧褶。

   胚体头尾方向生长速度快于左右侧面的生长；头端由于脑和颜面器官的发生，生长速度又快于尾端，因而胚盘卷折为头大尾小的圆柱形胚体。

   随着头褶、尾褶和左右褶形成，扁平形胚盘逐渐变为圆柱形胚体并凸入羊膜腔的羊水中。
6. 途径：子宫动脉经子宫螺旋动脉至绒毛间隙，通过胎盘屏障至绒毛的毛细血管，到胎盘静脉进入脐静脉。

特点：①胚盘内有母体和胎儿两套血液循环系统。②胎盘屏障将母血与胎血分隔，互不相通。③母血含营养物质丰富，流速快，流量大，有利于物质充分交换。

7. 第 3 周初，上胚层正中线一侧出现原条，其头端略膨大为原结。原条中线与原结中心出现浅沟、浅凹，即原沟、原凹。原沟深部的一部分细胞在上、下胚层之间向周边扩展迁移，在上、下胚层之间形成一个夹层，称胚内中胚层。

8. 在脊索的诱导下，其背侧中线的外胚层增厚呈板状，称神经板，神经板中央沿长轴下陷形成神经沟，两侧边缘隆起为神经褶，并在中段愈合，向两端进展，头尾两端各有一开口，分别称前神经孔和后神经孔，在第 4 周先后愈合，形成完全封闭的神经管。

9. 胎盘是由胎儿的丛密绒毛膜与母体的基蜕膜共同构成，呈圆盘形。胎儿面光滑覆盖羊膜，下方为绒毛膜结缔组织，脐血管分支行于其中，绒毛膜发出 40～60 根绒毛干，其分支出许多绒毛，绒毛结缔组织中含脐血管反复分支形成的毛细血管；母体面粗糙，为基蜕膜，细胞滋养层壳覆盖，并有绒毛干末端固着，绒毛间隙充满母血；胎血与母血之间互不相混，进行物质交换时，早期通过合体滋养层、细胞滋养层、基膜、薄层绒毛结缔组织及毛细血管内皮和基膜构成的胎盘屏障（胎盘膜）。后期的胎盘屏障（胎盘膜）只由合体滋养层、基膜和毛细血管内皮组成。

功能：①物质交换：胎儿从母血获得营养和 O_2，排出代谢产物和 CO_2。②防御功能：胎盘屏障有选择性的通透作用，多数细菌，其他致病微生物不能通过。③内分泌功能：胎盘的合滋养层，第 2 周开始分泌人绒毛膜促性腺激素，第 2 个月开始分泌人胎盘催乳素，第 4 个月开始分泌孕激素、雌激素，对维持妊娠起重要作用。

（伍赶球）

第二十二章　颜面和四肢

【同步习题】

一、选择题

【A/型/题】

1. 形成上颌突与下颌突的鳃弓是
   A. 第 1 对　B. 第 2 对　C. 第 3 对　D. 第 4 对　E. 第 6 对
2. 口凹的周围有
   A. 第 1 对和第 2 对鳃弓
   B. 额鼻突、第 1 对和第 2 对鳃弓
   C. 左右上颌突和愈合的左右下颌突
   D. 额鼻突、左右上颌突和愈合的左右下颌突
   E. 额鼻突，左右内侧鼻突和外侧鼻突
3. 颜面形成过程中，鼻板出现在
   A. 额鼻突的下缘正中处
   B. 额鼻突的下缘两侧
   C. 额鼻突的上部正中处
   D. 额鼻突的上部两对侧
   E. 上颌突
4. 腭的发生来自
   A. 正中腭突
   B. 左右外侧腭突
   C. 下颌突与正中腭突
   D. 下颌突、正中腭突与左右外侧腭突
   E. 正中腭突与左右外侧腭突
5. 外侧腭突来自
   A. 上颌突　B. 下颌突　C. 内侧鼻突　D. 外侧鼻突　E. 额鼻突
6. 正中腭突来自
   A. 上颌突　B. 下颌突　C. 左、右内侧鼻突　D. 左、右外侧鼻突　E. 额鼻突上部
7. 牙的发生来源
   A. 外胚层　B. 内胚层　C. 中胚层　D. 外胚层与中胚层　E. 外胚层、中胚层与内胚层
8. 颈窦位于
   A. 上颌突与下颌突之间
   B. 第 1 鳃弓与第 2 鳃弓之间
   C. 第 2 鳃弓与第 3 鳃弓之间
   D. 第 2 鳃弓与下方各鳃弓之间
   E. 第 3 鳃弓与第 5 鳃弓之间
9. 胚胎上、下肢芽的出现在
   A. 第 3 周末　B. 第 4 周末　C. 第 6 周末　D. 第 7 周末　E. 第 8 周末
10. 舌来源于
    A. 外胚层　B. 中胚层　C. 内胚层　D. 外胚层与中胚层　E. 外胚层、中胚层和内胚层
11. 颜面最常见的畸形
    A. 腭裂　B. 唇裂　C. 舌系带缩短　D. 颈囊肿和颈瘘　E. 面斜裂
12. 单侧或双侧唇裂是由于
    A. 上颌突与同侧内侧鼻突未愈合
    B. 上颌突与同侧外侧鼻突未愈合
    C. 左右内侧鼻突未愈合
    D. 左右外侧鼻突未愈合
    E. 左右下颌突未愈合
13. 面斜裂是由于
    A. 上颌突与同侧内侧鼻突未愈合
    B. 上颌突与同侧外侧鼻突未愈合
    C. 上颌突与同侧下颌突未愈合
    D. 同侧内外鼻突未愈合
    E. 上颌突与同侧内外鼻突未愈合
14. 前腭裂是由于
    A. 左右外侧腭突未愈合
    B. 正中腭突与外侧腭突未愈合
    C. 正中腭突与内侧鼻突未愈合
    D. 外侧腭突与内侧鼻突未愈合
    E. 外侧腭突与上颌突未愈合

15. 外耳道由哪对鳃沟形成
    A. 第1对　　B. 第2对
    C. 第3对　　D. 第4对
    E. 第5对
16. 外侧鼻突形成
    A. 正中腭突　　B. 外侧腭突
    C. 鼻梁和鼻尖　　D. 鼻翼
    E. 鼻中隔
17. 鳃弓的形成是胚胎头部两侧的
    A. 胚外中胚层增生　　B. 间充质增生
    C. 口咽膜增生　　D. 内胚层增生
    E. 原条增生
18. 颈窦的形成是由于心上嵴与哪个结构愈合
    A. 第1鳃弓　　B. 下颌突
    C. 第2鳃弓　　D. 第3鳃弓
    E. 第4鳃弓
19. 关于鳃弓，哪项错误
    A. 位于头部两侧
    B. 由间充质局部增生形成
    C. 先后共出现6对
    D. 呈柱状突，背腹走向
    E. 其内侧与咽囊相对应
20. 关于颜面的形成，以下错误的是
    A. 早期颜面由围绕口凹的5个突构成
    B. 第2对鳃弓参与颜面的形成
    C. 颜面的演化从两侧向正中方向发展
    D. 最初口凹与原始咽被口咽膜分隔
    E. 胚胎第2月末，颜面初具人貌
21. 鳃弓不参与形成哪种结构
    A. 上颌　　B. 下颌
    C. 颈　　D. 前额
    E. 腭
22. 额鼻突不演变成哪种结构
    A. 前额　　B. 鼻梁与鼻尖
    C. 鼻翼　　D. 腭的大部分
    E. 人中
23. 关于人胚胎鳃器，以下错误的是
    A. 包括鳃弓　　B. 包括鳃沟
    C. 包括咽囊　　D. 包括鳃膜
    E. 包括口凹
24. 患者母亲代述，患者男性，11个月，出生时即被发现偏左侧上唇裂开，诊断为单侧完全性唇裂。其原因为
    A. 上颌突与同侧内侧鼻突未愈合
    B. 上颌突与同侧外侧鼻突未愈合
    C. 左、右内侧突起未愈合
    D. 左、右外侧鼻突未愈合
    E. 左、右上颌突未愈合
25. 腭的发生模型，请问箭头所指是

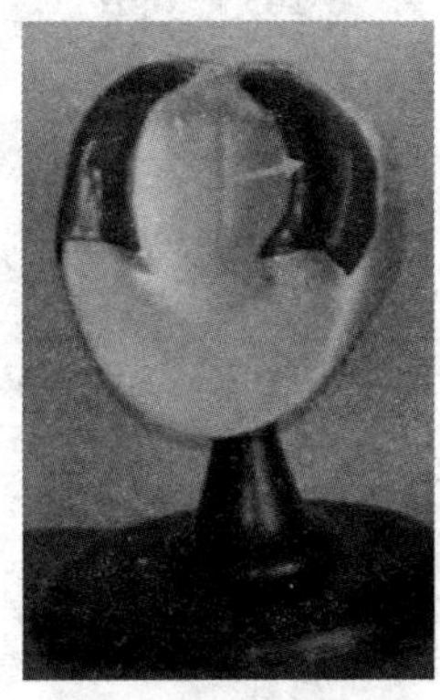

    A. 上颌突　　B. 下颌突
    C. 正中腭突　　D. 外侧腭突
    E. 鼻板
26. 腭的发生模型，请问箭头所指是

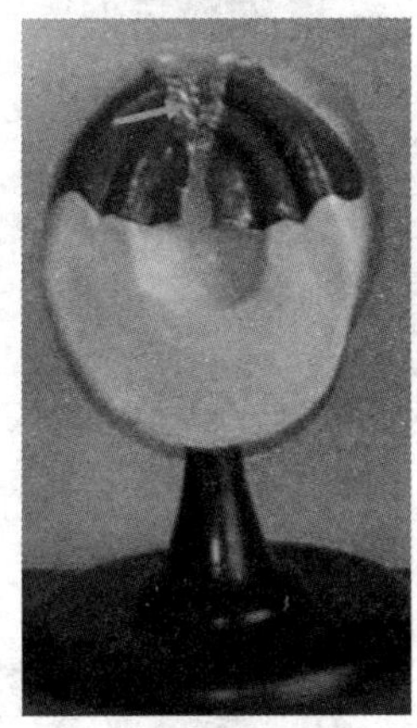

    A. 上颌突　　B. 下颌突
    C. 正中腭突　　D. 外侧腭突
    E. 鼻板
27. 颜面发生模型，请问箭头所指是

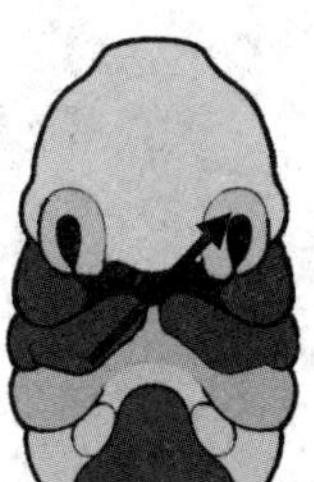

    A. 内侧鼻突　　B. 上颌突

C. 下颌突　　D. 正中腭突
E. 外侧腭突

28. 颜面发生模型，请问箭头所指是

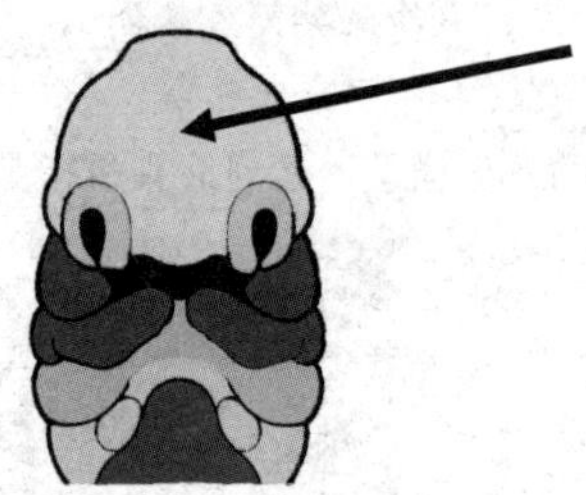

A. 额鼻突　　B. 上颌突
C. 下颌突　　D. 正中腭突
E. 外侧腭突

29. 颜面发生模型，请问箭头所指是

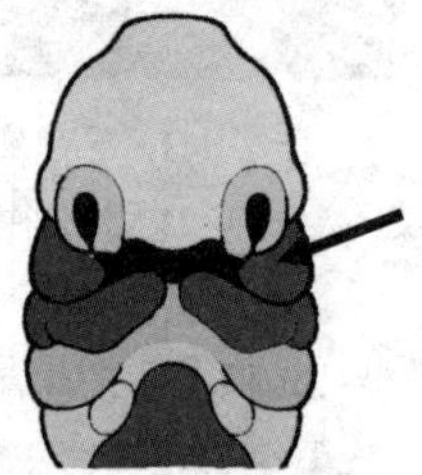

A. 额鼻突　　B. 上颌突
C. 下颌突　　D. 正中腭突
E. 外侧腭突

30. 颜面发生模型，请问箭头所指是

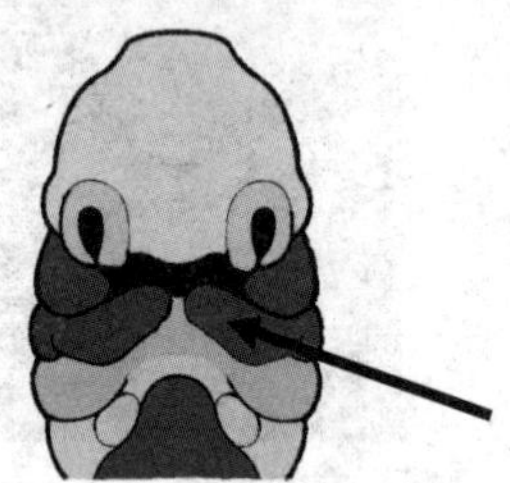

A. 额鼻突　　B. 上颌突
C. 下颌突　　D. 正中腭突
E. 外侧腭突

【B/型/题】

A. 第 1 鳃弓　　B. 第 2 鳃弓
C. 咽囊　　D. 鳃膜
E. 鳃沟

31. 上颌突来自于
32. 下颌突来自于

A. 上颌突　　B. 下颌突
C. 内侧鼻突　　D. 外侧鼻突
E. 额鼻突上部

33. 正中腭突来自于
34. 外侧腭突来自于

【X/型/题】

35. 鳃器包括
A. 颈窦　　B. 咽囊
C. 鳃弓　　D. 鳃沟
E. 鳃膜

36. 参与颜面形成的有
A. 额鼻突　　B. 第 1 对鳃弓
C. 第 2 对鳃弓　　D. 第 3 对鳃弓
E. 第 4 对鳃弓

37. 鳃弓间充质分化为
A. 表皮　　B. 肌组织
C. 神经组织　　D. 骨
E. 软骨

38. 鳃弓参与形成
A. 胸腺　　B. 甲状旁腺
C. 腭扁桃体　　D. 颜面
E. 颈

39. 第 4 周胚胎的口凹周围有
A. 额鼻突　　B. 第二对鳃弓
C. 上颌突　　D. 下颌突
E. 第三对鳃弓

40. 上颌突发育形成
A. 上颌　　B. 上唇的外侧部分
C. 外侧腭突　　D. 正中腭突
E. 鼻梁和鼻尖

41. 内侧鼻突发育形成
A. 前额　　B. 鼻中隔
C. 外侧腭突　　D. 正中腭突
E. 人中

二、名词解释

1. 鳃弓
2. 鳃器
3. 上颌突
4. 下颌突
5. 额鼻突
6. 内侧鼻突
7. 正中腭突
8. 外侧腭突

三、填空题

1. 鳃器包括__________、__________、__________和__________。
2. 腮弓是胚体头部两侧的__________增生所形成的隆起，共有__________对。
3. 腮弓之间为__________，与其相对的咽两侧壁__________膨出形成__________。
4. 颜面原基是由围绕口凹的五个隆起组成，即__________、左右__________和左右__________。
5. 腭的发生来自__________和__________。
6. 单侧唇裂是由于__________与同侧__________未愈合所致。
7. 鼻板是__________下缘两侧局部__________胚层增生形成。
8. 外侧腭突是__________向原始口腔长出的一对扁平突起。
9. 前额由__________形成，鼻侧壁和鼻翼为__________发育而来。

四、简答题

1. 简述颜面发生的原基。
2. 简述颜面的演化。
3. 简述腭的形成。

【参考答案及解析】

一、选择题

【A/型/题】

1. A

［解析］第一鳃弓出现后，其腹侧部分迅速分为上下两支，上支较小称上颌突，下支较大称下颌突。

2. D

［解析］额鼻突、左右上颌突、已愈合的左右下颌突围成凹陷，称口凹。

3. B

［解析］在第 4 周末，在额鼻突下缘的两侧，局部外胚层增厚，呈椭圆形，称鼻板。

4. E

［解析］腭的发生来自正中腭突和外侧腭突两部分。

5. A

［解析］左、右上颌突内侧面的间充质增生，向原始口腔内长出一对扁平的突起，称外侧腭突。

6. C

［解析］左、右内侧鼻突融合的内侧面间充质增生，形成一个三角形的短小突起，称正中腭突。

7. D

［解析］牙由外胚层和中胚层发生。牙釉质来自口腔的外胚层，牙的其他成分都来自中胚层。

8. D

［解析］第 2 鳃弓与深部三个较小鳃弓之间形成一封闭的间隙，称颈窦。

9. B

［解析］人胚第 4 周末，由于体壁中胚层的局部增殖，胚体左、右外侧体壁先后出现上、下两对小突起，即上、下肢芽。

10. E

［解析］舌体上皮来源于口凹外胚层，舌根上皮来源于咽囊内胚层，舌肌来源于枕部体节（中胚层）的生肌节，舌内结缔组织和血管来源于鳃弓的间充质（中胚层）。

11. B

［解析］唇裂是最常见的颜面畸形，以单侧唇裂居多。

12. A

［解析］单侧唇裂多因上颌突与同侧的内侧鼻突未融合所致。

13. B

［解析］面斜裂因上颌突与同侧外侧鼻突未愈合所致。

14. B

［解析］因外侧腭突与正中腭突未融合所致者称前腭裂。

15. A

［解析］外耳道由第 1 对鳃沟形成。

16. D

［解析］外侧鼻突发育为鼻的侧壁与鼻翼。

17. B

［解析］头部两侧的间充质增生，渐次形成左、右对称、背腹走向的 6 对弓形突，称鳃弓。

18. C

［解析］第 2 鳃弓迅速向尾侧延伸，越过第 3、4、6 鳃弓，与心突上缘即心上嵴融合而形成颈窦。

19. E

［解析］与咽囊相对应的是鳃沟，不是鳃弓。

20. B

［解析］6 对鳃弓，只有第 1 对鳃弓参与颜面形成。

21. D

［解析］前额由额鼻突的上部形成。

22. D

［解析］腭的大部分来自外侧腭突（来自上颌突）。

23. E

［解析］鳃器包括鳃弓、鳃沟、咽囊和鳃膜，不包括口凹。

24. A。

［解析］单侧唇裂多因上颌突与同侧的内侧鼻突未融合所致。

25. D

［解析］自左、右上颌突内侧面长出一对板状突起，称为外侧腭突。

26. C

［解析］在左右内侧鼻突融合处的内侧面，在中间处向背侧生长的突起，称为正中腭突。

27. A

［解析］第 6 周时，鼻板中央凹陷称鼻窝，鼻窝周围的间充质增生，形成一个马蹄形的突起，位于内侧的称内侧鼻突。

28. A

［解析］胚胎头端有一个较大的圆形隆起称额鼻突。

29. B

［解析］第一鳃弓出现后，其腹侧部分迅速分为上、下两支，上支较小称上颌突。

30. C

［解析］第一鳃弓出现后，其腹侧部分迅速分为上、下两支，下支较大称下颌突。

【B/型/题】

31. A　32. A

［解析］第 1 鳃弓出现后，其腹侧部分迅速分为上、下两支，上支较小称上颌突，下支较大称下颌突，故上、下颌突均来自第 1 鳃弓。

33. C　34. A

［解析］左、右内侧鼻突融合的内侧面间充质增生，形成一个三角形的短小突起，称正中腭突，故正中腭突来自内侧鼻突。左、右上颌突内侧面的间充质增生，向原始口腔内长出一对扁平的突起，称外侧腭突，故外侧腭突来自上颌突。

【X/型/题】

35. BCDE

［解析］鳃器包括鳃弓、鳃沟、咽囊和鳃膜。

36. AB

［解析］颜面发生的原基包括额鼻突、上颌突和下颌突。其中上颌突和下颌突来自第 1 对鳃弓。

37. BDE

［解析］间充质分化为肌组织、骨、软骨。表皮和神经组织来自外胚层。

38. DE

［解析］第 1 鳃弓参与颜面形成，第 2，3，4，6 鳃弓参与颈的形成。第 5 鳃弓形成后很快消失。

39. ACD

［解析］额鼻突、左右上颌突、已愈合的左右下颌突围成凹陷，称口凹。

40. ABC

41. DE

［解析］左、右内侧鼻突向中线生长并相互融合，将形成鼻梁、鼻尖、人中和上唇的正中部分。左、右内侧鼻突融合的内侧面间充质增生，形成一个三角形的短小突起，称正中腭突。

二、名词解释

1. 第 4～5 周，伴随额鼻突的出现，头部两侧的间充质增生，渐次形成左右对称、背腹走向的 6 对弓形隆起，称鳃弓。
2. 鳃弓、鳃沟、鳃膜与咽囊统称鳃器。
3. 第一鳃弓出现后，其腹侧部分迅速分为上下两支，上支较小称上颌突。
4. 第一鳃弓出现后，其腹侧部分迅速分为上下两支，下支较大称下颌突。
5. 人胚第 4 周时，胚盘已向腹侧卷折成柱状胚体。前神经孔逐渐闭合，神经管头端迅速膨大，形成脑的原基，即脑泡。脑泡腹侧的间充质向头侧和外侧扩散、迁移，使胚体头部外观呈较大的圆形突起，称额鼻突。
6. 第 6 周时，鼻板中央凹陷称鼻窝，鼻窝周围的间充质增生，形成一个马蹄形的突起，位于内侧的称内侧鼻突。
7. 第 5 周，左、右内侧鼻突融合的内侧面间充质增生，形成一个三角形的短小突起，称正中腭突。
8. 左、右上颌突内侧面的间充质增生，向原始口腔内长出一对扁平的突起，称外侧腭突。

三、填空题

1. 腮弓；鳃沟；咽囊；鳃膜
2. 间充质；6 对
3. 鳃沟；内胚层；咽囊
4. 额鼻突；上颌突；下颌突
5. 正中腭突；外侧腭突
6. 上颌突；内侧鼻突

7. 额鼻突；外
8. 上颌突
9. 额鼻突上部；外侧鼻突

四、简答题

1. 在第 4 周，围绕口凹出现 5 个突起：口凹上界的额鼻突、口凹侧界的一对上颌突和口凹下界的一对下颌突，它们是颜面发生的原基。
2. 颜面的演化是从两侧向正中方向发展的。首先，左右下颌突愈合，将形成下颌与下唇。继而，左、右内侧鼻突向中线生长并相互融合，将形成鼻梁、鼻尖、人中和上唇的正中部分。同时，左、右上颌突也向中线生长并与同侧的外侧鼻突融合，使鼻窝与口凹间的细沟封闭，鼻窝与口凹逐渐分开。上颌突形成上颌与上唇的外侧部分。外侧鼻突将形成鼻翼和鼻的侧壁。额鼻突主要形成前额。眼的发生始于额鼻突的外侧，两眼逐渐向中线靠近，并转向前方。外耳道由第 1 鳃沟演变而成，鳃沟周围的间充质增生形成耳郭。至第 8 周末，胚胎颜面已初具人貌。
3. 腭的发生来自正中腭突和外侧腭突两部分。左、右内侧鼻突融合的内侧面间充质增生，形成一个三角形的短小突起，称正中腭突，演化为腭前部的一小部分。随后，左、右上颌突内侧面的间充质增生，向原始口腔内长出一对扁平的突起，称外侧腭突。外侧腭突呈水平方向生长，并在中线融合，形成腭的大部分。腭的形成，分隔口腔与鼻腔。

（伍赶球）

第二十三章　消化系统与呼吸系统的发生

【同步习题】

一、选择题

【A/型/题】

1. 原始消化管壁的构成
   A. 内胚层与体壁中胚层
   B. 内胚层
   C. 脏壁中胚层
   D. 内胚层与脏壁中胚层
   E. 内胚层、体壁中胚层与脏壁中胚层
2. 原始消化管的形成
   A. 脊索的诱导　　B. 侧中胚层裂开的影响
   C. 体节分化的影响　　D. 胚盘周边向腹侧卷折
   E. 脊索的诱导与侧中胚层裂开的影响
3. 参与原始消化管头端口咽膜封闭的是
   A. 外胚层与羊膜　　B. 外胚层、内胚层与羊膜
   C. 外胚层与中胚层　　D. 外胚层、中胚层与内胚层
   E. 外胚层与内胚层
4. 消化管黏膜的上皮来源
   A. 外胚层　　B. 中胚层
   C. 内胚层　　D. 外胚层与内胚层
   E. 外胚层与中胚层
5. 由第一对咽囊形成的结构是
   A. 咽鼓管　　B. 鼓室
   C. 外耳道　　D. 外耳道和咽鼓管
   E. 咽鼓管和鼓室
6. 第 2 对咽囊分化为
   A. 胸腺上皮细胞　　B. 腭扁桃体上皮
   C. 鼓室　　D. 咽鼓管
   E. 下甲状旁腺
7. 胸腺上皮细胞来自
   A. 第 3 对咽囊腹侧份上皮
   B. 第 3 对咽囊背侧份上皮
   C. 第 3 对鳃沟外胚层
   D. 第 3 对咽囊腹侧份上皮与第 3 对鳃沟外胚层
   E. 第 3 对咽囊背侧份上皮与第 3 对鳃沟外胚层
8. 甲状旁腺来自
   A. 第 3 对咽囊腹侧份上皮
   B. 第 3 对咽囊背侧份上皮
   C. 第 4 对咽囊背侧份上皮
   D. 第 3 对咽囊腹侧份上皮与第 4 对咽囊背侧份上皮
   E. 第 3 对咽囊背侧份上皮与第 4 对咽囊背侧份上皮
9. 第 4 对咽囊参与形成的器官是
   A. 胸腺　　B. 腭扁桃体
   C. 上对甲状旁腺　　D. 下对甲状旁腺
   E. 甲状腺
10. 泄殖腔是
    A. 后肠末端的膨大部分
    B. 尿囊末端的膨大部分
    C. 尿生殖窦下段的扩大部分
    D. 原始直肠末端的膨大部分
    E. 尿生殖窦上段的扩大部分
11. 后鳃体
    A. 第 5 对咽囊形成的细胞团
    B. 参与颜面形成
    C. 与颈窦形成有关
    D. 残留的第 5 对鳃弓
    E. 分化为甲状腺滤泡上皮细胞
12. 与中肠袢顶部相连的是
    A. 肠系膜上动脉　　B. 肠系膜下动脉
    C. 盲肠始基　　D. 卵黄蒂
    E. 脐正中韧带
13. 胚胎早期大、小肠分界的标志
    A. 肠袢与卵黄蒂相连处
    B. 肝憩室
    C. 盲肠突
    D. 与尿囊相连处
    E. 进入脐腔的肠袢与腹腔的肠袢交界处
14. 中肠袢演变时要逆时针旋转
    A. 90 度　　B. 120 度
    C. 180 度　　D. 270 度
    E. 300 度
15. 中肠袢逆时针旋转的轴心
    A. 肠系膜上动脉　　B. 肠系膜下动脉
    C. 卵黄蒂　　D. 脐正中韧带
    E. 脐血管

16. 盲肠突出现在
A. 肠袢头支尾侧端 B. 肠袢头支与尾支连接处
C. 肠袢尾支头侧端 D. 肠袢尾支尾侧端
E. 肠袢尾支与后肠连接处
17. 尿直肠隔的发生是在
A. 尿生殖窦与后肠之间
B. 尿生殖窦与泄殖腔之间
C. 尿囊与泄殖腔之间
D. 尿囊与后肠之间
E. 尿囊与直肠之间
18. 尿生殖窦来自
A. 泄殖腔的腹侧份 B. 泄殖腔的背侧份
C. 尿囊的起始部 D. 尿囊的末端
E. 直肠的末端
19. 泄殖腔被分隔后，背侧份为
A. 膀胱 B. 尿生殖窦
C. 尿道 D. 原始直肠
E. 肛管
20. 肛管下段来自
A. 原始直肠 B. 泄殖腔
C. 尿生殖窦末端 D. 后肠末端
E. 肛凹
21. 肝憩室由原始消化管哪个部位的上皮增生形成
A. 前肠中段
B. 前肠末端
C. 中肠袢头支头端
D. 中肠袢头支中段
E. 中肠袢头支和尾支连接处
22. 胰腺外分泌部和内分泌部的来源
A. 内胚层
B. 中胚层
C. 前者为中胚层，后者为内胚层
D. 前者为内胚层，后者为中胚层
E. 前者为外胚层，后者为内胚层
23. 喉气管憩室的发生
A. 原始咽头端的底壁
B. 原始咽尾端的底壁
C. 前肠尾端的底壁
D. 口凹的底壁
E. 原始咽底壁的奇结节与联合突之间
24. 透明膜病是由于
A. 肺泡隔毛细血管发育不良
B. 肺泡Ⅰ型细胞发生透明变性
C. 肺泡Ⅱ型细胞分泌表面活性物质不足
D. 肺泡上皮发育不良
E. 肺泡表面覆盖一层黏液
25. 呼吸系统较常见的先天畸形是
A. 喉气管狭窄或闭锁
B. 气管食管瘘
C. 透明膜病
D. 先天性肺囊肿
E. 单侧肺不发生
26. 肺泡Ⅱ型细胞何时开始分泌表面活性物质
A. 胎儿第 6 个月 B. 胎儿第 7 个月
C. 胎儿第 8 个月 D. 胎儿第 9 个月
E. 胎儿第 10 个月
27. 呼吸系统的上皮来源
A. 外胚层 B. 中胚层
C. 内胚层 D. 内胚层和外胚层
E. 中胚层和外胚层
28. 关于咽囊的叙述错误的是
A. 原始消化管头段侧壁内胚层向外膨出形成
B. 共 5 对
C. 与鳃弓同时发生
D. 与鳃沟相对应
E. 主要分化为咽喉
29. 关于胃的发生错误的是
A. 胃的原基是前肠尾端的梭形膨大
B. 胃壁起源于内胚层
C. 胃原基背侧缘生长比腹侧缘快
D. 胃沿胚体纵轴顺时针旋转 90 度
E. 胃最终变为左上右下的斜形方位
30. 关于生理性脐疝的形成错误的是
A. 肠袢生长迅速 B. 腹腔容积小
C. 肝增大 D. 中肾增大
E. 卵黄蒂牵拉作用
31. 关于泄殖腔的叙述错误的是
A. 是后肠末端的膨大部分
B. 内胚层细胞增生被分隔为背腹两份
C. 参与形成膀胱和尿道
D. 参与形成直肠
E. 参与形成肛管上段
32. 关于肝憩室的叙述错误的是
A. 由前肠末端腹侧壁上皮增生形成
B. 头支形成肝板
C. 尾支形成胆囊和胆囊管
D. 根部形成胆总管
E. 头支形成肝内结缔组织和肝被膜

33. 关于胰腺的发生，以下错误的是
A. 原基为背胰芽和腹胰芽
B. 背胰形成胰的极大部分
C. 腹胰形成胰岛
D. 由前肠末端上增生形成原基
E. 胰腺腺泡、导管和胰岛细胞均来源于内胚层

34. 关于喉气管憩室的发生和演变，以下错误的是
A. 从原始咽尾端底壁发生
B. 是喉、气管、支气管和肺的原基
C. 起初为一纵行的沟
D. 内胚层增生形成气管食管隔
E. 分化为它形成器官的上皮

35. 关于呼吸系统的发生，以下错误的是
A. 上皮来源于内胚层
B. 肺芽发育为支气管和肺
C. 胚胎第 7 个月，Ⅱ型细胞开始分泌表面活性物质
D. 结缔组织、软骨和平滑肌来源于间充质
E. 出生后肺泡数量不再增多

36. 关于胚胎肝的功能，以下错误的是
A. 分泌胆汁
B. 产生红细胞
C. 产生粒细胞和巨核细胞
D. 合成甲胎蛋白
E. 产生造血干细胞

37. 患儿，男，3 岁。因右下腹疼痛伴发热呕吐 2 天，于 2000 年 11 月 10 日入院。查体：T 38.9℃，P124 次/分，R 24 次/分。发育正常，营养中等，烦躁不安，重度脱水貌。皮肤弹性差，巩膜无黄染。双肺无啰音，心脏无杂音。腹稍胀气，无肠型，下腹肌紧张，压痛、反跳痛阳性，以右下腹为明显，无移动性浊音，肠鸣音稀疏，肛门指检无异常。腹 X 线透视未见液平及膈下游离气体。血常规：WBC19.2×10^9/L，N 0.90，L 0.10，Hb135g/L。血 K^+4.8mmol/L，血 Na^+140mmol/L，CO_2CP15mmol/L。入院诊断：梅克尔憩室扭转穿孔。麦克尔憩室是由于
A. 卵黄蒂近端残留在回肠壁上
B. 尿囊近端残留在回肠壁上
C. 尿囊近端残留在空肠壁上
D. 卵黄蒂近端残留在空肠壁上
E. 盲肠始基未发育

38. 某患儿，男，23 小时，胎龄 40+1W，因发现脐部一可复性包块 3 小时入院。患儿于 2002 年 11 月 10 日下午 5：40 剖宫产出生，出生体重 3.8kg，阿氏评分 10 分，产后哭声洪亮，无恶心、呕吐及抽搐等。入院查体：体温 35.5℃，脉搏 120 次/分，呼吸 40 次/分，腹膨隆，腹壁浅静脉怒张，未见胃肠型及蠕动波，残留脐带水肿。脐部见一直径约 3.0cm 类圆形包块，质软，压之消失，哭闹时包块明显增大，松开鸡皮管见肠管自脐疝出，腹肌软，叩诊呈鼓音，肝浊音界存在，移动性浊音阴性，肠鸣音弱，腹部立位片未见异常。入院诊断：先天性脐疝。先天性脐疝是由于
A. 尿囊未退化　　B. 脐腔未闭锁
C. 脐尿管未闭锁　　D. 卵黄蒂未退化
E. 肠袢转位异常

39. 消化系统和呼吸系统的发生模型，请问箭头所指是

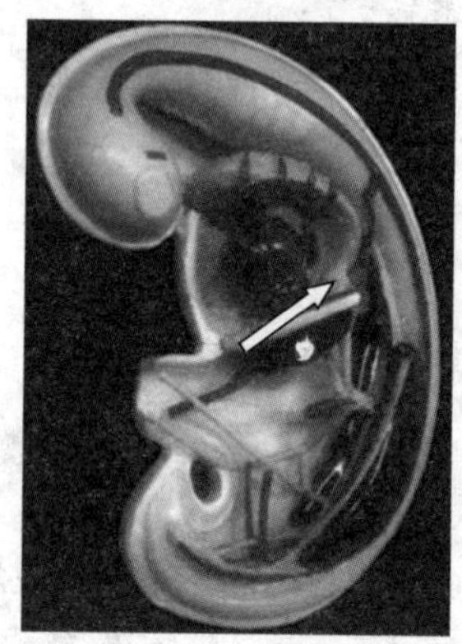

A. 肺芽　　B. 肝憩室
C. 盲肠突　　D. 背胰
E. 尿囊

40. 消化系统和呼吸系统的发生模型，请问箭头所指是

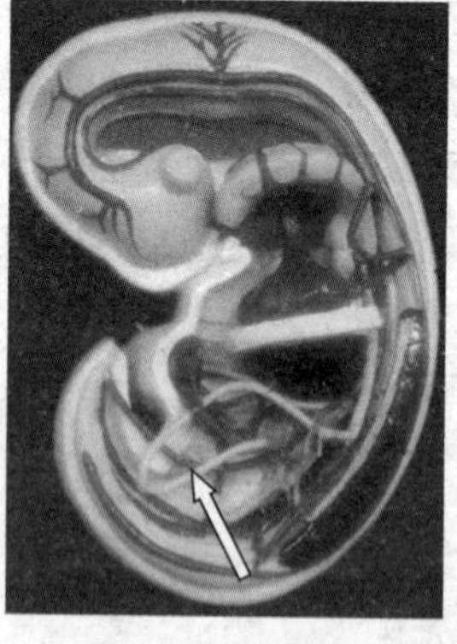

A. 中肠袢尾支　　B. 中肠袢头支
C. 肝憩室　　D. 背胰
E. 原始咽

41. 消化系统和呼吸系统的发生模型，请问箭头所指是

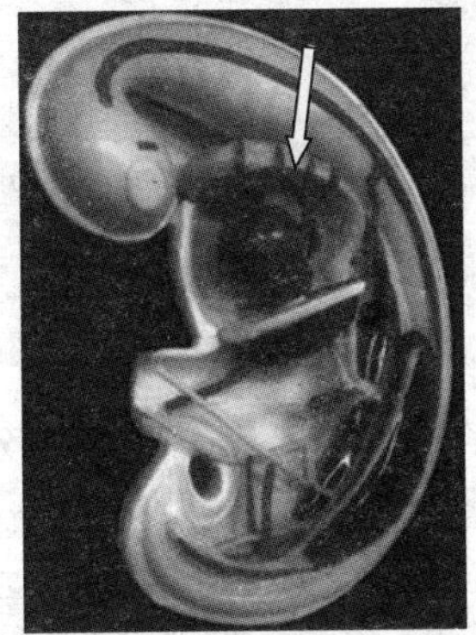

A. 肺芽　　B. 肝憩室
C. 盲肠突　　D. 背胰
E. 原始咽

42. 消化系统和呼吸系统的发生模型，请问箭头所指是

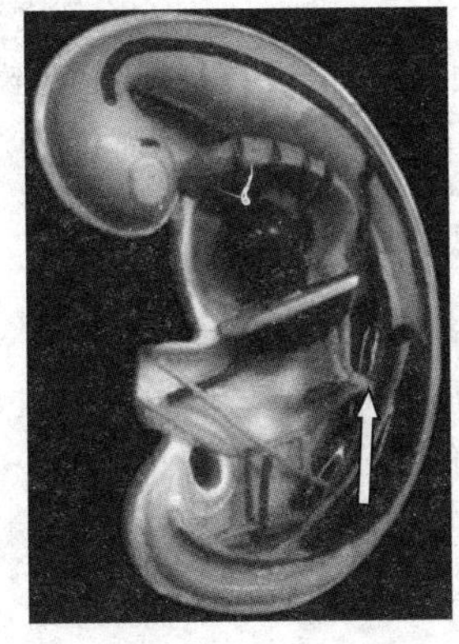

A. 肺芽　　B. 肝憩室
C. 盲肠突　　D. 背胰
E. 尿囊

【C/型/题】

A. 前肠的内胚层　　B. 中肠的内胚层
C. 两者均是　　D. 两者均不是

43. 十二指肠上皮和腺体的起源
44. 气管的上皮和腺体的起源
45. 肝索的起源
46. 阑尾的上皮和腺体的起源

A. 梅克尔憩室　　B. 脐瘘
C. 两者均是　　D. 两者均不是

47. 是由于卵黄蒂退化不全所致
48. 是由于卵黄蒂未退化所致

【X/型/题】

49. 第 1 对咽囊分化为
A. 外耳道　　B. 中耳鼓室
C. 内耳迷路　　D. 咽鼓管
E. 腭扁桃体上皮和隐窝

50. 前肠分化为
A. 咽　　B. 食管
C. 胃　　D. 十二指肠的一部分
E. 喉气管憩室

51. 与泄殖腔相通
A. 后肠　　B. 卵黄囊
C. 尿囊　　D. 中肾管
E. 肛凹

52. 原始直肠发育为
A. 尿生殖窦　　B. 直肠
C. 肛管上段　　D. 肛管下段
E. 膀胱

53. 泄殖腔内胚层发育分化为
A. 膀胱上皮　　B. 直肠上皮及腺上皮
C. 肛管上段上皮　　D. 尿道上皮
E. 性腺表面上皮

54. 肝憩室尾支分化为
A. 肝板　　B. 肝内结缔组织
C. 胆囊　　D. 胆囊管
E. 胆总管

55. 关于肛管的发生
A. 肛管上段上皮来源于内胚层
B. 肛管下段上皮来源于外胚层
C. 肛管下段由肛凹形成
D. 肛管上段由原始直肠形成
E. 肛管的结缔组织和肌组织来源于中胚层

56. 中肠尾支分化为
A. 横结肠的右 2/3　　B. 升结肠
C. 盲肠和阑尾　　D. 回肠的一部分
E. 横结肠的左 1/3

57. 关于肺的发生
A. 原基是肺芽
B. 肺泡上皮来源于内胚层
C. 肺的结缔组织，平滑肌和软骨来源于间充质
D. 第 9 个月胎儿，肺泡Ⅱ型细胞开始分泌表面活性物质
E. 出生后肺泡仍在增大，但数量不增多

58. 某新生儿吃奶时总是出现咳嗽和溢奶，哭时呼吸困难，应考虑可能患哪些先天畸形
A. 气管狭窄　　B. 食管闭锁
C. 肺透明膜病　　D. 气管食管瘘
E. 肺发育不良

59. 从脐经常流出排泄物，可能存在

A. 脐瘘　　B. 脐尿瘘

C. 先天性脐疝　　D. 梅克尔憩室

E. 不通肛

60. 不通肛的发生可能是

A. 肛膜未破

B. 肛管上皮过度增生后未再吸收

C. 肛凹与直肠末端未相通

D. 尿生殖窦发育异常

E. 尿直肠隔偏位

二、名词解释

1. 原始消化管
2. 原始咽
3. 泄殖腔
4. 中肠袢
5. 尿直肠隔
6. 肝憩室
7. 胰芽
8. 食管闭锁
9. 生理性脐疝
10. 喉气管憩室
11. 呼吸窘迫综合征

三、填空题

1. 原始消化管可分三部分：________、________、________。
2. 从咽到十二指肠上段的上皮及腺体、肝、胆、胰的腺上皮均由________的________分化而成。
3. 中肠分化形成十二指肠中段到________。
4. 后肠分化形成________到________。
5. 后肠末端的膨大部分称________。在后肠与尿囊之间的中胚层称________，它将泄殖腔分隔为两部分，背侧部分为________，腹侧部分为________。
6. 胎儿出生后，肠管从脐部膨出，称为________。
7. 胸腺来自第________对咽囊内胚层及周围的间充质。
8. 甲状腺来自________底壁正中线________细胞增生，向间充质下陷形成的________。
9. 呼吸系统的原基是________，它是由原始咽底部正中发生的纵行________愈合而成。
10. 脐粪瘘是由于________未退化所致。
11. 气管与食管分隔不完全，两者间有管道相连，称为________。

四、简答题

1. 简述泄殖腔的形成、分隔及其演变。
2. 简述第 3 对咽囊的演变。
3. 简述肝憩室的形成与分化。
4. 简述胰腺的发生。

【参考答案及解析】

一、选择题

【A/型/题】

1. D

[解析] 人胚第 4 周时，随着圆柱状胚体的形成，卵黄囊顶部的内胚层及其外侧的脏壁中胚层被包卷入胚体内，形成两端封闭的纵行管道，称原始消化管。

2. D

[解析] 原始消化管的形成是由于三个胚层发育不均，外胚层生长速度快于内胚层，中轴组织生长速度快于周边组织，导致胚盘周边向腹侧卷折，卵黄囊顶部的内胚层及其外侧的脏壁中胚层被包卷入胚体内，形成两端封闭的纵行管道，称原始消化管。

3. E

[解析] 三胚层形成后，有两个部位缺乏中胚层，它们分别是原始消化管头端的口咽膜和尾端泄殖腔膜。

4. D

[解析] 消化管两端的上皮来自外胚层，如口腔黏膜的上皮、肛管下端及肛门黏膜的上皮外胚层。其余各段消化管黏膜的上皮来自内胚层。

5. E

[解析] 第一对咽囊伸长演变为咽鼓管，末端膨大演变为中耳鼓室。

6. B

[解析] 第 2 对咽囊外侧份退化，内侧份内胚层细胞分化为腭扁桃体的表面上皮。上皮下的间充质分化为腭扁桃体的网状组织，淋巴细胞迁来此处并大量增殖，演化为腭扁桃体。

7. A

[解析] 第 3 对咽囊腹侧份细胞增生，形成左右两条向胚体尾侧延伸的细胞索，其尾端在胸骨柄后方汇拢形成胸腺原基。

8. E

[解析] 第 3 对咽囊背侧份上皮细胞增生，下移至甲状腺原基背侧，分化为下一对甲状旁腺。第 4 对咽囊：腹侧份细胞退化，背侧份细胞增生、迁移至甲状腺背侧上方，形成上一对甲状旁腺。

9. C

[解析] 第 4 对咽囊腹侧份细胞退化，背侧份细胞增生、迁移至甲状腺背侧上方，形成上一对上甲状旁腺。

10. A

[解析] 原始消化管的尾端为后肠，后者的末端膨大为泄殖腔。

11. A

[解析] 第 5 对咽囊形成的细胞团为后鳃体，后者的部分细胞迁入甲状腺内，分化为滤泡旁细胞。

12. D

[解析] 中肠生长速度比胚体快，肠管向腹侧弯曲而形成 U 形中肠袢，其顶端连于卵黄蒂，并以此为界分为头、尾两支。

13. C

[解析] 中肠袢尾支近卵黄蒂处形成一小囊状突起，称盲肠突（cecal bud），为小肠和大肠的分界线，是盲肠和阑尾的原基。

14. D

[解析] 中肠袢进入脐腔后，在脐腔中生长的同时，以肠系膜上动脉为轴作逆时针旋转 90°。第 10 周，腹腔容积增大，中肠袢陆续从脐腔退回腹腔，脐腔闭锁。头支先退出，尾支后退出，边退边再逆时针旋转 180°，这样中肠袢共逆时针旋转 270°。

15. A

[解析] 肠系膜上动脉位于 U 形中肠袢的中央，故中肠袢逆时针旋转时都是以肠系膜上动脉为轴心。

16. C

[解析] 肠袢尾支近卵黄蒂处形成一小囊状突起，称盲肠突（cecal bud），为小肠和大肠的分界线，是盲肠和阑尾的原基。

17. D

[解析] 第 6～7 周时，尿囊与后肠之间的间充质增生，形成一镰状隔膜称尿直肠隔。

18. A

[解析] 尿直肠隔突入泄殖腔内将泄殖腔分隔为腹侧的尿生殖窦与背侧的原始直肠。

19. D

[解析] 同上题。

20. E

[解析] 第 8 周末，肛膜破裂，消化管末端与羊膜腔相通，肛凹加深，演化为肛管下段。

21. B

[解析] 前肠末端腹侧壁的细胞增生形成向外突出的囊状结构为肝憩室，它是肝胆的原基。

22. A

[解析] 前肠末端靠近肝憩室处的内胚层细胞增生，向腹侧和背侧突出形成腹胰芽和背胰芽，胰腺外分泌部和内分泌部都来源于腹胰芽和背胰芽。

23. B

[解析] 第 4 周时，原始咽尾端底壁正中出现一纵形沟，称喉气管沟，此沟逐渐加深并从尾端开始愈合形成一盲囊，称喉气管憩室。

24. C

[解析] 透明膜病是由于Ⅱ型肺泡细胞分化不良，不能产生足够的表面活性物质，致使肺泡表面张力增大。胎儿出生后，肺泡不能随呼吸运动而扩张，出现进行性加重的呼吸困难，又称新生儿呼吸窘迫综合征。显微镜检查肺泡塌陷、间质水肿、肺泡上皮表面覆盖一层透明状血浆蛋白膜，故又称透明膜病。

25. B

[解析] 气管食管隔发育不良，使气管与食管分隔不完全，两者间有瘘管相连，这种异常称气管食管瘘。这种呼吸系统的先天性畸形最常见。

26. B

[解析] 第 7 个月时，肺泡数量增多。肺泡上皮除含Ⅰ型肺泡细胞外，还分化出Ⅱ型肺泡细胞，并分泌表面活性物质。此时，肺泡隔内毛细血管也很丰富，可进行正常呼吸，故 7 个月的早产儿可存活。

27. D

[解析] 喉、气管、支气管和肺的上皮来源于内胚层；鼻黏膜的上皮来自外胚层。

28. E

[解析] 原始咽的两侧壁有 5 对膨向外侧的囊状突起称咽囊，分别与外侧的腮沟相对。咽囊不分化为咽喉。

29. B

[解析] 胃壁的上皮和腺体起源于内胚层，但结缔组织和肌组织起源于脏壁中胚层。

30. E

[解析] 第 6 周，中肠袢生长迅速，加上肝、肾的发育，腹腔容积相对较小，腹压升高，致使中肠袢突入脐带内的胚外体腔，即脐腔，形成生理性脐疝。

31. B

[解析] 第 6～7 周时，尿囊与后肠之间的间充质增生，形成一镰状隔膜称尿直肠隔，尿直肠隔把泄殖腔分隔

为背腹两份。

32. E

［解析］肝憩室头支迅速生长形成分支并相互吻合成网状的肝细胞索，肝索上下叠加形成肝板，肝板之间的间隙形成肝血窦。肝内结缔组织和肝被膜由头支周围的间充质分化形成。

33. C

［解析］腹胰只构成胰腺头部的一部分，胰腺的体部和尾部全由背胰构成，而胰岛主要分布于胰腺的尾部和体部，故胰岛来自于背胰。

34. D

［解析］气管食管隔由喉气管憩室与食管之间的间充质增生形成，而不是内胚层增生形成。

35. E

［解析］出生之后，肺泡的体积还在增大，数量仍在增多。

36. E

［解析］胚胎肝脏能分泌胆汁，合成甲胎蛋白，早期还能产生大量红细胞和少量粒细胞和巨核细胞。而造血干细胞来自卵黄囊壁上胚外中胚层的血岛。

37. A

［解析］卵黄蒂退化不完全，在基部保留一段盲囊连于回肠，其顶端有纤维索与脐相连，这种异常称为梅克尔憩室。

38. B

［解析］先天性脐疝是由于脐腔未闭锁导致脐带根部留有一孔与腹腔相通。当腹内压增高时，肠管可从脐部膨出。

39. A

［解析］原始横膈上方，咽和食道交界处，可见一对肺芽（黄色）。

40. A

［解析］中肠袢呈 U 形，分头支和尾支。中肠袢尾支连接着后肠。

41. E

［解析］前肠扁漏斗状膨大部分为原始咽。

42. D

［解析］接近胃的小肠处，可见胆囊（棕黄色，肠管的腹侧），在其背侧为背胰。

【C/型/题】

43. C　44. A　45. A　46. B

［解析］十二指肠由前肠和中肠发育而来，故它的上皮和腺体来源于前肠和中肠的内胚层；气管的原基是喉气管憩室，后者来自于前肠头端的原始咽，那么气管的上皮和腺体起源于前肠内胚层。肝索由肝憩室的头支发育而来，而肝憩室起源于前肠末端。中肠发育为十二指肠胆总管开口以下至横结肠右 2/3 部的肠管，所以，阑尾的上皮和腺体的起源于中肠内胚层。

47. A　48. B

［解析］卵黄蒂未按时闭锁，以致回肠与脐之间残留一瘘管，出生后，肠内容物可通过该瘘管溢出，这种异常称为脐瘘。若卵黄蒂退化不完全，在基部保留一段盲囊连于回肠，其顶端有纤维索与脐相连，这种异常称为梅克尔憩室。

【X/型/题】

49. BD

［解析］内侧份向外侧伸长成为咽鼓管，末端膨大演化为中耳鼓室，第一腮膜分化为鼓膜，第一腮沟形成外耳道。

50. ABCDE

［解析］前肠分化为口腔底、舌、咽、食管、胃、十二指肠胆总管开口以上部分、肝、胆、胰以及喉、气管、支气管、肺，还有胸腺、甲状腺和甲状旁腺等。

51. ACD

［解析］泄殖腔是后肠末端膨大的部分，尿囊是后肠尾端向体蒂内长出的盲管，中肾管的末端开口于泄殖腔。

52. BC

［解析］泄殖腔被尿直肠隔分隔为腹侧的尿生殖窦和背侧的原始直肠，原始直肠发育为直肠和肛管上段。

53. ABCD

［解析］参见上题解析；尿生殖窦发育为膀胱大部分以及尿道。性腺表面上皮由体腔上皮发育而来。

54. CD

［解析］肝憩室尾支较小，其近端伸长形成胆囊管，远端扩大形成胆囊。

55. ABCDE

［解析］肛管上段由原始直肠形成，其上皮来源于内胚层；肛管下段来源于肛凹，肛凹表面为外胚层，故肛管下段上皮来自于外胚层。结缔组织和肌组织都来源于中胚层。

56. ABCD

［解析］横结肠左 1/3 由后肠发育而来。

57. ABC

［解析］第 7 个月胎儿，肺泡Ⅱ型细胞开始分泌表面活性物质，出生后肺泡仍在增大，数量也在不断增多。

58. BD

［解析］新生儿食管闭锁和气管食管瘘会导致其吃奶时溢奶，奶经咽喉或瘘管进入气管，引起咳嗽和哭时呼吸困难。

59. AB

［解析］脐瘘会导致肠道内容物从脐流出；脐尿瘘会导致膀胱内的尿液从脐漏出。

60. ABC

［解析］不通肛是由于肛膜未破或肛凹未与直肠末端相通所引起，其原因可能是肛管上皮过度增生后没有吸收退化。

二、名词解释

1. 人胚发育第 3 周末，由于三胚层胚盘向腹侧卷折，胚体逐渐由扁盘状变为圆柱状。内胚层被卷入胚体内，形成一条纵行的封闭管道，称原始消化管，也称原肠。原肠头端起自口咽膜，尾端止于泄殖腔膜。
2. 原肠头端膨大的部分，起自口咽膜，止于喉气管起始部，呈头端宽、尾端窄的扁漏斗形。
3. 后肠尾端的膨大，其腹侧与尿囊相连，尾端由泄殖腔膜封闭。
4. 人胚发育第 5 周，中肠凸向腹侧弯曲形成 U 形中肠袢，其顶部与卵黄蒂通连。卵黄蒂的头侧段为肠袢头支，尾侧段为肠袢尾支。
5. 人胚发育第 6～7 周，尿囊与后肠交界处的间充质增生形成的突入泄殖腔的镰状隔膜。
6. 人胚发育第 4 周初，前肠末端近卵黄囊处的腹侧壁内胚层上皮增生形成的囊状突起。其末端膨大，很快分为头、尾两支，是肝和胆囊的原基。
7. 人胚发育第 4 周末，前肠尾端内胚层细胞增生，在背、腹两侧各形成的憩室样突起，是胰腺的原基。
8. 食管发生早期，上皮细胞迅速增殖，管腔一度闭锁，以后过度增生的细胞凋亡，使管腔重建。如果重建受阻，就会造成食管管腔消失，即为食管闭锁。食管闭锁可导致羊水过多。
9. 人胚发育第 6 周，由于中肠袢生长迅速，腹腔容积相对较小而导致中肠袢突入脐腔形成的暂时性脐疝。到第 10 周时，肠袢返回腹腔。
10. 人胚发育第 4 周，原始咽尾端腹侧壁内面正中出现的一条纵行浅沟，为喉气管沟。此沟逐渐加深，并从尾端向头端愈合，在食管腹侧形成的一长形盲囊，是喉、气管、支气管和肺的原基。
11. 又称透明膜病，在人胚发育过程中，由于Ⅱ型肺泡细胞分化不良，不能分泌表面活性物质，致使肺泡表面张力增大，不能随呼吸运动而扩张，导致呼吸极度困难。光镜下，可见肺泡萎缩塌陷，间质水肿，肺泡上皮覆盖一层从血管渗出的血浆蛋白膜。

三、填空题

1. 前肠；中肠；后肠
2. 前肠；内胚层
3. 横结肠右 2/3 部
4. 横结肠左 1/3 部；肛管上段
5. 泄殖腔；尿直肠隔；原始直肠；尿生殖窦
6. 先天性脐疝
7. 3
8. 原始咽；内胚层；甲状腺舌管
9. 喉气管憩室；喉气管沟
10. 卵黄蒂
11. 气管食管瘘

四、简答题

1. 后肠末段的膨大部分为泄殖腔，其腹侧与尿囊相连，尾端以泄殖腔膜封闭。第 6～7 周时，尿囊与后肠之间的间充质增生，形成尿直肠隔，并向尾端生长，形成一镰状隔膜突入泄殖腔内，最后与泄殖腔膜愈合，将泄殖腔分为腹侧的尿生殖窦，背侧的原始直肠。尿生殖窦将参与泌尿生殖系统管道的形成，原始直肠分化为直肠和肛管上段。
2. 第 3 对咽囊的背侧份上皮增生，下移至甲状腺原基背侧，分化为下一对甲状旁腺。腹侧份上皮增生，形成左右两条细胞索，向胚体尾侧延伸，在未来的胸骨柄后方部位汇拢，形成胸腺原基，细胞索根部退化而与咽囊脱离。胸腺原基的内胚层细胞分化为胸腺上皮细胞，迁移而来的淋巴性造血干细胞增殖分化为胸腺细胞。
3. 前肠末端腹侧壁的细胞增生形成向外突出的囊状结构为肝憩室。肝憩室迅速生长并伸入到原始横膈内，其末端膨大，并分为头、尾两支。头支较大，是肝的原基。头支迅速生长形成分支并相互吻合成网状的肝细胞索，肝索上下叠加形成肝板，肝板之间的间隙形成肝血窦。肝板与肝血窦围绕中央静脉，共同形成肝小叶。肝憩室尾支较小，其近端伸长形成胆囊管，远端扩大形成胆囊。肝憩室的根部形成胆总管，并与胰腺导管合并开口于十二指肠。
4. 前肠末端靠近肝憩室处的内胚层细胞增生，向腹侧和背侧突出形成腹胰芽和背胰芽。腹、背胰芽的上皮细胞增生，形成细胞索。这些细胞索反复分支，其末端形成腺泡，与腺泡相连的各级分支形成各级导管，于是腹胰芽和背胰芽分别形成腹胰和背胰。由于胃和十二指肠的旋转和肠壁的不均等生长，致使腹胰转到背侧，与背胰相互靠拢并融合形成单一的胰腺。

（段炳南）

第二十四章　泌尿系统和生殖系统的发生

【同步习题】

一、选择题

【A/型/题】

1. 泌尿系统和生殖系统的主要器官均起源于
   A. 轴旁中胚层　B. 间介中胚层
   C. 体壁中胚层　D. 脏壁中胚层
   E. 侧中胚层
2. 第 4 周末胚体后壁出现一对纵行隆起是
   A. 尿生殖嵴　B. 体节
   C. 间介中胚层　D. 神经褶
   E. 原条
3. 生肾索来自
   A. 生后肾原基　B. 中肾管
   C. 体节　D. 间介中胚层
   E. 轴旁中胚层
4. 输尿管芽来自
   A. 泄殖腔侧壁　B. 中肾旁管末端
   C. 中肾管末端　D. 生后肾原基
   E. 尿生殖窦末端
5. 后肾来自
   A. 生后肾原基
   B. 生肾索和输尿管芽
   C. 生后肾原基和中肾管
   D. 生后肾原基和输尿管芽
   E. 生肾索
6. 输尿管芽发育形成
   A. 输尿管
   B. 输尿管、肾盂和肾盏
   C. 输尿管、肾盂、肾盏和集合小管
   D. 输尿管、肾盂、肾盏、集合小管和肾小管
   E. 集合小管和肾小管
7. 肾小管的来源是
   A. 前肾小管　B. 中肾小管
   C. 输尿管芽　D. 生后肾原基
   E. 中肾管
8. 生后肾原基来自
   A. 生肾索头端　B. 中肾管头端
   C. 中肾管尾端　D. 中肾嵴尾端
   E. 输尿管芽末端
9. 女性尿道来自
   A. 尿囊　B. 尿生殖窦中段
   C. 尿生殖窦下段　D. 泄殖腔末端
   E. 输尿管芽末端
10. 膀胱的起源是
    A. 内胚层　B. 外胚层
    C. 中胚层　D. 内胚层和中胚层
    E. 外胚层和中胚层
11. 后肾的发生中
    A. 近曲小管与肾小囊相连接
    B. 近端小管与细段相连接
    C. 远端小管与细段相连接
    D. 远端小管与集合小管相连接
    E. 集合小管与肾盏相连接
12. 膀胱主要来自
    A. 尿囊起端　B. 尿囊末端
    C. 尿生殖窦上段　D. 尿生殖窦下端
    E. 中肾管末端
13. 后肾产生的尿液排入
    A. 羊膜腔　B. 胚外体腔
    C. 胚内体腔　D. 尿囊
    E. 泄殖腔
14. 原始生殖细胞的起源是
    A. 生殖腺嵴表面上皮
    B. 卵黄囊壁胚外中胚层
    C. 卵黄囊壁内胚层
    D. 尿囊壁内胚层
    E. 生殖腺嵴间充质细胞
15. 睾丸间质细胞的来源是
    A. 生殖腺嵴表面上皮
    B. 生殖腺嵴间充质细胞
    C. 卵黄囊壁内胚层
    D. 尿囊壁内胚层
    E. 生精小管生精上皮
16. 生殖腺最初位于
    A. 后腹壁的上方　B. 前腹壁的上方

C. 前腹壁的下方　D. 后腹壁的下方
E. 盆腔骨盆缘上方

17. 人胚能分泌抗中肾旁管激素的细胞是
A. 睾丸间质细胞　B. 睾丸精原细胞
C. 睾丸支持细胞　D. 卵巢卵泡细胞
E. 卵巢基质细胞

18. 中肾旁管的发生是
A. 中肾管头端向外侧长出的突起向尾侧延伸
B. 生肾索向尾侧延伸
C. 中肾管末端向外长出的突起向尾侧延伸
D. 体腔上皮内陷卷褶
E. 生殖腺嵴表面上皮内陷卷褶

19. 男性胚胎中肾小管发育形成
A. 直细精管　B. 生精小管
C. 睾丸网　D. 输出小管
E. 附睾管

20. 附睾管的来源是
A. 中肾管头端　B. 中肾管中段
C. 中肾管尾端　D. 中肾旁管头端
E. 中肾旁管尾端

21. 子宫的起源是
A. 内胚层　B. 中胚层
C. 外胚层　D. 内胚层和中胚层
E. 内胚层和外胚层

22. 子宫来自
A. 中肾旁管上段　B. 中肾管上段
C. 中肾旁管中段　D. 中肾管中段
E. 中肾旁管下段

23. 左右中肾旁管下段未愈合可引起
A. 双输尿管和双肾盂
B. 双子宫
C. 双阴道
D. 双尿道
E. 双角子宫

24. 患者体内有睾丸，但外生殖器似女性的是
A. 真两性畸形
B. 女性假两性畸形
C. 男性假两性畸形
D. 睾丸女性化综合征
E. 肾上腺性综合征

25. 睾丸女性化综合征是由于
A. 体细胞缺乏雄激素受体
B. 睾丸不能分泌雄激素
C. 睾丸不能分抗中肾旁管激素
D. 肾上腺皮质产生大量雄激素
E. 睾丸不能产生精子

26. 睾丸下降到阴囊一般是在
A. 第 6 个月胎儿
B. 第 7～8 个月胎儿
C. 第 9～10 个月胎儿
D. 出生后 3 个月
E. 出生后 12 个月

27. 关于膀胱的发生，以下错误的是
A. 主要来自尿生殖窦上段
B. 中肾管末端参与形成
C. 输尿管芽起始部参与形成
D. 起源于中胚层
E. 起源于内胚层

28. 关于人胚前肾的发生，以下错误的是
A. 前肾发生最早，位于颈部体节外侧
B. 前肾由前肾小管和前肾管构成
C. 前肾小管全部退化消失
D. 前肾小管是细胞索，无泌尿功能
E. 前肾小管退化后前肾管才全部退化消失

29. 关于中肾的发生，以下错误的是
A. 位于胸腹部体节外侧
B. 先后发生中肾小管约 80 对
C. 中肾管是前肾管向尾侧延伸形成
D. 中肾管尾端与生后肾原基连接
E. 大部分中肾小管退化

30. 关于后肾的发生，以下错误的是
A. 开初的位置在盆腔部
B. 来自生后肾原基和输尿管芽
C. 起源于内胚层和中胚层
D. 肾小管与集合小管相连接
E. 浅表肾单位发生较晚

31. 关于尿生殖窦的演变，以下错误的是
A. 膀胱　B. 男性尿道
C. 女性尿道　D. 阴道前庭
E. 直肠与肛管上段

32. 关于生后肾原基的演变，以下错误的是
A. 血管球　B. 肾小囊
C. 近端小管　D. 远端小管
E. 细段

33. 关于输尿管芽的演变，以下错误的是
A. 输尿管　B. 肾盏
C. 肾小管　D. 集合小管
E. 肾盂

34. 关于睾丸女性化综合征，以下错误的是
 A. 染色体组型为 46，XY
 B. 有睾丸，能分泌雄激素
 C. 有附睾管和输精管
 D. 无输卵管和子宫
 E. 外生殖器呈女性，具女性第二性征
35. 关于中肾的演变，以下错误的是
 A. 女性中肾管发育为输卵管和子宫
 B. 男性中肾管头端发育为附睾管
 C. 男性中肾管中段发育为输精管
 D. 男性中肾管尾端发育为射精管和精囊
 E. 男性中肾小管发育为输出小管
36. 患者，女性，18 岁，外阴畸形 18 年于入院。患者于出生时发现阴蒂肥大，未予重视。后因生长发育较同龄儿童快、多毛。8 岁时至南京儿童医院检查，皮质醇 101.8ng/ml、ACTH 182pg/ml、E 212.6pg/ml、LH 40.4。影像学检查：①心电图及胸片未见异常；②肾上腺增强 CT：双侧肾上腺增生；③妇科 B 超：子宫形态小，考虑为幼稚子宫。初步诊断：①先天性肾上腺皮质增生症；②21－羟化酶缺乏症。关于此患者下列哪项是错误的
 A. 女性假两性畸形
 B. 男性假两性畸形
 C. 生殖腺为卵巢
 D. 外阴部酷似男性生殖器，阴蒂肥大
 E. 雄激素水平高于正常女性
37. 泌尿、生殖系统发生模型，请问箭头所指是

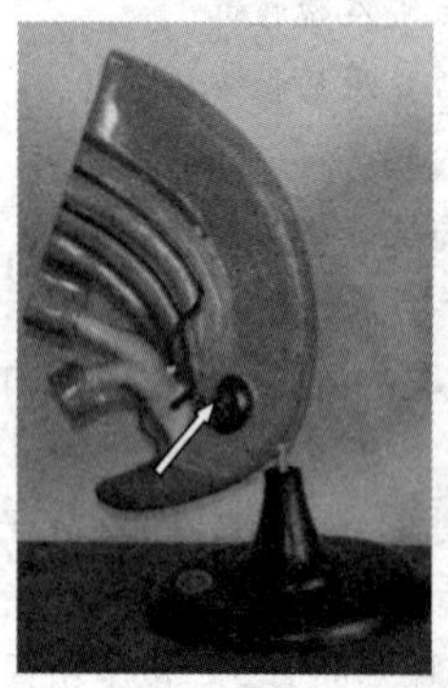

 A. 前肾　　B. 中肾
 C. 后肾　　D. 生肾节
 E. 生肾索
38. 泌尿、生殖系统发生模型，请问箭头所指是
 A. 尿生殖隔　　B. 泄殖腔膜
 C. 尿直肠隔　　D. 肛膜
 E. 尿生殖膜

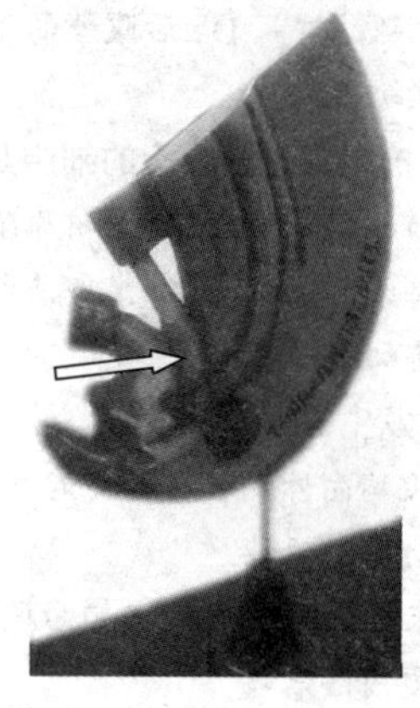

39. 泌尿、生殖系统发生模型，请问箭头所指是

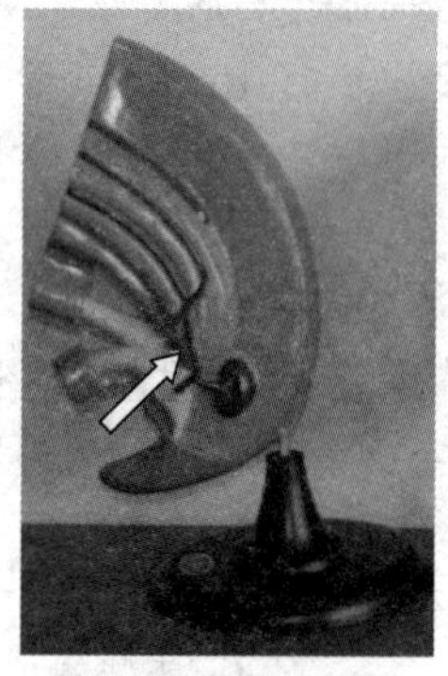

 A. 泄殖腔　　B. 尿生殖窦
 C. 原始直肠　　D. 卵黄囊
 E. 前肠
40. 泌尿、生殖系统发生模型，请问箭头所指是

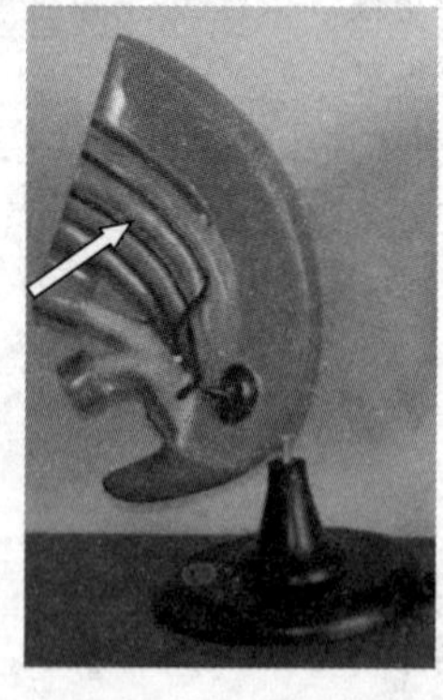

 A. 中肾小管　　B. 中肾旁管
 C. 中肾管　　D. 输尿管
 E. 肾动脉
41. 泌尿、生殖系统发生模型，请问箭头所指是
 A. 尿生殖嵴　　B. 中肾嵴
 C. 生肾索　　D. 生肾节
 E. 生殖腺嵴

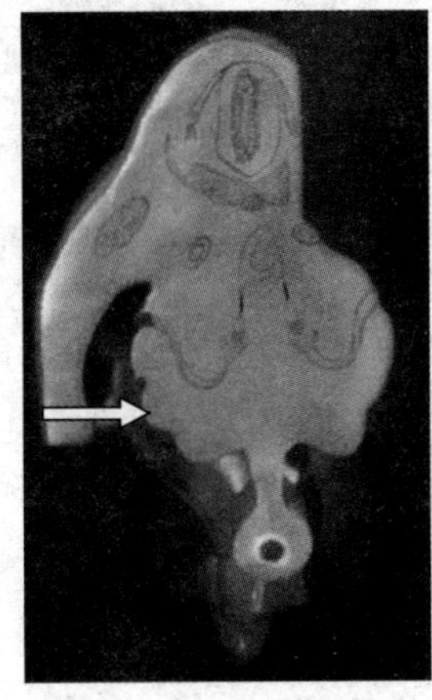

【B/型/题】

A. 中肾小管　　B. 中肾管
C. 中肾旁管　　D. 尿囊
E. 尿生殖窦

42. 输卵管来源于
43. 子宫来源于
44. 附睾管来源于
45. 输出小管来源于
46. 输精管来源于
47. 女性尿道来源于

【X/型/题】

48. 关于中肾的发生，以下正确的是
A. 前肾退化后在原处形成中肾
B. 前肾管延伸成为中肾管
C. 中肾小管来自生肾索
D. 全部中肾小管退化
E. 中肾管末端开口于泄殖腔

49. 关于后肾的发生，以下正确的是
A. 起源于中胚层
B. 来自生后肾原基
C. 来自输尿管芽
D. 位于腰部
E. 中肾退化后开始形成

50. 生后肾原基分化形成
A. 血管球　　B. 肾小囊
C. 肾小管　　D. 集合小管
E. 乳头管

51. 与尿生殖窦直接相通的有
A. 尿囊　　B. 中肾旁管
C. 中肾管　　D. 后肠
E. 泄殖腔

52. 男性胚胎尿生殖窦演变为
A. 膀胱　　B. 尿道前列腺部
C. 尿道膜部　　D. 尿道海绵体部
E. 输尿管

53. 女性胚胎尿生殖窦演变为
A. 膀胱　　B. 尿道
C. 阴道前庭　　D. 输尿管
E. 小阴唇

54. 中肾管发育形成
A. 输精管　　B. 输尿管芽
C. 附睾管　　D. 射精管和精囊
E. 输出小管

55. 中肾旁管发育形成
A. 输尿管　　B. 阴道穹窿部
C. 输卵管　　D. 子宫
E. 尿道

56. 关于睾丸女性化综合征，以下正确的是
A. 有睾丸，能分泌雄激素
B. 染色体组型为46，XY
C. 无输精管和附睾管
D. 无输卵管和子宫
E. 外生殖器呈女性，具女性第二性征

57. 关于真两性畸形，以下正确的是
A. 体内有睾丸
B. 体细胞性染色体为XY
C. 体细胞性染色体为XX
D. 体内有卵巢
E. 外生殖器男女分辨不清，第二性征呈男性或女性

二、名词解释

1. 尿生殖嵴
2. 生殖腺嵴
3. 输尿管芽
4. 生后肾原基
5. 后肾
6. 尿生殖窦
7. 尿生殖褶
8. 初级性索
9. 次级性索
10. 原始生殖细胞
11. 睾丸决定因子
12. 中肾管
13. 中肾旁管
14. 睾丸女性化综合征

三、填空题

1. 肾、生殖腺和生殖管道发生的原基是__________。
2. 肾和生殖腺起源于__________中胚层。
3. 后肾起源于__________和__________。
4. 尿生殖窦上段发育成__________。
5. 生殖腺的发生有三个来源：__________、__________和__________。
6. 未分化性腺分化为睾丸或卵巢，决定于原始生殖细胞有无__________。
7. 人胚肾的发生分为三个阶段：__________、__________和__________。
8. 第6周胚胎出现的两对生殖管道分别称__________和__________。
9. 子宫来源于__________。
10. 输精管来源于__________。
11. 附睾输出小管来源于__________。
12. 女性尿道来源于__________。
13. 男性尿道下裂是由于__________愈合不全。
14. 脐尿瘘是由于膀胱顶与脐之间的__________未闭锁。

四、简答题

1. 简述后肾的发生。
2. 简述中肾管的形成和演变。
3. 简述中肾管旁的形成和演变。
4. 简述未分化性腺的发生。

【参考答案及解析】

一、选择题

【A/型/题】

1. B

[解析] 泌尿系统和生殖系统在发生上关系密切，它们的主要器官均起源于间介中胚层，而泌尿、生殖管道的末端发生于尿生殖窦。

2. A

[解析] 第4周末，生肾索体积不断增大，从胚体后壁突向体腔，在背主动脉两侧形成左右对称的一对纵行隆起，称尿生殖嵴，它是肾、生殖腺及生殖管道发生的原基。

3. D

[解析] 胚胎第4周初，随胚体侧褶的形成，间介中胚层逐渐向腹侧移动，并与体节分离，头端的间介中胚层呈节段性生长，称生肾节，尾端形成左、右两条纵行的索状结构，称生肾索。

4. C

[解析] 人胚第5周初，中肾管末端近泄殖腔处向背侧长出一个盲管，称输尿管芽。

5. D

[解析] 后肾为人体永久性肾，由输尿管芽和生后肾组织相互诱导，共同分化而成。

6. C

[解析] 输尿管芽反复分支，逐渐演变为输尿管、肾盂、肾盏、乳头管和集合管。

7. D

[解析] 输尿管芽分化成集合管的末端呈“T”形分支，分支的末端为盲端，被帽状的生后肾组织包围。这些细胞团再形成S形细胞团，进“S”形弯曲的后肾小管，一端与弓形集合管的盲端相连，另一端膨大凹陷形成双层的肾小囊，并与伸入囊内的毛细血管球组成肾小体。

8. D

[解析] 输尿管芽伸入中肾嵴尾端，诱导间介中胚层细胞向其末端聚集、包绕，形成生后肾组织又称生后肾原基。

9. B

[解析] 尿生殖窦的中段颇为狭窄，保持管状，在女性形成尿道。

10. D

[解析] 膀胱主要由尿生殖窦上段发育而来，尿囊也参与膀胱顶部的部分构成。因此，膀胱上皮起源于内胚层，结缔组织和肌组织起源于中胚层。

11. D

[解析] 后肾的发生中，由输尿管芽末端的集合管与生后肾组织形成的肾小管的相互连接，最终形成后肾。

12. C

[解析] 膀胱的大部分来自尿生殖窦上段，顶部小部分来自尿囊起端。

13. A

[解析] 后肾产生的尿液排入羊膜腔，成为胚胎后期羊水的主要来源。

14. C

[解析] 人胚第4周时，位于卵黄囊后壁近尿囊处有许多源于内胚层的大圆形细胞，称原始生殖细胞。

15. B

［解析］睾丸内生精上皮的支持细胞来源于生殖腺嵴表面上皮，精原细胞来源于迁移而来的原始生殖细胞，睾丸间质细胞由生殖腺嵴间充质细胞分化而来。

16. A

［解析］生殖腺由生殖腺嵴演变而来，最初位于后腹壁的上方。随着胚体生长，引带相对缩短，导致生殖腺的下降。第 3 个月时，生殖腺已位于盆腔，卵巢即停留在骨盆缘下方，睾丸则继续下降，于第 7～8 个月时抵达阴囊。

17. C

［解析］若生殖腺分化为睾丸，间质细胞分泌的雄激素促进中肾管发育，同时支持细胞产生的抗中肾旁管激素抑制中肾旁管的发育，使其逐渐退化。

18. D

［解析］中肾旁管由尿生殖嵴头端外侧的体腔上皮内陷成纵沟，而后沟缘闭合而成。

19. D

［解析］男性胚胎中肾小管大部分退化，在雄激素的作用下，促使与睾丸相邻的十几条中肾小管发育为附睾的输出小管。

20. A

［解析］在雄激素的作用下，中肾管头端增长弯曲成附睾管，中段变直形成输精管，尾端成为射精管和精囊。

21. B

［解析］子宫由中肾旁管下段合并的部分发育而来，中肾旁管由起源于尿生殖嵴外侧部，而尿生殖嵴则来源于间介中胚层。

22. E

［解析］中肾旁管上段和中段分化形成输卵管；两侧的下段在中央愈合形成子宫及阴道穹窿部。

23. B

［解析］左右中肾旁管的下段未愈合形成双子宫。若上半部未全愈合，形成双角子宫。若同时伴有阴道纵隔，则为双子宫双阴道。

24. C

25. A

［解析］患者虽有睾丸，也能分泌雄激素，染色体组型为46，XY，但因体细胞和中肾管细胞缺乏雄激素受体，使中肾管未能发育为男性生殖管道，外生殖器也未向男性方向分化，而睾丸支持细胞产生的抗中肾旁管管激素仍能抑制中肾旁管的发育，故输卵管与子宫也未能发育，患者外阴呈典型的女性，且具有女性第二性征。

26. B

［解析］第 3 个月时，生殖腺已位于盆腔，卵巢即停留在骨盆缘下方，睾丸则继续下降，于第 7～8 个月时抵达阴囊。

27. C

［解析］膀胱主要由尿生殖窦发育而来，膀胱的上皮来自内胚层，结缔组织和肌组织来自中胚层。随着膀胱的扩大，输尿管起始部以下的一段中肾管也扩大并渐并入膀胱，但输尿管芽起始部并未参与膀胱的形成。

28. E

［解析］前肾小管退化后前肾管没有全部退化，而是尾端继续向下生长演变为中肾管。

29. D

［解析］中肾管尾端从两侧通入了泄殖腔，不与生后肾原基相连接。

30. C

［解析］后肾起源于间介中胚层，内胚层没有参与后肾的发生。

31. E

［解析］直肠与肛管上段由原始直肠发育而来。

32. A

［解析］生后肾原基演变近端小管、远端小管、细段和肾小囊，血管球由生后肾原基周围的间充质发育而来。

33. C

［解析］输尿管芽反复分支变为输尿管、肾盂、肾盏、乳头管和集合管，肾小管来源于生后肾原基。

34. C

［解析］因体细胞和中肾管细胞缺乏雄激素受体，使中肾管未能发育为男性生殖管道，外生殖器也未向男性方向分化。

35. A

［解析］女性因缺乏雄激素的作用，中肾管退化。中肾旁管则发育为输卵管和子宫。

36. B

［解析］患者实为女性假两性畸形，具有卵巢，但外生殖器似男性，染色体组型为46，XX，由于先天性肾上腺增生症，21－羟化酶缺乏症，导致肾上腺皮质分泌过多的雄激素，使外生殖器男性化。

37. C

［解析］在接近泄殖腔处的中肾管发出输尿管芽，与生后肾原基一起形成后肾。

38. C

［解析］尿直肠隔将泄殖腔分隔为背侧的原始直肠和腹侧的尿生殖窦两个部分。

39. A

[解析] 原始消化管尾部膨大的部分，即泄殖腔。

40. C

[解析] 中肾管为纵行走向，横行的 S 中肾小管汇集于中肾管，其尾端开口于泄殖腔。

41. B

[解析] 尿生殖嵴上出现一条纵沟而分为内、外两部分，外侧部分较长而粗，称为中肾嵴。

【B/型/题】

42. C　43. C　44. B　45. A　46. B　47. E

[解析] 女性中肾旁管中上段发育为输卵管，下段发育为子宫；男性中肾小管大部分退化，残留的小部分发育成输出小管，中肾管发育为附睾管、输精管、射精管和精囊；女性尿道由尿生殖窦中下段发育而来。

【X/型/题】

48. BCE

[解析] 中肾发生于中肾嵴，由中肾小管和中肾管构成。中肾管由残留前肾管向下延伸而来，前肾的尾侧的中肾嵴内，从头至尾相继发生约 80 对横行小管，称中肾小管。中肾管内侧与中肾小管相连，末端开口于泄殖腔。女性中肾小管全部退化，男性中肾小管大部分退化，小部分演变为附睾的输出小管。

49. ABC

[解析] 后肾起源于中胚层，输尿管芽和生后肾原基发育而来。在中肾发生过程中，后肾也开始形成。

50. BC

[解析] 生后肾原基分化形成肾小囊和肾小管，间充质分化形成血管球，输尿管芽分化形成集合管和乳头管。

51. AC

[解析] 尿囊和中肾管于尿生殖窦直接相通；中肾旁管与尿生殖窦相连，但不相通。尿生殖膈把泄殖腔分割为腹侧的尿生殖窦和背侧的原始直肠。

52. ABCD

[解析] 尿生殖窦上段较大，发育为膀胱；中段颇为狭窄，保持管状，发育为尿道的前列腺部和膜部；下段形成尿道海绵体部。输尿管由输尿管芽发育而成。

53. ABC

[解析] 女性胚胎尿生殖窦上段发育为膀胱；中段形成尿道；下段小部分形成尿道下段，大部分则扩大成阴道前庭。

54. ABCD

[解析] 男性胚胎中肾管头端增长弯曲成附睾管，中段变直形成输精管，尾端成为射精管和精囊；中肾小管发育为附睾的输出小管。

55. BCD

[解析] 中肾旁管上段和中段分化形成输卵管；两侧的下段在中央愈合形成子宫及阴道穹窿部。

56. ABCDE

[解析] 有睾丸，也能分泌雄激素，染色体组型为 46，XY，但因体细胞和中肾管细胞缺乏雄激素受体，使中肾管未能发育为男性生殖管道，外生殖器也未向男性方向分化，而睾丸支持细胞产生的抗中肾旁管管激素仍能抑制中肾旁管的发育，故输卵管与子宫也未能发育，患者外阴呈典型的女性，且具有女性第二性征。

57. ABCDE

[解析] 真两性畸形极为罕见，患者体内同时有睾丸及卵巢，性染色体属嵌合型，即具有 46，XY 和 46，XX 两种染色体组型，第二性征可呈男性或女性，但外生殖器分辨不清男女。

二、名词解释

1. 人胚第 4 周末，生肾索组织增生，在胚体后壁中轴线两侧出现的左右对称的一对纵行隆起为是尿生殖嵴，是中肾、生殖腺和生殖管道发生的原基。
2. 人胚第 5 周时，尿生殖嵴被其中央出现的纵沟分为两部分，内侧较小为生殖腺嵴，外侧较大为中肾嵴。生殖腺嵴是生殖腺发生的原基。
3. 中肾管末端近泄殖腔处向背外侧伸出的盲管。输尿管芽的主干形成输尿管，其末端膨大并反复分支，形成肾盂、肾大盏、肾小盏、乳头管和集合小管。
4. 又称生后肾组织。输尿管芽伸入中肾嵴尾端，诱导间介中胚层细胞向其末端聚集、包绕，形成生后肾原基，后者形成肾小囊和肾小管。
5. 人体永久肾。人胚第 5 周初开始发生，起源于生后肾组织和输尿管芽。
6. 人胚 6～7 周，尿囊起始部与后肠之间的间充质增生，形成一镰状隔膜突入泄殖腔把泄殖腔分割为背、腹两份，腹侧份称尿生殖窦。
7. 尿生殖膜两侧的两条小的隆起。男性的两侧尿生殖褶在中线愈合后，形成尿道海绵体部，女性尿生殖褶不合并，形成小阴唇。
8. 人胚第 6 周时，生殖腺嵴表面上皮长入其下方的间充质形成的许多不规则的上皮细胞索。如果性腺分化为睾丸，初级性索即形成生精小管；如果性腺分化为卵巢，初级性索则退化消失。
9. 又称皮质索。人胚第 8 周后，由于缺少睾丸决定因子的诱导，性腺中的初级性索退化消失，性腺的表面上皮又增殖形成的新细胞索。
10. 人胚第 3～4 周时，近尿囊根部的卵黄囊内胚层内出现的大而圆的细胞。原始生殖细胞于第 4 周沿背侧肠系膜迁入生殖腺嵴，后分化为精原细胞或卵原细胞。

11. 位于 Y 染色体短臂性别决定区的编码因子，能调控性腺向睾丸分化。迁入初级性索的原始生殖细胞表达睾丸决定因子，性腺就会向睾丸方向分化；如果迁入的原始生殖细胞无 Y 染色体，不表达睾丸决定因子，则性腺就会自然地分化为卵巢。
12. 由前肾管演变而来，汇集中肾小管的左右两条纵行管道，其尾端通入泄殖腔。在男性胎儿，中肾管以后演变为附睾管、输精管和射精管，在女性胎儿则完全退化。
13. 中肾旁管由尿生殖嵴头端外侧的体腔上皮内陷成纵沟，而后沟缘闭合而成，上段位于中肾管的外侧，两者相互平行；中段弯向内侧，越过中肾管的腹面，到达中肾管的内侧；下段的左、右中肾旁管在中线合并。中肾旁管上端呈漏斗形开口于腹腔，下端是盲端，突入尿生殖窦的背侧壁，在窦腔内形成一隆起，称窦结节。
14. 患者有睾丸，染色体组型为 46，XY，能产生雄激素，但由于体细胞缺乏雄激素受体，中肾管未分化为男性生殖管道，外生殖器及第二性征的表型均为女性。

三、填空题

1. 尿生殖嵴
2. 间介
3. 输尿管芽；生后肾原基
4. 膀胱
5. 体腔上皮；上皮下方的间充质；原始生殖细胞
6. 睾丸决定因子
7. 前肾；中肾；后肾
8. 中肾管；中肾旁管
9. 中肾旁管
10. 中肾管
11. 中肾小管
12. 尿生殖窦
13. 尿生殖褶
14. 脐尿管

四、简答题

1. 后肾即人体永久肾。第 5 周初，中肾管末段近泄殖腔处向背侧头端发出一盲管，称输尿管芽。输尿管芽长入中肾嵴尾端，并诱导中肾嵴细胞向它聚集包围，形成生后肾组织。输尿管芽向头端延伸，反复分支，逐渐演变为输尿管、肾盂、肾盏、乳头管和集合管。生后肾组织演变成“S”形小管，一端膨大凹陷成双层肾小囊，包绕毛细血管球形成肾小体；其余部分形成肾小管，逐渐演变为近端小管、细段和远端小管，末端与弓形集合小管相连通。生后肾组织形成肾单位，外周部分形成肾被膜。
2. 第 4 周末，前肾小管相继退化，而前肾管大部分保留，并向尾部延伸，为中肾管，生肾索内先后出现 80 对中肾小管，后演变为横行“S”形，其外侧末端与中肾管通连，中肾管继续向尾端延伸，并从背外侧通入泄殖腔。在女性，中肾管退化；在男性，中肾管头端延长弯曲形成附睾管，中段演变为输精管，尾段成为精囊和射精管。
3. 第 6 周时，胚体内先后出现左、右两对生殖管道，即中肾管和中肾旁管。中肾旁管是中肾嵴体腔上皮凹陷后闭合而成，起始部以喇叭形开口于体腔，上段较长，纵行于中肾管外侧；中段经中肾管腹侧向内弯曲横行，在中线与对侧相遇，二者下段为盲端，合并后突入尿生殖窦的背侧壁，在窦腔内形成窦结节。在男性，支持细胞产生抗中肾旁管激素使中肾旁管退化。在女性，中肾旁管进一步发育，其上段和中段演变为输卵管，起始段以喇叭形开口于体腔形成输卵管的漏斗部；下段左、右合并后，其间隔膜消失，融合为子宫及阴道穹窿部。
4. 生殖腺嵴位于胚体尾端，原始消化管系膜与中肾嵴之间的纵行隆起。第 5 周时，生殖腺嵴的表面上皮细胞增生，并进入下方的间充质，形成放射状分布的初级性索。第 6 周时，原始生殖细胞从近尿囊处内胚层迁入发生中的生殖腺内。但此时不能辨认性别，称未分化生殖腺。

（段炳南）

第二十五章 心血管系统的发生

【同步习题】

一、选择题

【A/型/题】

1. 人胚胎开始血液循环的时间是
   A. 第3周末 B. 第4周末
   C. 第5周末 D. 第6周末
   E. 第8周末
2. 心血管系统起源于
   A. 内胚层 B. 中胚层
   C. 外胚层 D. 内胚层和中胚层
   E. 外胚层和中胚层
3. 造血干细胞起源于
   A. 外胚层 B. 内胚层
   C. 胚内中胚层 D. 胚外中胚层
   E. 滋养层
4. 原发心脏发生于
   A. 脊索腹侧的中胚层
   B. 口咽膜头端的中胚层
   C. 围心腔脏壁的中胚层
   D. 前肠腹侧的中胚层
   E. 围心腔体壁的中胚层
5. 心脏内部分隔时，卵圆孔位于
   A. 第二房间隔与心内膜垫之间
   B. 第一房间隔与心内膜垫之间
   C. 第一房间隔上部的中央
   D. 第二房间隔上部的中央
   E. 室间隔肌部上缘与心内膜垫之间
6. 卵圆孔瓣是
   A. 第一房间隔
   B. 第二房间隔
   C. 第一房间隔与第二房间隔
   D. 心内膜垫向上凸起的组织
   E. 第二房间隔向下凸起的组织
7. 卵圆孔的封闭是由于
   A. 第一房间隔与心内膜垫融合
   B. 第二房间隔与心内膜垫融合
   C. 第一房间隔与第二房间隔融合
   D. 卵圆孔缩小并封闭
   E. 心内膜垫向上凸起并封闭
8. 上腔静脉来自
   A. 原始右心房 B. 静脉窦右角
   C. 右总主静脉 D. 右前主静脉近侧端
   E. 右总主静脉和右前主静脉近侧端
9. 动脉导管来自
   A. 右第4弓动脉 B. 左第4弓动脉
   C. 右第6弓动脉 D. 左第6弓动脉
   E. 第3弓动脉
10. 冠状窦来源于
    A. 静脉窦 B. 静脉窦右角
    C. 静脉窦左角 D. 原始右心房
    E. 原始左心房
11. 胎儿血液循环中含氧量最低的是
    A. 脐静脉 B. 上腔静脉
    C. 静脉导管 D. 下腔静脉
    E. 肺动脉
12. 肺动脉干和升主动脉来自
    A. 第6弓动脉
    B. 心动脉球
    C. 动脉干和心动脉球
    D. 心球
    E. 动脉干
13. 脐外侧韧带来自
    A. 脐动脉 B. 尿囊
    C. 卵黄蒂 D. 脐静脉
    E. 静脉导管
14. 出生后血循环发生变化的主要原因是
    A. 动脉导管闭锁 B. 静脉导管闭锁
    C. 卵圆孔关闭 D. 左右心房不再相通
    E. 胎盘血循环中断和肺开始呼吸
15. 常见的房间隔缺损发生在
    A. 第二孔处，因第一隔吸收过大
    B. 第二孔处，因第二隔吸收过大
    C. 第一孔处，因第一隔与心内膜垫围融合
    D. 卵圆孔处，因第一隔吸收面积过大
    E. 卵圆孔处，因第二隔与心内膜垫围融合

16. 胎儿期，左右心房相通的孔是
   A. 第一孔及第二孔　B. 房室孔
   C. 卵圆孔及第二孔　D. 房间孔
   E. 室间孔
17. 室间孔位于
   A. 肌性室间隔与膜性室间隔之间
   B. 膜性室间隔与心内膜垫之间
   C. 肌性室间隔与心内膜垫之间
   D. 膜性室间隔与心球嵴之间
   E. 肌性室间隔与心球嵴之间
18. 形成法洛四联症的最主要原因是
   A. 右心室肥大　B. 膜性室间隔缺损
   C. 主动脉骑跨　D. 肺动脉狭窄
   E. 主动脉肺动脉隔偏位
19. 参与心房分隔的结构有
   A. 第一隔和第二隔
   B. 房间隔和心内膜垫
   C. 房间隔和心球嵴
   D. 房间隔和膜性室间隔
   E. 以上均不对
20. 参与膜性室间隔形成的结构是
   A. 第一隔和第二隔的结缔组织
   B. 心内膜垫和心球嵴的结缔组织
   C. 半月瓣基部未分化的结缔组织
   D. 房室瓣基部未分化的结缔组织
   E. 心球和心内膜垫的结缔组织
21. 卵圆孔在结构上闭锁的时间是
   A. 胎儿即将分娩
   B. 胎儿分娩后
   C. 出生后 1 岁左右
   D. 出生后 2 岁左右
   E. 出生后 3 岁左右
22. 患者，男性，4 岁。主诉：发现心脏杂音四年余。患儿幼时吃奶常有停顿，学走路后较长距离行走便感气促，休息片刻后好转；平时易患急性上呼吸道感染和肺炎；其母亲发现患儿多汗、易乏力，但未见皮肤或口唇青紫；在体检时发现“心脏杂音”收入院。患儿为第一胎、第一产、足月顺产，无窒息抢救史；出生体重为 3.8kg，母乳喂养。其母否认妊娠早期的三个月内有病毒感染、接触放射线或服用药物史等。临床诊断为房间隔缺损。关于房间隔的发生，下列哪项正确
   A. 卵圆孔瓣是第一房间隔
   B. 卵圆孔在第一房间隔上
   C. 第一房间隔位于第二房间隔的右侧
   D. 在第一房间隔上有第一孔，第二房间隔上有第二孔
   E. 第一孔更靠近心内膜垫
23. 心脏内部分隔模型，请问箭头所指是

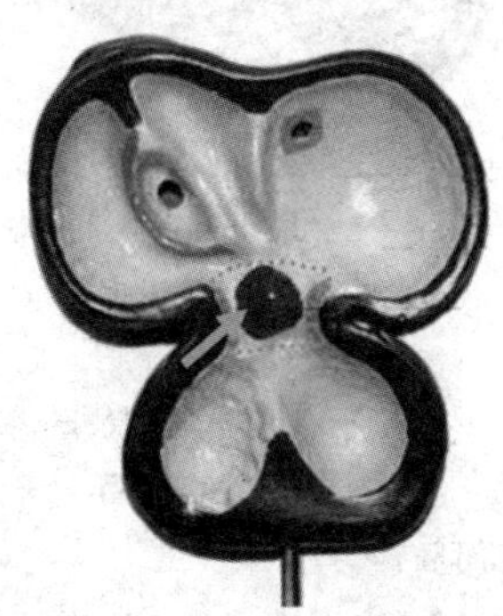

   A. 球嵴　B. 心内膜垫
   C. 原发隔　D. 继发隔
   E. 室间隔
24. 心脏内部分隔模型，请问箭头所指是

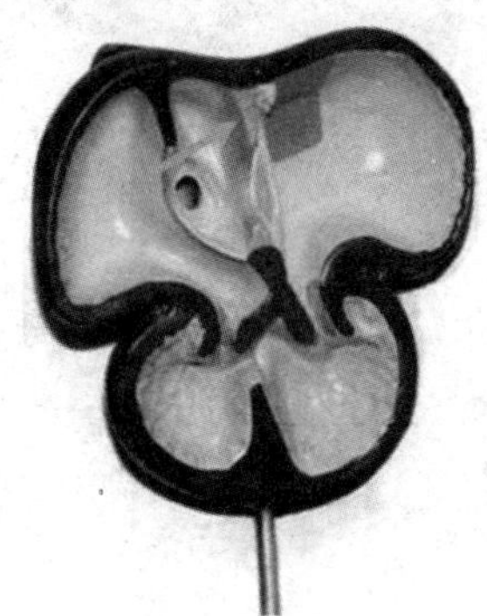

   A. 球嵴　B. 心内膜垫
   C. 原发隔　D. 继发隔
   E. 室间隔
25. 心脏内部分隔模型，请问箭头所指是
   A. 第一孔　B. 第二孔
   C. 卵圆孔　D. 室间孔
   E. 穿通孔

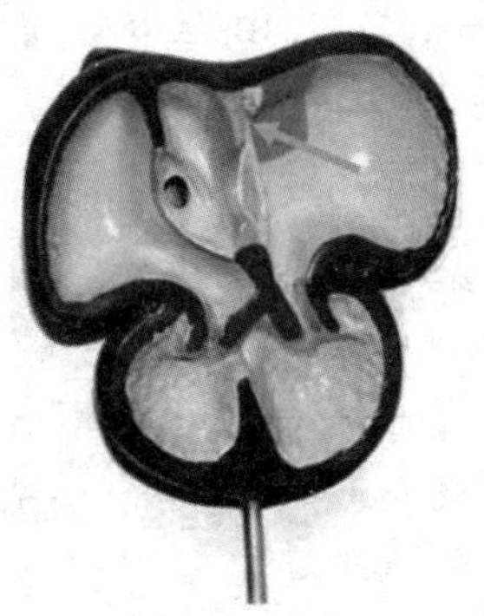

26. 心脏内部分隔模型，请问箭头所指是

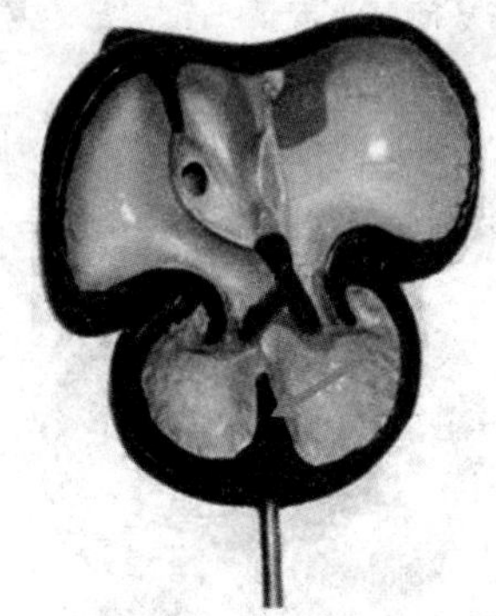

A. 球嵴 B. 心内膜垫
C. 原发隔 D. 继发隔
E. 肌性室间隔

27. 心脏内部分隔模型，请问箭头所指是

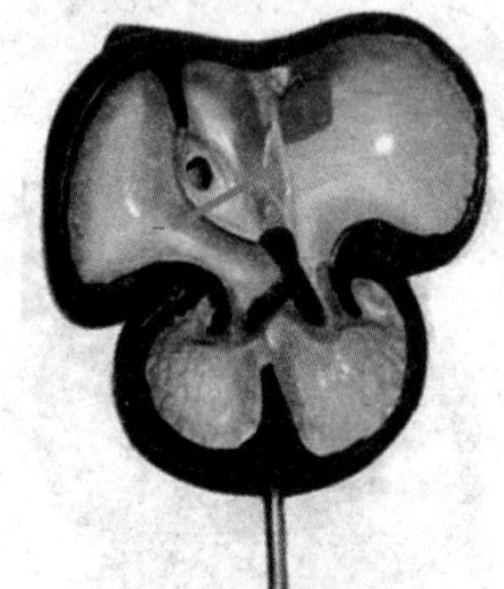

A. 第一孔 B. 第二孔
C. 卵圆孔 D. 室间孔
E. 穿通孔

【B/型/题】

A. 房室孔 B. 室间孔
C. 第一房间孔 D. 第二房间孔
E. 卵圆孔

28. 第一房间隔封闭
29. 第二房间隔封闭

A. 右心房 B. 左心房
C. 右心室 D. 左心室
E. 主动脉弓

30. 下腔静脉大部分血液注入
31. 肺动脉大部分血液流入

A. 静脉窦右角 B. 静脉窦左角
C. 两者均是 D. 两者均不是

32. 参与右心房形成的是
33. 参与左心房形成的是
34. 形成静脉窦的是
35. 形成左心耳的是
36. 与总主静脉相通连的是
37. 与静脉导管相通连的是
38. 与脐静脉相通连的是
39. 与卵黄静脉相通连的是

【X/型/题】

40. 胎儿含混合性血的血管是
A. 动脉导管 B. 肺动脉
C. 下腔静脉 D. 脐动脉
E. 主动脉弓

41. 关于主肺动脉隔的叙述，下列正确的是
A. 起源于动脉干和心动脉球内膜下组织
B. 由左、右球嵴融合形成
C. 呈螺旋状
D. 分隔形成升主动脉和动脉干
E. 参与形成半月瓣

42. 心血管系统的常见畸形有
A. 房间隔缺损 B. 室间隔缺损
C. 左心室肥大 D. 动脉导管未闭
E. 动脉干分隔异常

43. 胎儿出生后，血液循环改变的主要原因是
A. 卵圆孔闭锁
B. 肺开始呼吸
C. 胎盘血液循环中断
D. 脐静脉闭锁
E. 心率发生变化

44. 胎儿血液循环中含氧和营养物质低的血管是
A. 上腔静脉 B. 下腔静脉
C. 脐静脉 D. 门静脉
E. 静脉导管

二、名词解释

1. 血岛
2. 卵圆孔
3. 房间隔缺损
4. 法洛四联症

三、填空题

1. 由于 cardiac tube 生长速度不等，从头侧向尾侧出现三个膨大，依次为________、________、________。随后在尾侧又出现一个膨大部，称________。
2. Sinus venosus 左、右角分别接受________、

__________和__________来的血液。

3. 第 1 房间隔游离缘与 endocardiac cushion 之间的通道，称为__________。以后在第 1 房间隔上部的中央出现一孔，称为__________。
4. 原始心房第 2 房间隔位于第 1 房间隔__________侧，第 2 房间隔尾侧留一孔，称为__________。
5. Tetralogy of Fallot 包括了四种缺陷：__________、__________、__________、__________。
6. 房间隔缺损最常见为__________侧，室间隔缺损最常见的是__________。
7. 胎儿体内的血液是经过__________到达胎盘。
8. 肝圆韧带是由__________闭锁形成；动脉韧带是__________闭锁形成；静脉韧带是__________闭锁形成；脐外侧韧带是__________闭锁形成。

四、简答题

1. 试述胚胎原始心房的分隔。
2. 简述胎儿出生后血液循环的主要变化。
3. 简述 blood island 的形成和演变。
4. 简述房间隔缺损的可能原因。
5. 试述胎儿 blood circulation 的途径。
6. 试述早期胎盘绒毛间隙血液中的氧和营养物质，依次经过哪些结构到达胎儿头部。

【参考答案及解析】

一、选择题

【A/型/题】

1. A

［解析］人胚第 3 周形成血岛，第 3 周末，胚内和胚外血管彼此相连，经过改建逐渐形成卵黄囊与胚体、绒毛膜与胚体以及胚体本身的原始血管通路，此即原始心血管系统。第 4 周末，心脏开始节律性跳动，开始了定向的功能性血液循环。

2. B

［解析］心血管系统由中胚层分化而来。

3. D

［解析］人胚第 3 周，卵黄囊、体蒂和绒毛膜等处的胚外中胚层细胞密集形成细胞团，形成血岛。血岛中央的细胞分化为造血干细胞。

4. B

［解析］人胚第 3 周，口咽膜头端两侧的间充质细胞增生形成两条生心索，其背侧出现围心腔。生心索内出现腔，即原始心管。随头褶的形成，围心腔和生心索转到前肠腹侧，左右心管逐渐融合成一条心管，两个围心腔合称心包腔。心管发育成心脏。

5. A

［解析］在心内膜垫发生的同时，心房头端背侧壁的正中线处发生一个镰状薄膜称原发隔或第一房间隔。第一房间隔的下缘与心内膜垫间的孔称为原发孔或第一房间孔。随着第一房间隔的增长，第一房间孔逐渐变小，在第一房间孔封闭之前，第一房间隔上部又出现一个孔称继发孔或第二房间孔。第 5 周末，于第一房间隔右侧又发生一镰状隔膜称为继发隔或第二房间隔。第二房间隔上留有一卵圆形孔，称卵圆孔。卵圆孔位于第二房间孔尾侧，两孔上下交错。

6. A

［解析］因第一隔在左下方覆盖卵圆孔，且由于组织薄而柔软，故第一隔可起卵圆孔的瓣膜作用。

7. C

［解析］卵圆孔闭锁后，形成了完全的房间隔。

8. E

［解析］人胚第 5 周，在颈部原始胸腺附近发生一个血管丛，并逐渐与左、右两侧前主静脉相连接，形成一条斜行的左头臂静脉，位于其头端的前主静脉除右侧一小段形成右头臂静脉，其余都发育成为颈内静脉。颈内静脉血液经左右头臂静脉注入右前主静脉尾端，从而使左、右两侧的前主静脉尾端及与之相连的总主静脉发生不同的变化。右前主静脉的尾侧段和右总主静脉合成上腔静脉，而左前主静脉的尾侧段和左总主静脉因接受血量少而萎缩中断。

9. D

［解析］第 6 对弓动脉变化较复杂而左右不对称。左侧第 6 弓动脉近侧端形成左肺动脉，远侧端连接肺动脉与背主动脉，称为动脉导管。右侧第 6 弓动脉近侧端形成右肺动脉，远侧端退化。左右肺动脉的近心端与肺动脉干相连接。

10. C

［解析］胚胎发育至 7～8 周时，静脉窦左角逐渐萎缩变小，其近端形成冠状窦，远端形成左房斜静脉的根部。

11. B

［解析］胎盘血液经脐静脉进入胎儿体内，其中大部分血液经肝内静脉导管入下腔静脉，汇入右心房后通过

卵圆孔到左心房，再经房室口入左心室注入升主动脉，经动脉弓上的三大分支分布到胎儿的头颈和上肢提供营养和氧，静脉血汇入上腔静脉。血液供应胎儿腹腔、盆腔器官及下肢外，最后脐动脉注入胎盘，与母体血液进行物质交换后再由脐静脉返回胎儿体内。

12. C

［解析］第5周，在动脉干和心球内面出现两条由心内膜局部增厚形成动脉干嵴和心球嵴。嵴呈螺旋状走行，两个相对的嵴相互愈合形成主动脉肺动脉隔，将动脉干和心球分隔成互相缠绕的两条管道，即肺动脉干和升主动脉。

13. A

［解析］胎儿出生后腹腔内的脐动脉大部分闭锁，形成脐侧韧带；脐静脉闭锁形成肝圆韧带。

14. E

［解析］胎儿出生后，由于肺开始呼吸，脐带剪断后胎盘血液循环停止，从而使胎儿出生后血循环发生了一系列变化，如卵圆孔封闭、静脉导管和动脉导管闭锁。

15. D

［解析］房间隔缺损最多发生在卵圆孔部位，常因第一隔吸收面积过大或卵圆孔过大，而使第一隔不能完全则该卵圆孔所致。

16. C

［解析］心房分隔时，先形成第一隔，以后在第一隔右侧又发生一隔膜，为第二隔。在第二隔位于第二孔下端处留有一卵圆孔，故右心房血仍能流入左心房。因第一隔在左下方覆盖卵圆孔，且由于组织薄而柔软，故第一隔可起卵圆孔的瓣膜作用。

17. C

［解析］于胚第4周末，在心室底壁的心尖处，形成半月形的肌性室间隔，在室间隔的上方与心内膜垫之间留有一孔为室间孔。

18. E

［解析］法洛四联症的最主要原因是主动脉肺动脉隔偏位，引起肺动脉狭窄，室间隔缺损、主动脉骑跨，右心室肥大。

19. A

［解析］参与心房分隔的结构有第一隔和第二隔，心内膜垫和动脉球嵴等结构仅参与膜性室间隔的形成，而不参与房间隔的形成。

20. B

［解析］心室底壁长出肌性室间隔后，于胚第7周末，肌性室间隔与心内膜垫之间的室间孔由膜性室间隔封闭，而膜性室间隔为左右心球嵴的尾端及心内膜垫形成的薄膜。

21. C

［解析］见16题解析。出生后，肺循环建立，左心房内压力高于右心房，第一隔和第二隔紧密相贴，左右心房完全分隔，卵圆孔约在胎儿出生后一年左右闭锁。

22. A

［解析］右心房的血液可以通过卵圆孔推开第一房间隔，从第一房间隔上的第二孔进入左心房。但左心房的血液推动第一隔则会盖住卵圆孔，从而阻止血液反流到右心房，起到卵圆孔瓣膜的作用。

23. B

［解析］本模型示背侧份心内膜垫（红色圆形隆起），将房室管分隔为左、右房室管。

24. D

［解析］在第一房间隔的右侧，从心房顶端腹侧向心内膜垫再长出一镰状隔膜，称第二房间隔，较厚（黄色所示）。

25. B

［解析］第一房间隔上端变薄，出现若干小孔，随后融合成一个大孔，即第二房间孔。

26. E

［解析］从心尖区向心内膜垫方向形成一个半月形肌性嵴，为肌性室间隔。

27. C

［解析］第二房间隔上留有一卵圆形的孔，称卵圆孔。

【B/型/题】

28. E　29. D

［解析］室间孔由室间隔膜部封闭。卵圆孔由第二房间隔封闭。第二房间孔由第二房间隔封闭。

30. B　31. E

32. A　33. D　34. B　35. D　36. C　37. D　38. C

39. C

［解析］起初，静脉窦开口于心房的中央部，窦两侧的左、右角分别与同侧的总主静脉、脐静脉和卵黄静脉相连。后来，由于血液多经右角流回心脏，故右角逐渐扩大，致使窦房口右移。在胚胎发育第7～8周时，心房扩展很快，右角并入右心房，形成右心房固有部（平滑部），原始的右心房则变为右心耳（粗糙部）。静脉窦左角逐渐萎缩变小，其近端形成冠状窦。左心房扩大把2条肺静脉根部吸收并入左心房，形成左心房固有部，原始的左心房变为左心耳。

【X/型/题】

40. ABCDE

［解析］胎儿血液循环中，动脉血与静脉血在不同的部位发生不同程度的混合。下腔静脉接受富含氧的脐静脉和来自下肢、腹腔和盆腔的缺氧的血液。主动脉弓主要含有来自下腔静脉的血液，还有少量缺氧的肺静脉血。肺动脉和动脉导管来自上腔静脉的静脉血和小部分的下腔静脉血。脐动脉内含有降主动脉中的大部分混合血，肺动脉 90%以上血液经动脉导管注入降主动脉。

41. ABCDE

［解析］见第 12 题解析。肺动脉和升主动脉起始处的心内膜组织增厚形成三个薄片状隆起，逐渐演变为半月瓣。

42. ABDE

［解析］房间隔缺损是最多见的先天性心脏畸形。室间隔缺损右膜部缺损和肌部缺损两种，以前者多见。法洛四联症包括四种缺陷：肺动脉狭窄、室间隔缺损、主动脉骑跨、右心室肥大。而动脉畸形中包括了动脉导管未闭及动脉干分隔异常。

43. BC

［解析］胎儿出生后，由于肺开始呼吸，脐带剪断后胎盘血液循环停止，从而使胎儿出生后血循环发生了一系列变化，如卵圆孔封闭、静脉导管和动脉导管闭锁。

44. AD

［解析］来自胎盘富含氧和营养物质的血液经脐静脉进入胎儿体内，其中大部分血液经肝内静脉导管入下腔静脉，少量血液进入肝血窦。由于来自胎盘的血量较来自胎儿下肢、腹腔、盆腔的静脉多若干倍，因而汇入右心房的血液仍然是含氧量高的动脉血。右心房的血液通过卵圆孔到左心房，再经房室口入左心室注入升主动脉，经动脉弓上的三大分支分布到胎儿的头颈和上肢提供营养和氧，而头颈上肢的静脉血汇入上腔静脉。上腔静脉的血液经右房室口入右心室注入肺动脉干。由于胎儿肺尚未执行功能，大部分肺动脉的血液经动脉导管注入降主动脉，其血液除经各级分支供应胎儿腹腔、盆腔器官及下肢外，大部分经脐动脉注入胎盘，与母体血液进行物质交换后再由脐静脉返回胎儿体内。

二、名词解释

1. 人胚第 2 周末，卵黄囊壁的胚外中胚层细胞聚集成细胞团，形成血岛。血岛是原始血管和原始造血细胞的原基。血岛中央的细胞变圆，形成造血干细胞，周围的细胞形成血管内皮细胞，相邻血管内皮细胞相互连接形成原始的毛细血管网。
2. 是胚胎时期心房分隔中留下的孔。心房分隔时，首先在心房头端背侧壁正中线处发生一个镰状第 1 隔，它向心内膜垫伸延，其尾缘与心内膜垫之间的孔称第 1 孔。该孔封闭后，在第 1 隔的头端又出现一个孔，称第 2 孔。第 5 周末，在第 1 隔右侧又发生一个较厚的镰状第 2 隔，该隔也向心内膜垫伸延，其尾侧保留的卵圆形孔称卵圆孔。
3. 是最常见的心脏畸形。由于第 2 孔过大或卵圆孔过大，使第 1 隔不能完全遮盖卵圆孔所致。
4. 是一种典型的心脏畸形，包括四种缺陷：肺动脉狭窄、室间隔缺损、主动脉骑跨和右心室肥厚。这种畸形多由于主动脉肺动脉隔偏位，引起肺动脉狭窄、主动脉肥大并骑跨在膜性室间隔缺损处。另外由于肺动脉狭窄，右心室排血受阻，导致其代偿性肥大。

三、填空题

1. 心球；心室；心房；静脉窦
2. 左右主总静脉；脐静脉；卵黄静脉
3. 第一房间孔；第二房间孔
4. 右；卵圆孔
5. 肺动脉狭窄；室间隔缺损；主动脉骑跨；右心室肥大
6. 卵圆孔未闭；膜部缺损
7. 脐动脉
8. 脐静脉；动脉导管；静脉导管；脐动脉

四、简答题

1. 第 4 周末，原始心房顶部背侧壁中央出现了一个薄的半月形矢状隔，即第 1 房间隔。它沿心房背、腹侧壁向心内膜垫方向生长，其游离缘和心内膜垫之间暂有一通道，称第 1 房间孔，此孔逐渐变小，最后由心内膜垫组织向上凸起，并与第 1 房间隔游离缘融合而封闭。

   第 1 房间孔闭合之前，第 1 房间隔上部的中央变薄而穿孔，若干小孔融合成一个大孔，即第 2 房间孔，这样原始心房被分隔成左、右两部分，但仍以第 2 房间孔交通。

   第 5 周末，第 1 房间隔的右侧，从心房顶端腹侧壁再长出一个新月形的第 2 房间隔，较厚，向心内膜垫生长并遮盖了第 2 房间孔，其前、后缘与心内膜垫接触时下方留有一孔，为卵圆孔，其左侧被第 1 房间隔遮盖，即卵圆孔瓣，出生前，右心房血液经卵圆孔可进入左心房，反之则不能。
2. 胎儿出生后，胎盘血循环中断，肺呼吸开始，血液循环发生改变。①脐静脉（腹腔内部分）闭锁，成为由脐至肝的肝圆韧带。②脐动脉大部分闭锁成为脐外侧韧带，仅近侧端保留成为膀胱上动脉。③肝内静脉导管闭锁成为静脉韧带。④肺开始呼吸，动脉导管演变为动脉韧带。⑤肺开始呼吸，肺血循环使左心房压力增高，右心房压力降低，卵圆孔关闭。

3. 胚胎第 15 天左右，卵黄囊壁的胚外中胚层内首先出现许多间充质细胞密集而成的细胞团，即血岛。

   演变：血岛周边细胞变扁，分化为内皮细胞，内皮细胞围成内皮管即原始血管；血岛中央的游离细胞分化为原始血细胞，即造血干细胞，内皮管不断向外出芽延伸，与相邻的内皮管相融合通连，逐渐形成一个丛状分布的内皮管网。同时，体蒂和绒毛膜的胚外中胚层也以同样方式形成内皮管网。

4. ①第 1 房间隔吸收面积过大；②卵圆孔瓣出现许多筛孔；③第 2 房间隔发育不全；④第 1 房间隔过度吸收与第 2 房间隔发育不全同时存在；⑤心内膜垫发育不全。

5.

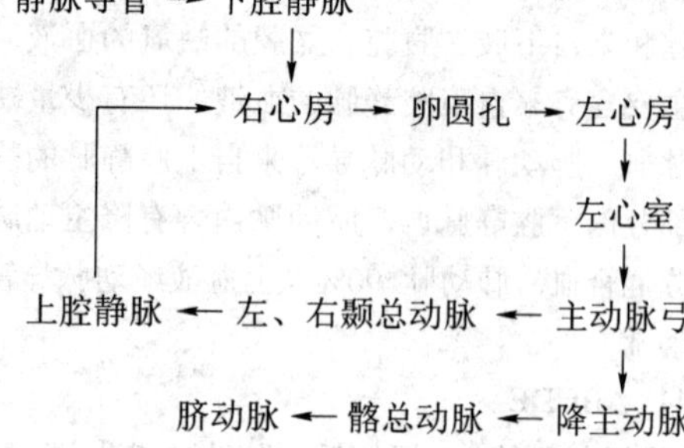

6. 胎盘绒毛间隙→绒毛合体滋养层→细胞滋养层与基膜→绒毛内薄层结缔组织→绒毛毛细血管基膜及内皮→脐静脉→静脉导管→下腔静脉→右心房→卵圆孔→左心房→左心室→主动脉弓→左、右颈总动脉→胎儿头部

（黄　河　蔡金杏）

第二十六章　神经系统、眼和耳的发生

【同步习题】

一、选择题

【A/型/题】

1. 神经系统起源于
   A. 外胚层　　B. 中胚层
   C. 内胚层　　D. 外胚层和中胚层
   E. 内胚层和中胚层
2. 中外胚层是指神经嵴能分化为
   A. 间充质细胞的组织
   B. 神经胶质细胞的组织
   C. 黑素细胞的组织
   D. 嗜铬细胞的组织
   E. 滤泡旁细胞的组织
3. 神经板的构成是
   A. 单层立方上皮　　B. 单层柱状上皮
   C. 假复层柱状上皮　　D. 复层柱状上皮
   E. 复层扁平上皮
4. 人类大脑皮质的形成重演种系发生，依次分为三个阶段
   A. 原皮质、旧皮质和新皮质
   B. 旧皮质、原皮质和新皮质
   C. 旧皮质、新皮质和原皮质
   D. 原皮质、新皮质和旧皮质
   E. 新皮质、旧皮质和原皮质
5. 神经系统最常见的畸形是
   A. 脊髓裂　　B. 脑积水
   C. 脑膜膨出　　D. 无脑
   E. 脑过小
6. 中外胚层分化的头颈部组织不包括
   A. 结缔组织　　B. 上皮组织
   C. 软骨　　D. 骨
   E. 骨骼肌
7. 角膜来源于
   A. 视泡神经外胚层
   B. 体表外胚层
   C. 视泡神经外胚层和体表外胚层
   D. 视泡神经外胚层和间充质
   E. 以上都不是
8. 视细胞来源于
   A. 神经嵴　　B. 视杯外层
   C. 视杯内层　　D. 间充质
   E. 额鼻隆起两侧外胚层
9. 视网膜色素上皮来源于
   A. 视杯内层　　B. 视杯外层
   C. 间充质　　D. 神经嵴
   E. 内胚层
10. 最初晶状体泡壁的组成是
    A. 前壁是立方上皮，后壁为柱状上皮
    B. 前壁是柱状上皮，后壁为立方上皮
    C. 前壁是假复层柱状上皮，后壁为立方上皮
    D. 前壁是立方上皮，后壁为假复层柱状上皮
    E. 前后壁均为假复层柱状上皮
11. 内耳膜迷路来自
    A. 听泡及其周围的间充质
    B. 听泡背侧份及其周围的间充质
    C. 听泡腹侧份及其周围的间充质
    D. 听泡
    E. 听泡和菱脑神经上皮
12. 鼓膜起源于第 1 鳃膜
    A. 内胚层
    B. 外胚层
    C. 内胚层和外胚层
    D. 外胚层和间充质
    E. 内胚层、间充质和外胚层
13. 耳郭由第 1 鳃沟周围多少个耳结节演变形成
    A. 3 个　　B. 4 个
    C. 5 个　　D. 6 个
    E. 7 个

【B/型/题】

A. 体表外胚层　　B. 体表外胚层和间充质
C. 间充质　　D. 神经外胚层
E. 内胚层

14. 视网膜的起源是
15. 晶状体的起源是

16. 角膜的起源是
17. 血管膜的起源是
18. 半规管、椭圆囊、球囊和耳蜗管上皮的起源是
19. 咽鼓管上皮的起源是
20. 外耳道上皮的起源是
21. 听小骨的起源是

A. 神经管　　B. 神经嵴
C. 两者均是　　D. 两者均否

22. 神经板演变为
23. 脑的来源是
24. 脑神经节的来源是
25. 脊髓的来源是
26. 脊神经节的来源是
27. 自主神经节的来源是
28. 肾上腺髓质嗜铬细胞的来源是
29. 黑素细胞的来源是
30. 颈动脉体Ⅰ型细胞的来源是
31. 垂体细胞的来源是

A. 视杯内层　　B. 视杯外层
C. 两者均是　　D. 两者均否

32. 结构与脑泡壁类似的是
33. 分化为视细胞的是
34. 分化形成神经胶质细胞的是
35. 分化形成晶状体上皮的是

【X/型/题】

36. 具有分裂增殖能力的细胞是
A. 神经上皮细胞　　B. 成神经细胞
C. 神经细胞　　D. 成胶质细胞
E. 神经胶质细胞
37. 关于耳的发生，下列叙述正确的是
A. 听泡分化为膜迷路上皮
B. 听泡延伸形成咽鼓管上皮
C. 第 1 咽囊远侧形成鼓室
D. 第 1 鳃沟形成外耳道
E. 起源于外胚层、内胚层和间充质
38. 神经外胚层分化形成
A. 螺旋器的毛细胞
B. 视网膜的视细胞
C. 视网膜的米勒细胞
D. 视网膜的色素上皮细胞
E. 位觉斑的毛细胞

二、名词解释

1. 外耳道栓
2. 神经嵴
3. 视杯
4. 脉络膜裂
5. 瞳孔膜

三、填空题

1. 上眼睑外侧部表面外胚层上皮下陷形成实心细胞索。第 3 个月，细胞索中央出现腔隙，形成由________和________构成的泪腺。
2. 视杯周围间充质分为内外两层。内层富含血管和色素细胞，分化为眼球壁的________。而视杯周围间充质的外层较致密，分化为________。
3. 瞳孔膜残留是因为________，在瞳孔处有薄膜或蛛网状遮盖在晶状体的前面所致。
4. 脉络膜裂关闭异常可发生在眼球的不同部位而引起不同部位的组织缺损，如________、________、________、________、________等。
5. 先天性视网膜剥离是由于________生长速率不相等、发育不同步所致。

四、简答题

1. 试述晶状体的发生过程。
2. 试述内耳的发生过程。
3. 试述大脑的来源和大脑皮质的组织发生。

【参考答案及解析】

一、选择题

【A/型/题】

1. A
[解析] 神经系统起源于神经外胚层，由神经管和神经嵴分化而来。
2. A
[解析] 神经嵴来源于外胚层，但在形态和功能上与中胚层间充质相似，故将这部分神经嵴称为中外胚层。
3. B
[解析] 神经板由单层柱状上皮构成，称神经上皮。
4. A
[解析] 大脑皮质由端脑套层的神经细胞迁移和分化

而成。大脑皮质种系发生分为三个阶段，最早出现的是原皮质，继之出现旧皮质，最晚出现的是新皮质。

5. D

［解析］无脑是最常见的严重畸形，几乎占神经管缺陷的半数，发生率约为新生儿的 1/1000，女性为男性的 2～4 倍，白人为黑人的 4 倍。无脑是由于前神经孔不闭合，使前脑原基发育异常，并且总是伴有颅盖不发育，胎儿脑大部暴露在颅外。无脑一般不能存活到足月而流产，少数足月出生者也在数小时内死亡。

6. B

［解析］人胚头部间充质是由脑部神经嵴外胚层细胞迁入分化形成。虽然神经嵴来源于外胚层，但在形态和功能上与中胚层间充质相似，故将这部分神经嵴称为中外胚层。它分化形成一些非神经性的结构，主要是头颈的某些软骨、骨、肌肉和结缔组织。

7. E

［解析］在视杯诱导下，表面外胚层形成晶状体泡，当晶状体泡与表面外胚层分离的同时，又诱导这部分表面外胚层形成角膜上皮。角膜固有层和内皮则来自视杯周围的神经嵴细胞。

8. C

［解析］视网膜由视杯内外两层共同分化而成，其内层增厚为神经上皮层，自第 6 周起先后分化出节细胞、视锥细胞、无长突细胞、水平细胞、视杆细胞和双极细胞。

9. B

［解析］参照第 8 题题解，视杯外层分化为视网膜上皮层。

10. A

［解析］晶状体由晶状体泡演变而成。最初，晶状体泡由单层上皮构成。前壁是立方上皮，分化为晶状体上皮；后壁为柱状上皮，逐渐向前壁方向伸长形成初级晶状体纤维。

11. A

［解析］胚胎第 4 周初，菱脑两侧的表面外胚层被诱导增厚形成听板，继之向间充质下陷形成听窝，听窝闭合并与表面外胚层分离形成听泡。听泡向背腹方向延伸增大形成前庭囊和耳蜗囊，并在背端内侧长出一小囊管为内淋巴管。前庭囊形成三个半规管和椭圆囊的上皮；耳蜗囊形成球囊和耳蜗管的上皮。听泡及其周围的间充质演变为内耳膜迷路。

12. E

［解析］管鼓隐窝顶部的内胚层与第 1 鳃沟底部的外胚层相对，分别形成鼓膜内、外上皮，两者之间的间充质形成鼓膜内的结缔组织，于是形成了具有 3 层结构的鼓膜。

13. D

［解析］胚胎第 6 周时，第 1 鳃沟周围的间充质增生，形成 6 个结节状隆起称耳丘。这些耳丘围绕在外耳道口演变成耳郭。

【B/型/题】

14. D 15. A 16. B 17. C 18. C 19. A 20. E 21. A

［解析］视网膜起源于神经外胚层的视杯细胞。视杯周围的间充质分为内、外层。内层富含血管和色素细胞，分化为眼球壁的血管膜。表面外胚层在视泡的诱导下增厚形成晶状体板，晶状体板内陷入视杯内形成晶状体凹，与表面外胚层脱离后形成晶状体泡并演变形成晶状体。在晶状体泡的诱导下与其相对的表面外胚层分化为角膜上皮，角膜上皮后的间充质分化为角膜其余各层。半规管、椭圆囊、球囊和耳蜗管上皮的起源均为间充质。胚胎第 9 周，第 1 咽囊向背外侧扩伸，近端细窄形成咽鼓管。管鼓隐窝上方的间充质密集形成 3 个听小骨原基，先后经软骨成骨形成听小骨。外耳道由第 1 鳃沟演变形成。

22. C 23. A 24. B 25. A 26. B 27. B 28. B 29. B 30. B 31. A

［解析］人胚第 3 周末，在脊索突和脊索的诱导下出现了神经板。随着脊索的延长，神经板形成神经沟。神经沟首先愈合成管，胚胎第 27 天形成完整的神经管。神经沟边缘与表面外胚层相延续的神经外胚层细胞游离出来形成神经嵴。神经管前段膨大衍化为脑，后段较细衍化为脊髓。神经嵴分化为周围神经系统的神经节和神经胶质细胞、肾上腺髓质的嗜铬细胞、黑色素细胞、滤泡旁细胞、颈动脉体 I 型细胞等。

32. A 33. A 34. A 35. D

［解析］视杯内层结构与脑泡壁类似。视杯内层增厚为神经上皮层，自第 6 周起先后分化出节细胞、视锥细胞、无长突细胞、水平细胞、视杆细胞和双极细胞。视杯外层分化为视网膜上皮层。晶状体由晶状体泡演变而成。

【X/型/题】

36. AE

［解析］神经管形成后，其管壁由假复层柱状上皮构成，称神经上皮。神经上皮具有分裂增殖能力，并分化为成神经细胞和成胶质细胞，成神经细胞和成胶质细胞一般不再分裂增殖。成神经细胞分化为神经细胞，神经细胞也不再分裂增殖。成胶质细胞分

化为神经胶质细胞，但神经胶质细胞始终保持分裂增殖能力。

37. ACDE

［解析］耳包括内耳、中耳和外耳。内耳膜迷路上皮来自体表外胚层形成的听泡，膜迷路其余部分和骨迷路来自膜迷路周围的间充质。中耳鼓室和咽鼓管来自第1咽囊内胚层，三块听小骨则起源间充质，鼓膜由内、外胚层和间充质分化形成。外耳道由第1鳃沟外胚层内陷形成，耳郭由第1鳃沟周围间充质增生形成的6隔耳结节合并演变而成。故耳起源于外胚层、内胚层和间充质。

38. BCD

［解析］从前脑神经外胚层形成的视杯分为内、外两层。内层结构似脑泡壁，其神经上皮分化为视锥细胞、视杆细胞、双极细胞、节细胞及神经胶质细胞等。外层分化为视网膜色素上皮。内耳膜迷路上皮包括螺旋器、位觉斑和壶腹嵴的毛细胞，它们均来源于听泡体表外胚层。

二、名词解释

1. 外耳道管道底部外胚层细胞增生形成一上皮细胞索，称为外耳道栓。
2. 在由神经沟愈合为神经管的过程中，神经沟边缘与表面外胚层相延续处的神经外胚层细胞游离出来，形成左右两条与神经管平行的细胞索，为与表面外胚层的下方和神经管的背外侧，称神经嵴。
3. 视泡腔与脑室相通，视泡远端膨大，贴近表面外胚层，并内陷形成双层杯状结构，称视杯。
4. 胚胎第5周，视杯及视柄下方向内凹陷，形成一条纵隔，称脉络膜裂。
5. 晶状体前面的间充质形成一层膜，中央部薄，封闭视杯口，称为瞳孔膜。

三、填空题

1. 腺泡；导管
2. 血管膜；巩膜
3. 瞳孔膜吸收不全
4. 虹膜缺损；脉络膜缺损；视网膜缺损；玻璃体缺损；视神经缺损
5. 视杯内外两层上皮

四、简答题

1. 人胚第4周，在视泡的诱导下，其表面外胚层增厚，形成晶状体板；随后晶状体板内陷入视杯内形成晶状体凹，并渐与表面外胚层脱离，形成单层上皮组成的晶状体泡。晶状体泡前壁的细胞呈立方形，分化为晶状体上皮；后壁细胞呈高柱状，逐渐向前壁方向伸展，形成初级晶状体纤维；泡腔逐渐缩小消失，晶状体变为实体结构。此后，赤道区的上皮细胞不断增生、变长，形成新的次级晶状体纤维，原有的初级晶状体纤维及其胞核逐渐退化形成晶状体核。新的晶状体纤维逐层添加到晶状体核的周围，晶状体及晶状体核逐渐增大。
2. 胚胎第4周，菱脑两侧的表面外胚层在菱脑的诱导下增厚，形成听板，继之向下方间充质内下陷，形成听窝，最后听窝闭合并与表面外胚层分离，形成一个囊状的听泡。听泡初为梨形，以后向背腹方向延伸增大，形成背侧的前庭囊和腹侧的耳蜗囊，并在背端内侧长出一小囊管，为内淋巴管。前庭囊形成三个半规管和椭圆囊的上皮；耳蜗囊形成球囊和耳蜗管的上皮。这样，听泡及其周围的间充质便演变为内耳膜迷路。胚胎第3个月时，膜迷路周围的间充质分化为一个软骨囊，包绕膜迷路。约在胚胎第5个月时，软骨囊化成骨迷路。于是膜迷路完全被套在骨迷路内，两者间仅隔以狭窄的外淋巴间隙。
3. 胚胎第4周，神经管头端依次形成前脑泡、中脑泡和后脑泡。至第5周，前脑泡的头端向两侧膨大，形成左右两个端脑，以后演变为大脑两个半球。大脑皮质的发生分三个阶段：最早出现古皮质，继而出现旧皮质，最晚出现新皮质。最早出现的皮质结构为海马和齿状回，相当于古皮质；随后，在纹状体的外侧，大量成神经细胞聚集并分化，形成梨状皮质，相当于旧皮质；不久，神经上皮分裂、增殖、分化为成神经细胞，并分期分批迁至表层，并分化为神经细胞，形成新皮质。由于成神经细胞是分期分批迁移的，因而皮质中的神经细胞呈层状分布。越早产生和迁移的细胞其位置越深。反之则浅，即靠近皮质表层。胎儿出生后，新皮质已形成6层结构。

（黄　河　蔡金杏）